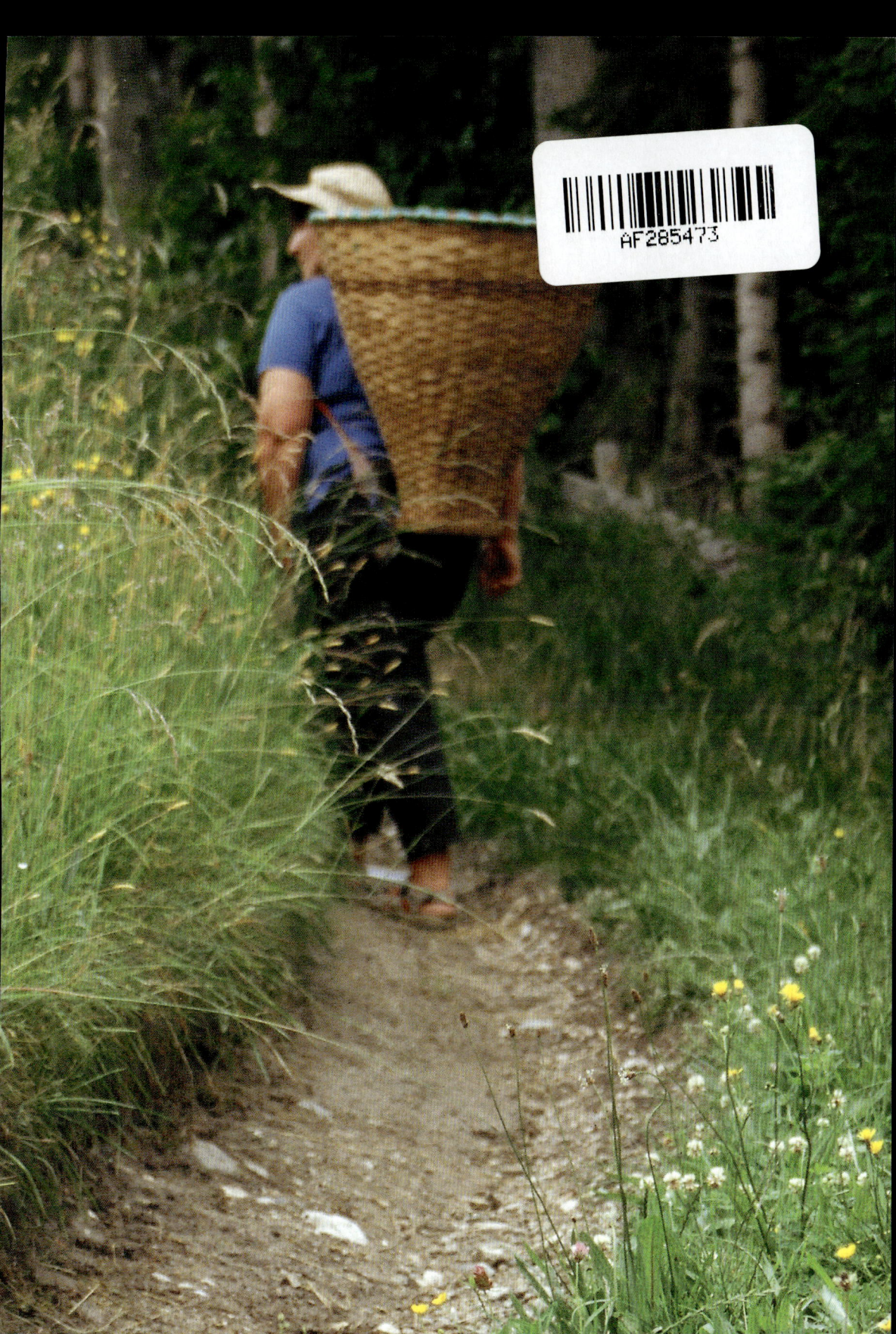

Gertrude Messners

Kräuterhandbuch

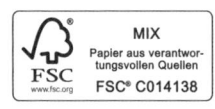

2019   2018
9   8   7

© 2004 by **loewenzahn** in der Studienverlag Ges.m.b.H., Erlerstraße 10, A-6020 Innsbruck / Tirol / Austria // e-mail: loewenzahn@studienverlag.at, homepage: www.loewenzahn.at // Bibliografische Information Der Deutschen Bibliothek: Die Deutsche Bibliothek verzeichnet diese Publikation in der Deutschen Nationalbibliografie; detaillierte bibliografische Daten sind im Internet über <http://dnb.ddb.de> abrufbar. // **ISBN 978-3-7066-2360-5** // Fotos von Elisabeth Hörl sowie Hertha Amann (S. 44, 46, 48, 52, 58, 60, 70, 76, 88, 90, 96, 100, 102, 108, 110, 116, 120, 134, 138, 148, 150, 154, 156, 172 und 176) // Buchgestaltung und grafische Umsetzung: Kurt Höretzeder – Büro für Grafische Gestaltung, Scheffau / Tirol, Mitarbeit: Ines Zwerger //
Gedruckt auf umweltfreundlichem, chlor- und säurefrei gebleichtem Papier.

Hinweis: Die Anregungen dieses Buches sollen hauptsächlich zur Vorbeugung dienen und nicht als Ersatz für Arztbesuche.

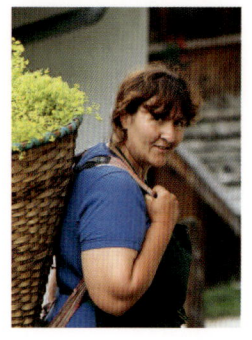

Gertrude
Messners

Kräuter-
handbuch

Altes Wissen neu entdecken

> Erkennen,
Sammeln und
Verarbeiten
> Öle, Salben
und Tinkturen

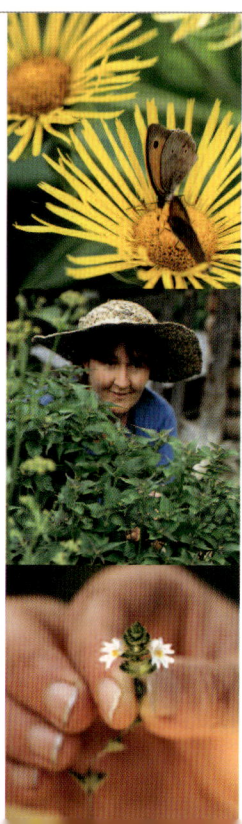

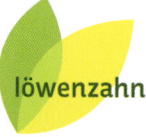
löwenzahn

Gertrude Messners Kräuterhandbuch
ist übersichtlich und anschaulich aufgebaut:
Nach dem Vorwort und der Einleitung
werden der Reihe nach und alphabetisch
geordnet alle heimischen Kräuter aufgelistet,
mit ausführlichen Informationen zu den
einzelnen Anwendungsbereichen *Gesundheit,
Küche, Schönheit* sowie *alte Weisheiten und
Anwendungen.*
Dazwischen sind spezielle *Themenbeiträge*
eingestreut, die Sie mit vielen wichtigen
Hinweisen aus der Welt der Heil- und Küchen-
kräuter vertraut machen.

Inhaltsübersicht

Themen

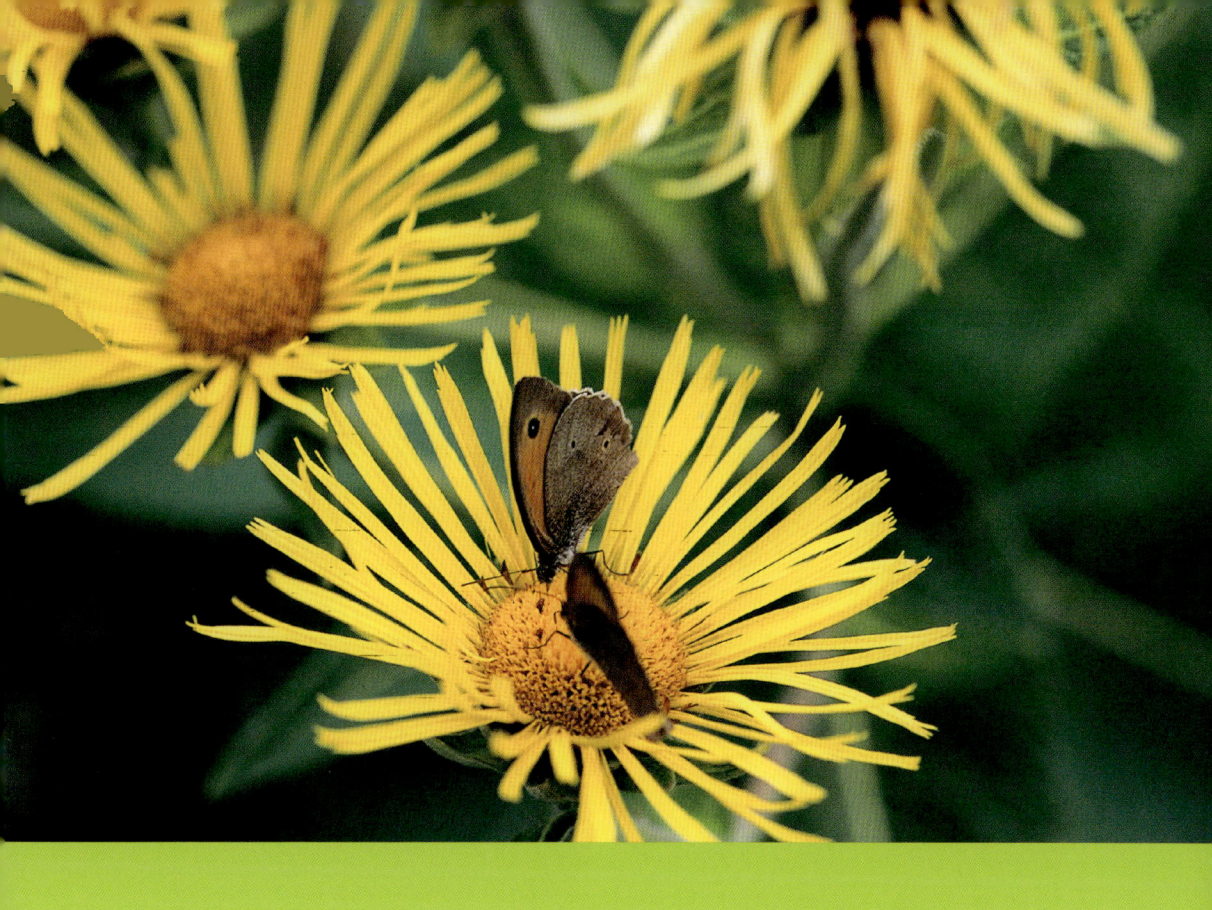

Die Kräuter

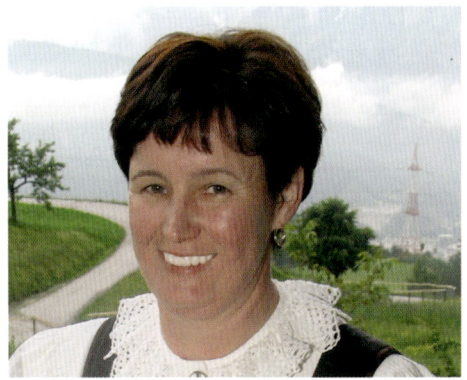

Resi Schiffmann

„Gegen jede Krankheit ist ein Kraut gewachsen", so heißt es im Volksmund. Heilkräuter hatten vor allem in der Vergangenheit eine große Bedeutung. Man sammelte sie in der freien Natur oder kultivierte sie im Bauerngarten. Damit hatte man gegen vielerlei Krankheiten und Leiden vorgesorgt.

Zu Lebzeiten meiner Großeltern gab es eine Tante am elterlichen Hof, die im ganzen Dorf anerkannt war. Ihr Wissen um die Naturheilkunde und deren Anwendungsmöglichkeiten nahmen viele Dorfbewohner in Anspruch. Sie konnte mit Hilfe verschiedener Heilkräuter Beschwerden lindern oder eine Heilung beschleunigen. Viele Menschen nahmen ihre Hilfe in Anspruch, denn der

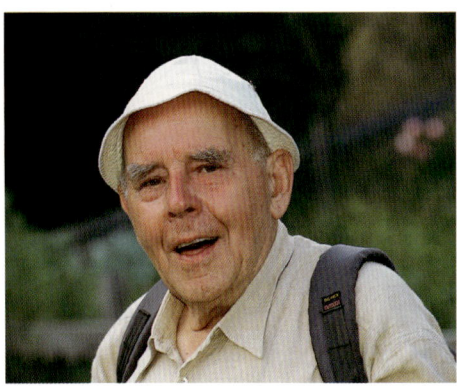

Dr. Max Amann

Die jahrtausendealte Volksmedizin ist die Wurzel der Kräuterheilkunde wie der Schulmedizin vor Beginn der Verwendung chemischer Stoffe als Heilmittel. Dieses von Generation zu Generation weitergegebene Wissen war lange Zeit eine wichtige Quelle der Gesundheit, aus der nicht nur das einfache Volk schöpfte.

So schreibt der deutsche Mediziner und Biologe Hieronymus Bock (1498–1554) in seinem 1577 erschienenen „Kreutterbuch" in der Beschreibung von Ehrenpreis (*Veronica officinalis*, ein Rachenblütler): „Unsere Doctores brauchen das Kraut auch / wiewol sie nichts in der Schrift darvon wissen / lehrnen [sie] täglich von den Empirischen

Weg zum Arzt war umständlich und mit größeren Kosten verbunden.
Dieses ganzheitliche Wissen um die Heilkräfte der Natur verschwand zusehends. Der Zugang zur Schulmedizin wurde erleichtert, und die Einnahme von Medikamenten aus der Apotheke ist oft einfacher. Die Verwendung von Kräutern erfordert jedoch Geduld, Sensibilität für den Körper und eine tiefe Verbundenheit mit der Natur. Kräuter spielten auch im Brauchtum eine bedeutende Rolle. Sie hatten Symbolcharakter und dienten als Medizin für die Seele. Es ist meist auf Bauernhöfen, wo sich so mancher Brauch erhalten hat oder von der Bäuerin wieder neu belebt wurde.

Daher freut es mich besonders, dass die Bergbäuerin Gertrude Messner, vielen bekannt durch Kurse und Führungen in ihrem Kräutergarten, ihr umfangreiches Wissen in diesem Buch niedergeschrieben hat. Sie liefert einen wesentlichen Beitrag dazu, dass altes Wissen über Heilkräuter nicht in Vergessenheit gerät und Interessierte ein Nachschlagwerk zur Anwendung erhalten.

Es grüßt herzlich
Resi Schiffmann
Tiroler Landesbäuerin
Weerberg, Oktober 2004

Weibern / die der Circes Kunst können."
Die „empirischen Weiber" sind die kräuterkundigen Frauen, die häufig als Hexen verfolgt wurden.

Gott sei Dank gibt es im Volk diese Frauen immer noch. Sie sammeln das überlieferte Heilwissen und geben es weiter. Diese Tätigkeit ist wichtig, weil dieses Wissen derzeit rasend schnell schwindet. Das Sammeln dieser Informationen ist wertvoll, weil das alte Heilwissen durch den wissenschaftlichen Fortschritt keineswegs als veraltet anzusehen ist. Wer es in der Praxis anwendet, verbucht nicht selten verblüffende Heilerfolge.

In den Alpen hat sich stellenweise noch relativ viel Kräuterwissen des Volkes erhalten. In Tirol ist Gertrude Messner als Sammlerin dieses traditionellen Wissensgutes tätig. Mit dem vorliegenden Buch sollen diese wertvollen Informationen möglichst vielen aufgeschlossenen Kräuterkundigen und Menschen, die es werden wollen, zugänglich gemacht werden.

Dr. Max Amann
Diplomchemiker und Heilpraktiker
München, Oktober 2004

Alles, was hier aufgeschrieben wurde, beruht auf Erfahrungen in der eigenen Familie sowie auf Überlieferungen, Ausbildungen und Gesprächen mit anderen kräuterkundigen Personen. Diese Aufzeichnungen werden unter der Voraussetzung weitergegeben, dass du, liebe Leserin und lieber Leser, die volle Verantwortung für den Gebrauch des Buches selbst übernimmst. Kräuter können helfen, Gesundheit und Wohlbefinden zu fördern. Du hast einen einzigartigen Körper; jede Kräuteranwendung ist ebenfalls einzigartig, und die gesammelten Tipps sind voller Unwägbarkeiten. Es ist nicht immer einfach abzuschätzen, wie sich die Anwendungen individuell auf jeden einzelnen Menschen auswirken. Natürlich kann ich keine Verantwortung für Folgen übernehmen, die aus dem Gebrauch des Buches entstehen. Auf keinen Fall möchte ich jemanden dazu verleiten, der Schulmedizin abzuschwören. Es ist unbedingt zu empfehlen, bei

„Mir geht's nur darum, Altes aufzuschreiben"

Krankheiten und im Zweifel einen Arzt zu Rate zu ziehen. Gemeinsam können die Schulmedizin und das Wissen um die Wirkungen von Kräutern eine sehr gute Basis für den Erhalt der Gesundheit sein. Allerdings nur unter der Voraussetzung, dass man mit beidem vernünftig und verantwortungsbewusst umgeht. Nur ein Beispiel: Wenn sich Beschwerden einstellen und man ihnen mit Kräutern entgegenwirken möchte, hat dies nur dann einen Sinn, wenn man sofort mit der Anwendung beginnt. Nach dreiwöchigem Abwarten, ob die Symptome von selbst nachlassen, werden auch die sonst wirkungsvollsten Rezepturen nicht mehr helfen. Bei allen länger anhaltenden Beschwerden (insbesondere bei Schmerzen) ungeklärter Ursache ist unbedingt der Arzt aufzusuchen!

Außerdem möchte ich darauf hinweisen, dass die angegebenen Dosierungen auf keinen Fall überschritten werden sollten. Viele Menschen wenden Kräuter nach dem Motto „Viel hilft viel!" an und übertreiben maßlos. Dabei ist weniger oft mehr! In manchen Fällen

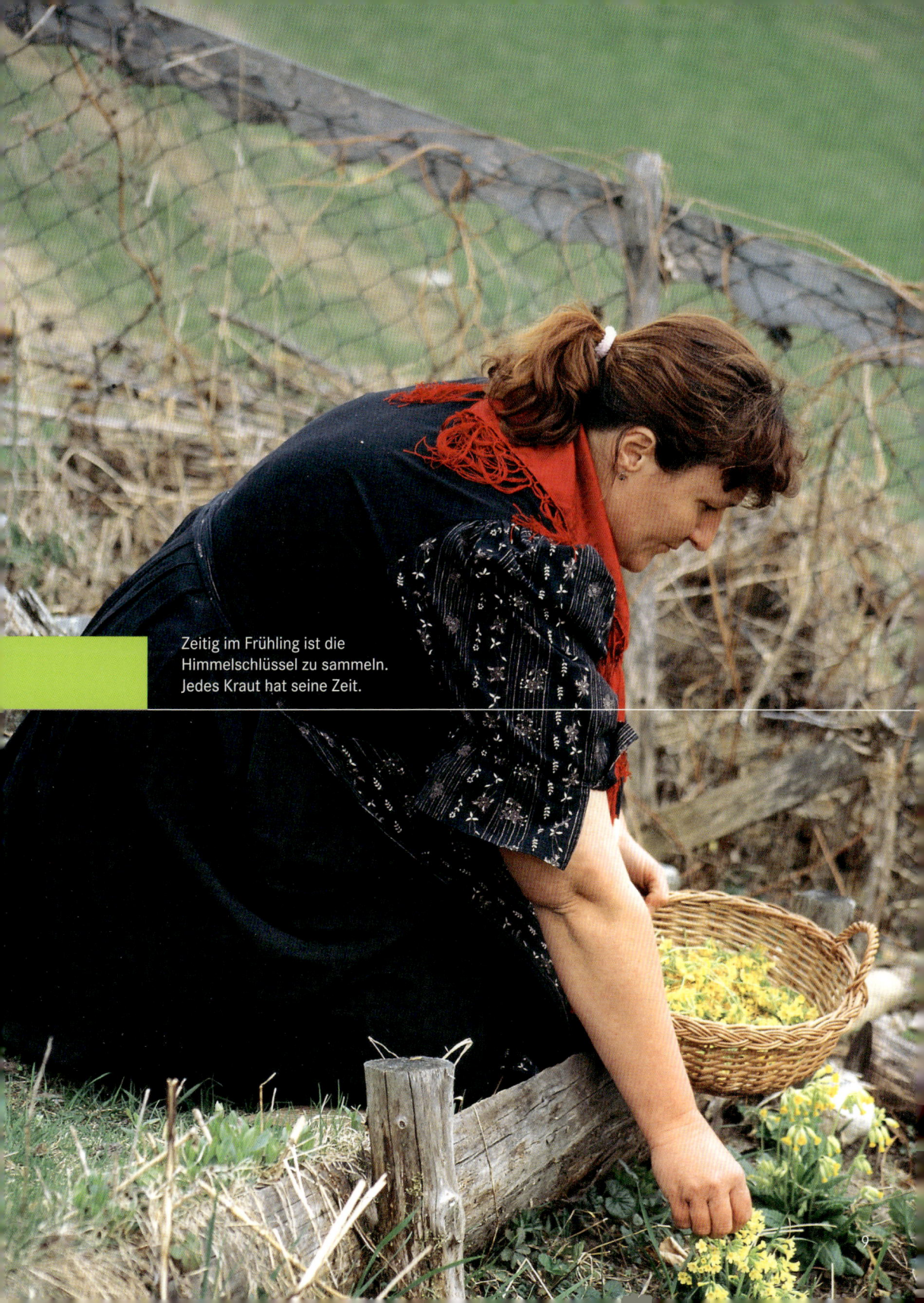

Zeitig im Frühling ist die
Himmelschlüssel zu sammeln.
Jedes Kraut hat seine Zeit.

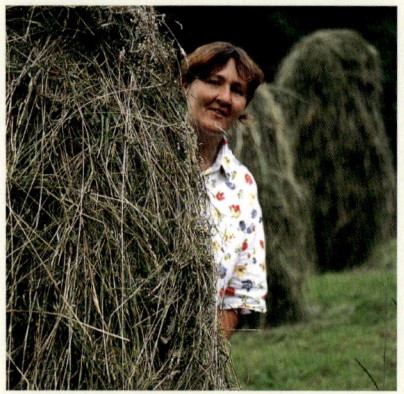

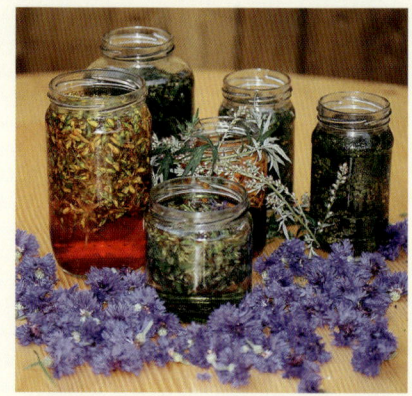

Neben dem Kräutergarten hält mich auch die Bewirtschaftung unseres Bauernhofes auf Trab.

Tinkturen sind nicht nur eine Wohltat für die Gesundheit, sondern auch für die Augen.

kann eine Überdosierung sogar unangenehme (wenn auch meist keine wirklich gefährlichen) Folgen haben. Z.B. sollte man Tee, der ausleitend wirkt (etwa Brennnesseltee), nicht literweise trinken. Wie überall im Leben macht auch hier die Dosis das Gift.

Ich werde häufig nach Aphrodisiaka – das sind Liebestränke und ähnliches – gefragt. Dieser Bereich der Kräuterkunde scheint ganz besonderes Interesse zu erregen und wird sowohl am intensivsten belächelt als auch gebraucht. Hierzu kann ich nur eines sagen: *Glück lässt sich nicht in Flaschen abfüllen.* Es wäre außerdem verantwortungslos, Laien Rezepte für solche komplexen Mixturen in die Hand zu drücken und ihnen auch die Anwendung vollkommen zu überlassen.

Selbstverständlich sind in diesem Buch nicht alle heimischen Kräuter enthalten. Ich habe mich dafür entschieden, eine sinnvolle Auswahl zu treffen, und ich denke, dass die genannten Kräuter alle Körperbereiche, Organe und Krankheitsbilder abdecken, in denen eine Anwendung empfehlenswert und für jede Leserin und jeden Leser möglich ist. Die vorgestellten Rezepte und Tipps sind leicht nachzuvollziehen. Natürlich gibt es noch viel kompliziertere Verarbeitungsmöglichkeiten, aber diese erfordern größeren Aufwand und sehr viel Vorsicht.

Mir geht es nur darum, Altes aufzuschreiben, damit es nicht verloren geht.
Es soll einfach das alte Volksgut als Tradition in unserem Alpenland
weiter bestehen dürfen und nicht verdrängt werden, wie heute z.B.
das Mähen von Hand durch die Motorsense oder das Brotbacken
von Brotbackmaschinen abgelöst werden.

Meine Devise ist: *Schütze und nütze das, was vor deiner Haustür liegt!*
Daher pflege ich die traditionelle alpenländische Heilkunde und
das Wissen unserer Kultur. Unsere Wurzeln und unsere Körper sind
einfach auf die Heimat eingespielt, ebenso wie die Energien dazu.
Noch ist unsere Heimat eine wahre Perle und kann von allen
genützt werden. Zur Verdeutlichung meines Standpunktes nur
ein Beispiel: Gerade meine Heimat, das Brandenbergtal, ist durch
das Vorkommen der Lungenflechte ein ganz besonderes Tal, denn
dies ist ein Indikator für gute Luft. Sobald sich auch in unserem Tal
die Luft verschlechtert, wird es die Lungenflechte nicht mehr
geben. Darum sollten wir genießen, was wir haben, und versuchen,
es zu erhalten und zu schützen.

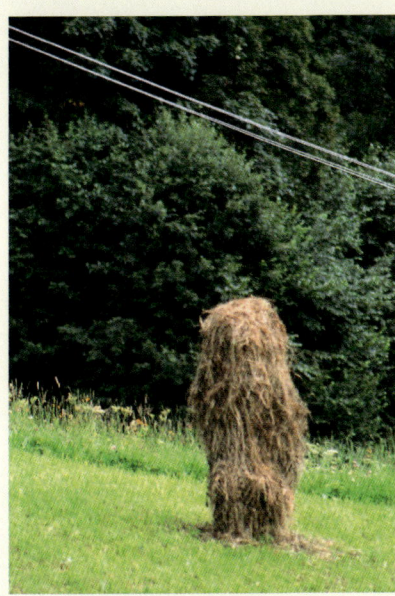

Die Tiroler Landschaft wird
von Handarbeit geprägt.

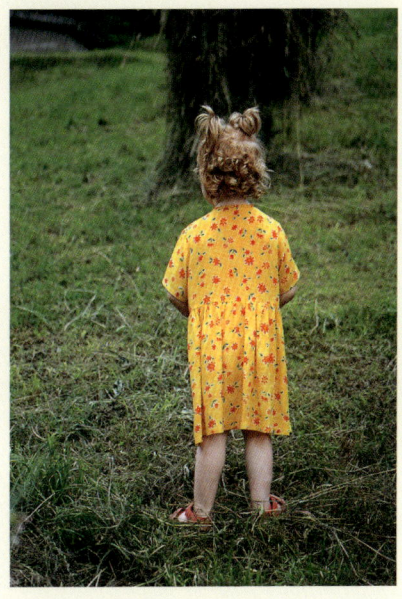

Kinder meditieren gerne vor
dem Heuschober.

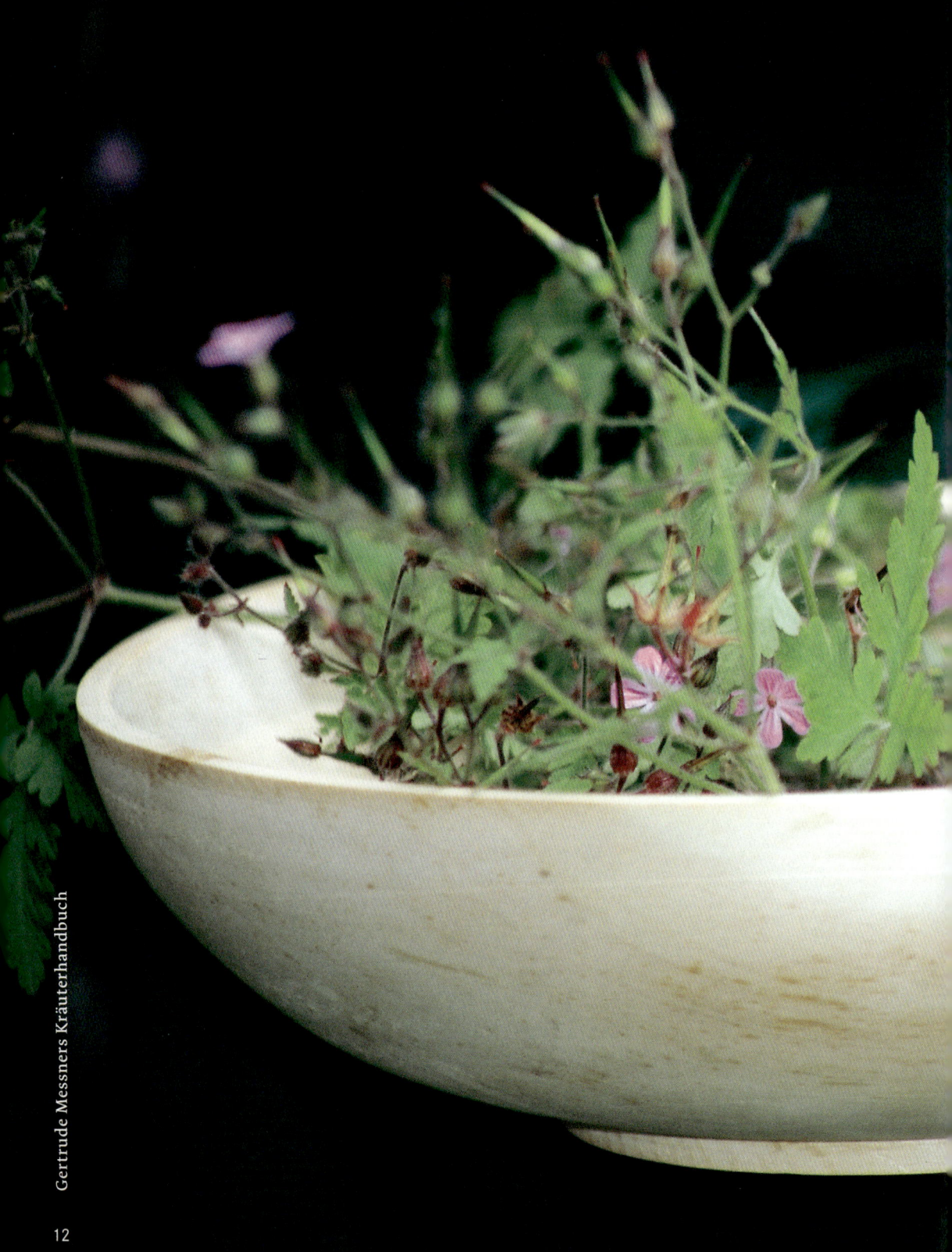

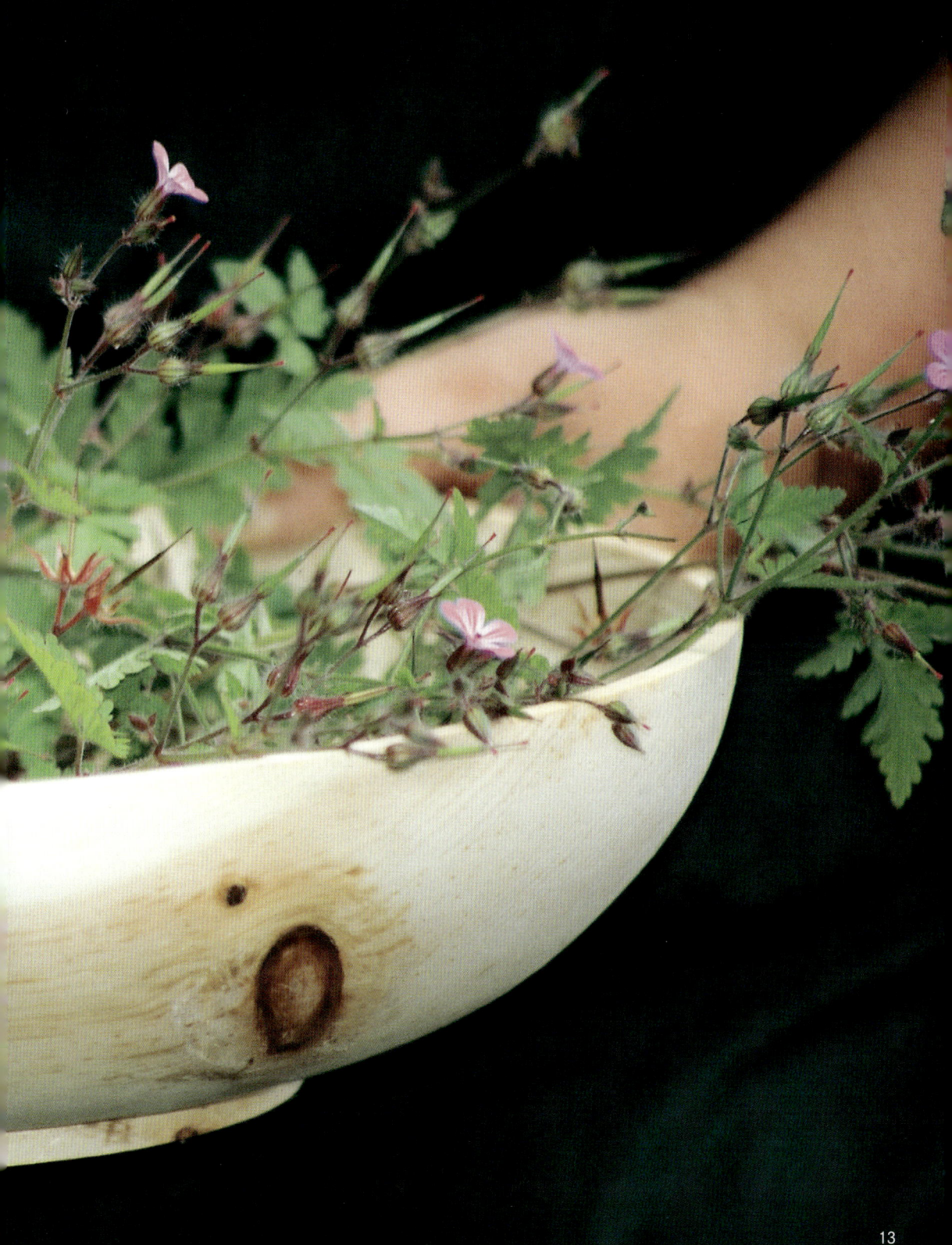

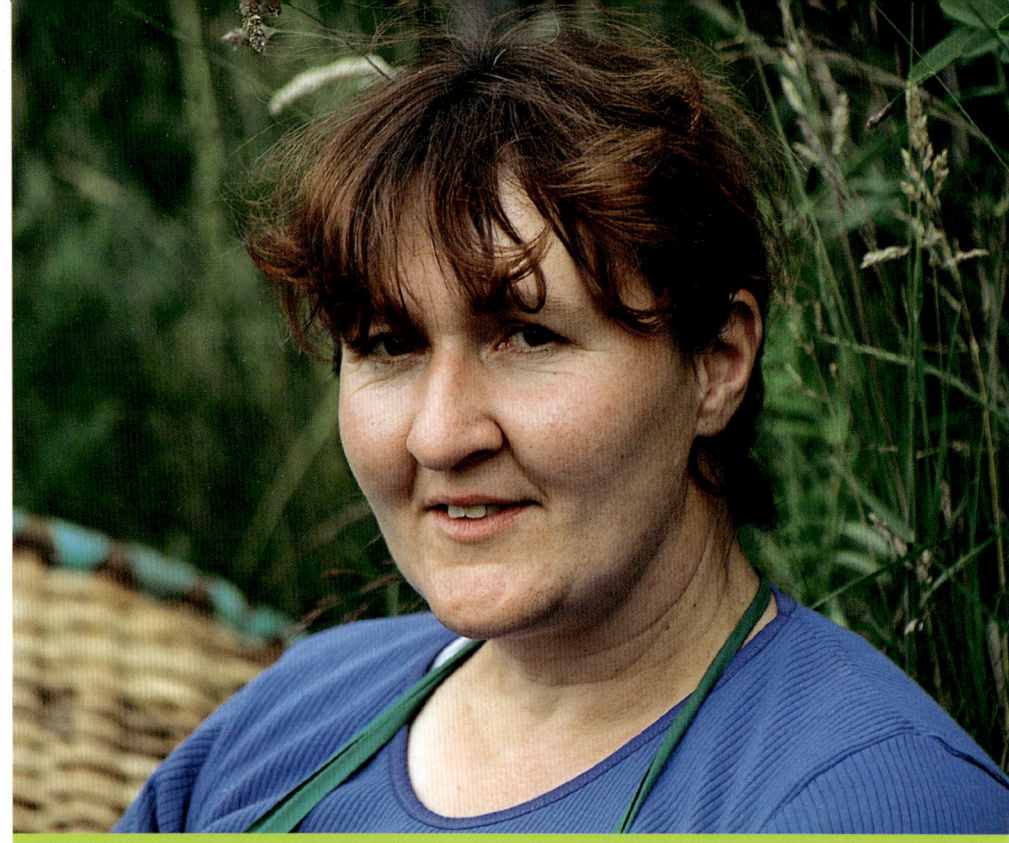

„Bio ist Leben"

Bevor ich einen Teil meines Wissens über Kräuter einem breiteren Publikum zugänglich mache, möchte ich mich kurz vorstellen und erklären, warum ich den von mir eingeschlagenen Lebensweg gewählt und wie ich meine Kenntnisse erworben habe.

Ich wurde im Jahr 1963 als ältestes von acht Geschwistern geboren und wuchs in Kundl am Aniserhof auf. Meine Familie mütterlicherseits stammte aus dem Brixental. In diesem Familienzweig zeigten sich besonders Begabungen wie Kräuterkenntnisse und Kartenlegen. Aus diesen Wurzeln ist wohl mein Interesse für die Kräuter gewachsen.

Gemüseanbau war die Domäne meiner Mutter und sie hat mir in diesem Bereich sehr viel beigebracht. Geprägt und in das Wissen über Kräuter eingeführt wurde ich jedoch vor allem durch die vielen Besuche bei meiner Großmutter. Mein Drang zum einfachen Leben muss entstanden sein, während ich beobachtete, wie sie mit aus heutiger Sicht primitivsten Mitteln auskam und gesund blieb. Wasser musste zum Haus getragen werden, da es keinen Anschluss gab. Genutzt und verwertet wurde alles, was vor der Haustür wuchs. Meine Großmutter kannte nicht viele Kräuter, insgesamt vielleicht zehn, über die sie aber alles wusste. Sie trocknete die gesammelten Pflanzen auf geöffneten Pralinenschachteln und verwendete sie zur Behandlung von unterschiedlichsten Leiden. Z.B. trank sie häufig Kaspappeltee oder legte Kohlblätter auf schmerzende Knie. Sie war darüber entsetzt, dass ich Holunder und Lindenblüten nicht schätzte und anwendete. Nachdem ich einen Winter lang den herrlichen Lindenblütentee getrunken hatte, steigerte sich bereits spürbar mein Wohlbefinden.

Ich führte schon als Kind viele Gespräche mit meiner Großmutter, fragte immer wieder genau nach: „Wie war das früher?" So entdeckte ich die Wurzeln des einfachen Lebens, und mein Ziel war schon sehr früh, „wie Oma zu werden".

Ich lernte bald, dass das Bergbauerndasein nicht so einfach ist. Man kann nicht schnell in die Stadt fahren, um Notwendiges einzukaufen, insbesondere nicht im Winter. Man muss sich darauf einstellen, nur einmal pro Woche wegzufahren und die meiste Zeit auf Basis von Selbstversorgung zurechtzukommen. Man muss lernen, alles zu verwerten, was vorhanden ist, und das Leben darauf abzustimmen. Ich lernte so viel darüber, dass ich heute mein Leben im Notfall für einige Zeit allein mit Kartoffeln und Milch in unzähligen Variationen bestreiten könnte.

Mit 18 lernte ich meinen späteren Mann Walter Messner kennen. Uns verband sehr bald die Beschäftigung mit gesunder Ernährung und Lebensweise. Für meinen Mann und mich war klar, dass wir unseren Weg gemeinsam gehen möchten, und so besuchten wir einige Vorträge und stellten früh unsere Ernährung um. Heute erscheint es fast unglaublich, dass mein Mann zu dieser Zeit belächelt wurde, weil er zum Frühstück Müsli statt Brot aß. Unsere Umgebung verstand einfach nicht, dass wir uns zu einem anderen, den meisten noch unbekannten Weg entschlossen hatten. Der Begriff „Bio" war noch nicht in aller Munde und gesunde Lebensführung hatte sich noch nicht zu einem brandaktuellen Thema entwickelt. Auf Selbstversorgung legte meine Familie sehr viel Wert, und so wurde aus der Not, auf den eigenen Gemüseanbau angewiesen zu sein, mit der Zeit eine Tugend.

Damals war die biologische Welle gerade erst am Überschwappen. Der in diesem Bereich äußerst aktive und für mich persönlich sehr wichtige Ing. Josef Willi organisierte zahlreiche Vorträge und Seminare und ermöglichte uns damit einen sehr guten Einstieg. Frau Uta Lübcke organisierte Vorträge über Kompostwirtschaft und Kräuteranbau. Wir nahmen an Exkursionen mit Kind und Kegel teil. All das waren sehr imponierende Erlebnisse.

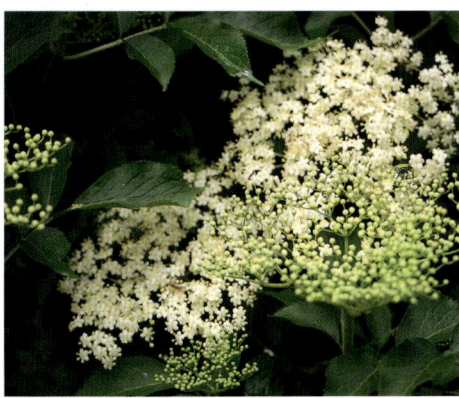

Holunder ist gut bei Grippe und in der Geschichte von Frau Holle das Tor zur anderen Welt.

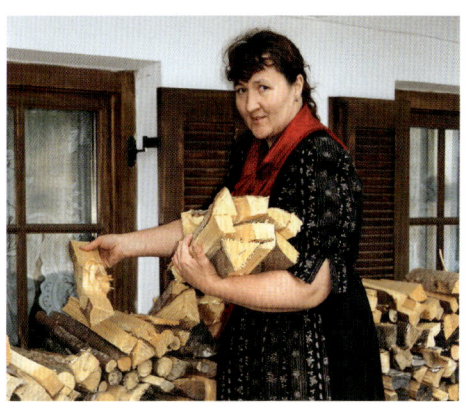

Holz: das Feuer im Essen und im Körper.

Meine Großmutter drängte mich dazu, in Absprache mit meinem Mann zunächst einen sehr kleinen Garten auf einem Hang anzulegen (er war nur etwa 1×1 Meter groß). Hier baute ich zuerst Soja, Anis und Koriander an. Dieser Versuch schlug fehl, aber ich gab nicht auf, vergrößerte meinen Anbauplatz auf Tischgröße und begann mit dem Anbau der ersten Pflanzen. Innerhalb von fünf Jahren wuchs die Fläche auf 400 m² an, und ich bemühte mich um einen so naturnahen Anbau wie möglich. Es entstanden Terrassen, halbseitige Ruhezonen, begehbare Flächen, damit auch Besucher den Garten betreten konnten. Ich beschilderte meine mittlerweile 200 Pflanzen mit lateinischen Namen gemäß den Anweisungen der FNL („Freunde naturgemäßer Lebensweise").

Ich stellte jedoch bald fest, dass die Leute, die zu Besuch kamen, trotz seiner Schaugartenqualität zu wenig Zeit im Garten verbrachten. Der Aufwand für seine Erhaltung erschien mir nicht gerechtfertigt, und so entschloss ich mich zu einer Änderung der Vorgehensweise. Ich wollte mit den Leuten darüber reden, was die Pflanzen bewirken, sie an das Thema heranführen. Also ließ ich die Schilder weg, damit die Leute nachfragen müssen, und machte aus meinem Schaugarten einen Lehrschaugarten. Das war ungefähr im zehnten Jahr seines Bestehens.

Ab dem achten Jahr verkaufte ich unsere Produkte auf dem Bauernmarkt. Meine Tees und der Schafkäse wurden von den Leuten gut angenommen. Ich war bald unzufrieden mit den Erwartungen, die man an eine Bäuerin stellte: Sie sollte am besten nicht reden. Ich zog es also vor, lieber Einzelveranstaltungen mit eingehender Beratung ab Hof zu organisieren. Die Leute fahren gerne zu uns und hören sich alles in Ruhe und aufmerksam an.

Ich wollte von Anfang an unsere Lebensweise auf ein sicheres Fundament stellen, und so legte ich großen Wert auf Aus- und Weiterbildung, ganz egal, welche Widerstände von außen auf mich einwirkten. In der Ausbildung zur Hauswirtschaftsmeisterin lernte ich die landwirtschaftlichen Grundlagen kennen; ich besuchte etliche Informationsabende, Vorträge, Seminare, um mein Wissen auf dem Gebiet der Kräutergesundheit zu verbessern. Außerdem absolvierte ich unter anderem die Ausbildungen zur Seminarbäuerin, zur Natur- und Landschaftsführerin, zur Kräuterfachberaterin und zur Permakulturdesignerin.

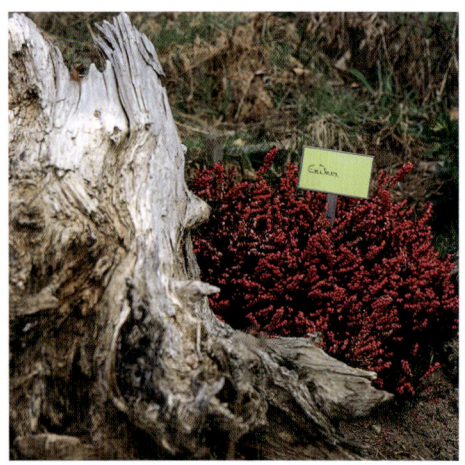

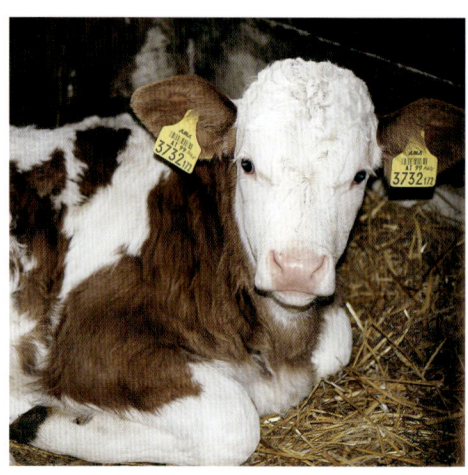

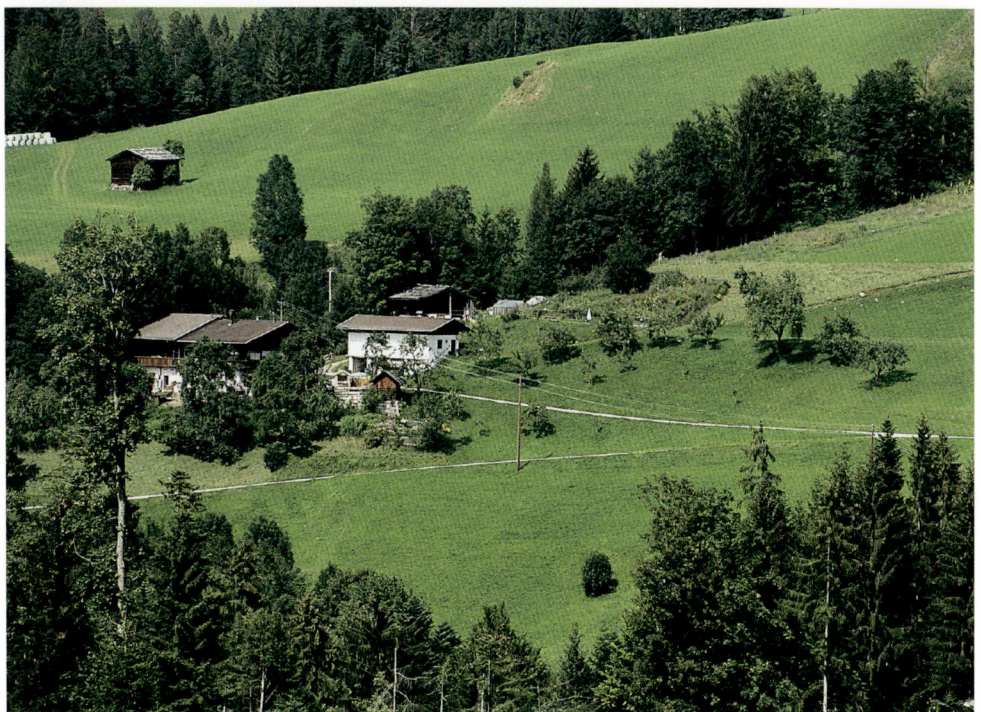

Der Neuschwendthof auf der Sonnenseite in Brandenberg.

Heute bin ich wohnhaft in Branden-berg, Tirol, wo ich mit meinem Mann einen kleinen Bergbauernhof – den Neu-schwendthof – bewirtschafte. Das Brot auf einem kleinen Bergbauernhof war immer schwer verdient und wird es auch in Zukunft bleiben, da gerade die heutige Zeit einen gewaltigen Druck auf die Landwirtschaft ausübt. Es wird die Massenproduktion und nicht der Idealismus für die Umwelt und für das Leben unterstützt. Aber die tägliche Her-ausforderung und die Freude haben uns immer geholfen, ein Ziel oder einen Licht-blick vor Augen zu haben. Darum haben wir auch nie den Kopf hängen lassen. Gerade die Kräuter haben durch ihre Kraft einiges zu dieser Freude beigetragen. Denn Gesundheit ist alles, und ohne Gesundheit ist alles nichts. Auch unsere Kinder haben unseren Lebensweg kennen gelernt und können mit einfachen Mitteln ihr persönliches Glück

selbst in die Hand nehmen. Jeder muss für sich selbst entscheiden, was gut für ihn ist. Ich bevorzuge z.B. – anders als mein Mann – fleischlose Kost. Als Kompromiss haben wir beschlossen, dass nur unser eigenes Lamm zur Fleisch- und Wursterzeugung verwendet wird. Entscheidend ist die Frische, dass alles vor dem Haus ist und man ein gutes Gewis-sen haben kann, ebenso wie die Überlegung, wovon wir im Fall einer Krise leben sollen. Vollwertige Ernährung mit dem, was vor Ort wächst, ist möglich. Es ist alles vorhanden: durch die eigene Getreidemühle selbst gemachtes Brot, eine breite Palette an Milch-produkten (wobei ich Sauermilch statt Milch empfehlen würde, weil Sauermilch für Erwachsene leichter verdaulich ist), Früchte, Gemüse … Ich persönlich bin gegen den Firlefanz, sofort in den Supermarkt fahren zu müssen, weil es etwas Bestimmtes, auf das man gerade Lust hat, nur dort gibt.

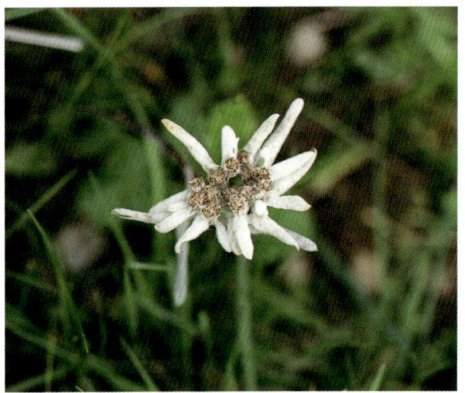

Edelweiß, das Symbol Tirols.

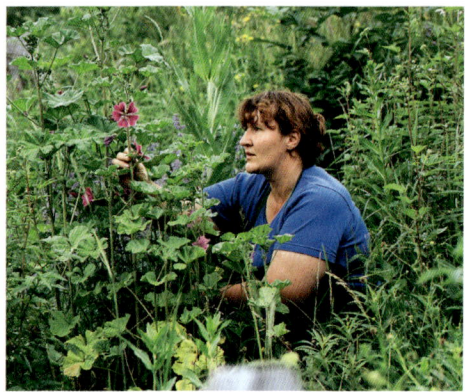

In meinem Kräutergarten gibt es immer etwas zu tun, und ich mache es gern.

Mehr denn je ist der Mensch auf der Suche nach einem glückselig machenden Lebensweg. Meine Empfehlung ist, dass dieser suchende Mensch einfach vor die Haustür gehen sollte. Jeden Tag sind hier, vor Ort, prägende Erfahrungen machbar. Man muss nur die Augen öffnen, das Buch der Natur aufmachen und lesen. Meine Philosophie ist, dass ich, sobald ich vor die Haustür gehe, weiß, was mir fehlt. Ich kann das nützen, was genau hier wächst. Mein Appell ist, dass wir alle wieder dem, was um uns herum passiert, mehr Aufmerksamkeit schenken. Dass wir uns nicht ständig von Büchern oder anderen Medien zu irgendwelchen Modetorheiten verleiten lassen. Durch die Rückbesinnung auf unsere Vorfahren und ihr Tun findet man schon das, was richtig ist. Je verwurzelter man in einer Tradition ist, desto besser ist das, was man aus ihr macht. Was ich selbst daraus mache, ist meine persönliche Angelegenheit. Ich habe die Demut durch Pflanzen gelernt, mein Dank und meine Gebete sind stimmig durch meine alltägliche Erfahrung. Hätte ich diese Erfahrung nicht, müsste ich rastlos von Lebensanschauung zu Lebensanschauung, von Religion zu Religion, von Unsicherheit zu Unsicherheit wandern.

Als mein Mann und ich im Jahre 1983 heirateten, entschlossen wir uns allein unserer Kinder wegen, biologisch zu wirtschaften. Wir essen alles, was wir herstellen, auch selbst. Darum sollen unsere Nahrungsmittel für uns und den Konsumenten gleichermaßen ein wertvolles Lebensmittel sein. Mein Ziel ist es, im Bauerngarten wieder Blumen zur Freude, Gemüse zum Essen und Kräuter für die Gesundheit zu reaktivieren. Man darf die Natur mit Ehrfurcht nützen. Früher war in jedem Dorf eine Kräuterwissende zu finden, die man einfach nur so nach Rat fragen konnte. Es wäre schön, wenn sich diese Tradition fortsetzen ließe.

Unser Kräutergarten kann natürlich besucht werden. Wir haben fixe Öffnungszeiten, aber auch außerhalb dieser sind Gäste nach Absprache herzlich willkommen. Es sind mindestens 300 Pflanzen vorhanden, und jährlich werden neue Themen ausgearbeitet, wie z.B. „Hildegardkräuter", „Bachblütenlehrpfad", „Organkräuter", „Bauerngartlkräuter" usw. Wir bieten im Sommer eine breite Palette von Veranstaltungen an, von zweistündigen Führungen bis zu Vorträgen und Seminaren (z.B. „Wildgemüse kochen", „Im Garten zu Gast", „Kräuter im Garten nützen"). Ich glaube nicht, dass man im Leben irgendwann einmal ausgelernt hat.

Man muss sich ständig weiterbilden, um Körper und Geist in Schwung zu halten. Man kann immer neu beginnen. Nur nicht den Kopf in den Sand stecken, sondern Mut fassen und etwas tun!

Natürlich kann am Hof mitgeholfen werden. WWOOFer („World Wide Opportunities on Organic Farms", Freiwillige HelferInnen auf biologischen Höfen) sind herzlich willkommen. Denn durch den Austausch lernen die anderen und auch ich. Wir sind dankbar, wenn uns jemand hilft, weil ein Bergbauernhof nicht gerade einfach zu bewirtschaften ist. Aber gerade dort bleiben alte Werte erhalten.

Die Auseinandersetzung mit den Kräutern hat mir einen Lebensweg gezeigt, der meiner Gesundheit sehr dienlich war. Natürlich hat dieser Weg bei manchen Menschen nicht nur Freude, sondern wie fast immer im Leben auch Neid ausgelöst. Dazu pflegen alle namhaften Kräuterfachkundigen zu sagen: „Es ist für alles ein Kraut gewachsen, nur gegen die Dummheit gibt es nichts." Es ist schade, wenn jemand solche schönen Einblicke in die Natur nicht sehen darf und nicht als Geschenk annehmen kann. Wer ein Grundstück sein Eigentum nennt, hat dieses Stück Natur nur vorübergehend zur Verwaltung in die Hand bekommen. Auf keinen Fall besitzen wir etwas. Wenn wir sterben, nehmen wir außer unserem Tun im Leben nichts mit. Die wichtigste Verantwortung unseren Nachkommen gegenüber ist es, eine biologische Ernährung und ein lebenswertes Umfeld zu schaffen. **BIO IST LEBEN.**

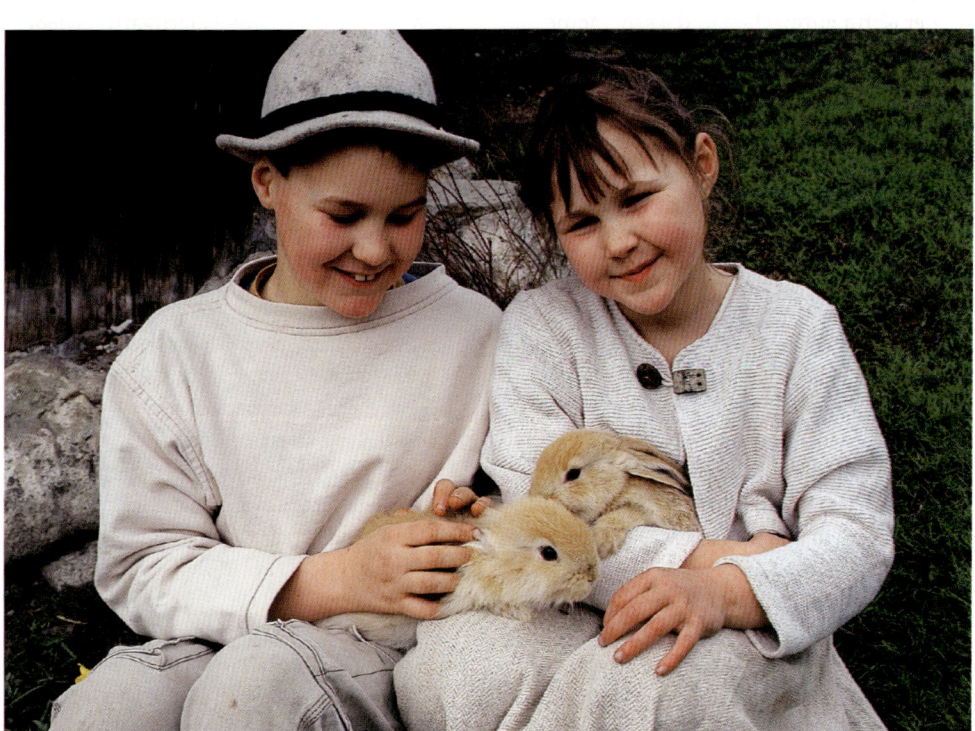

Pflanzen, Tiere und Menschen gehören zusammen.

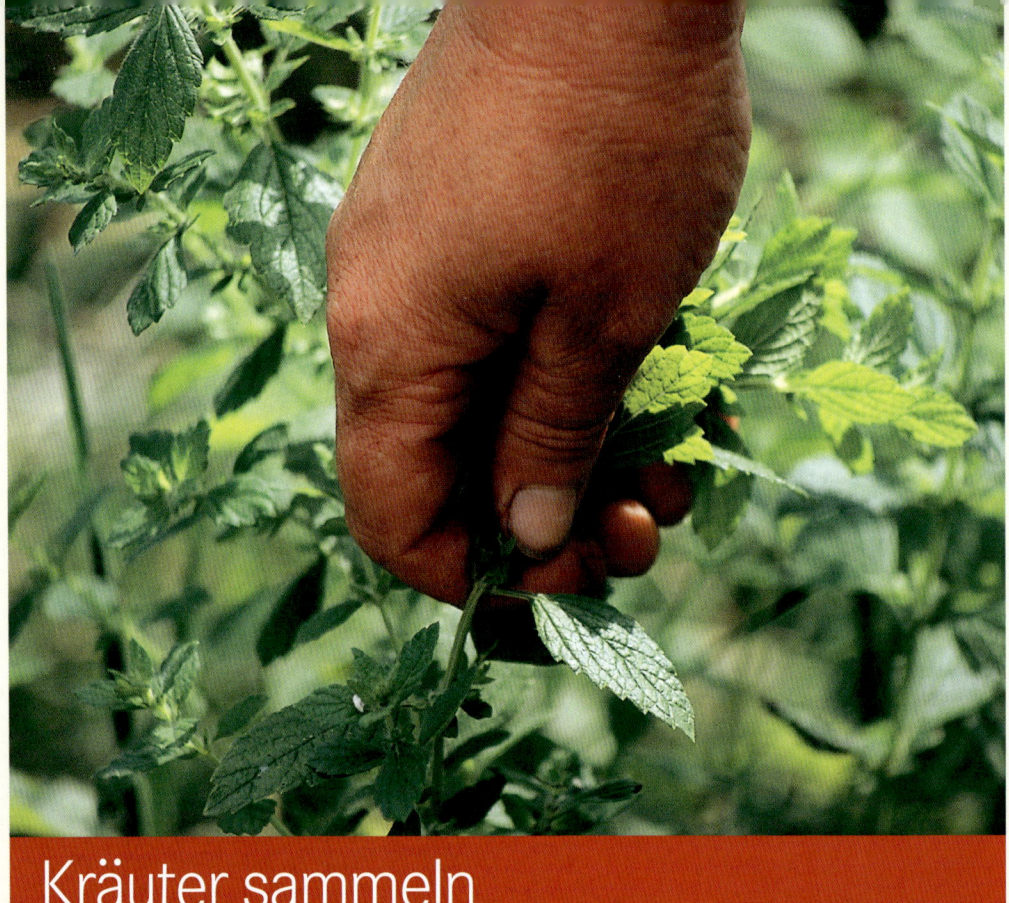

Kräuter sammeln

Beim Sammeln von Kräutern sind einige einfache Regeln zu beachten. In diesem Kapitel möchte ich außerdem dazu anregen, dass die Zeichen der Natur wieder beobachtet und ernst genommen werden.

Werden Pflanzen in der freien Natur gesammelt, denk bitte daran, nur Pflanzen zu verwenden, die du wirklich gut kennst (insbesondere bei Doldengewächsen ist Vorsicht geboten, denn die sind zum Teil giftig). Außerdem solltest du es vermeiden, Pflanzen an stark befahrenen Straßen zu sammeln, weil die Qualität der Kräuter dort natürlich schlechter ist. Am besten ist es, Pflanzen zu sammeln, die von vornherein frisch und sauber sind; ein sehr günstiger Zeitpunkt

ist etwa ein sonniger Tag nach regnerischem Wetter. Die Kräuter müssen nicht extra gewaschen werden, wodurch die Öldrüsen schwer geschädigt würden. Man erntet prinzipiell am Vormittag nach dem Tau, wenn die Pflanze trocken ist, und zwar Blätter und Blüten oder die ganze Pflanze (je nach Kraut).

Einige Regeln zum Zeitpunkt des Sammelns finden sich im Kapitel „Was sagt mir der Mond". Nicht immer kann man den richtigen Zeitpunkt genau einhalten, da manchmal Wetter und sonstige Umstände dies verhindern. Ich glaube jedoch, dass man grundsätzlich besser etwas tun sollte als es sein zu lassen. Es hat keinen Sinn, sich sklavisch an ein festgesetztes Datum zu halten, wenn die äußeren Umstände es nicht zulassen. Am besten sammelt man die Pflanzen möglichst bald vor oder nach dem vorgesehenen idealen Termin, sobald sie abgetrocknet sind. Die Inhaltsstoffe sind nachweislich immer da. An einem ungünstigen Tag gesammelt fehlt höchstens die gewisse letzte Schwingung, das i-Tüpfelchen. Es empfiehlt sich aber wie erwähnt, sich eher auf die äußeren Umstände als auf den Kalender zu verlassen und die Zeit der Trockenheit zum Sammeln zu nützen.

Vergiss nicht, bei der Wildsammlung alle Naturschutzbestimmungen einzuhalten, um den Pflanzenbestand nicht zu schwächen. Am besten ist es ohnehin, jene Pflanzen, die man braucht, wie unsere Vorfahren gleich im Garten anzusetzen und so seinen Eigenbedarf zu decken. Es werden auf diese Weise nur die Pflanzen gesammelt, die benötigt werden. Einige Hinweise zum Anlegen eines sehr einfachen Kräutergartens im kleinen Maßstab finden sich im Kapitel *„Der kleinste Kräutergarten"*.

Die gesamte Pflanze verwenden!

Die Kräuter sollte man in Körben und Stofftaschen luftig transportieren und nicht zu lange herumtragen. Festes Zusammenpressen der Kräuter ruft eine Erwärmung hervor, die bereits eine Verpilzung in Gang setzen kann.

Die Kräuter müssen gleich weiter verarbeitet werden. Einfach die Blätter vom Stängel abstreifen, den Stängel extra trocknen (er trocknet schneller als der Rest der Pflanze) und am Ende wieder zum Tee hinzufügen. Nicht alle Kräuterkundigen sind dieser Meinung. Ich stehe auf dem Standpunkt, dass es besser ist, die gesamte Pflanze zu verwenden, weil die Einheit der gesamten Pflanze besser in der Lage ist, die Einheit unseres Körpers wieder herzustellen. Alle Teile zusammen können ihre Wirkungsweise noch besser entfalten als die Aromastoffe etwa der Blätter alleine. Ich glaube fest daran, dass die Härte des Stängels in die Wirkkraft des Tees einfließt und beispielsweise den geistigen Stützapparat stärkt.

Wissen früherer Zeiten wieder urbar machen

Es ist unbestritten, dass unsere Vorfahren die Zeichen der Natur genauer beobachteten und für ihr Leben besser deuten konnten; besonders gilt das für jene Menschen, die dem Bauernstand angehörten, und wir alle stammen wohl irgendwie von ihnen ab. Als Beispiel können die Wetterregeln gelten, die von vorhergehenden Generationen aufgestellt und im praktischen Leben auch befolgt wurden. Wir neigen heute dazu, die so genannten „Bauernregeln" zu belächeln, und tatsächlich sind jene, die man in den üblichen Tageszeitungen zu lesen bekommt, nicht immer für bare Münze zu nehmen. Doch auch in diesen steckt ein Quäntchen Wahrheit, und es gibt viele Beispiele für

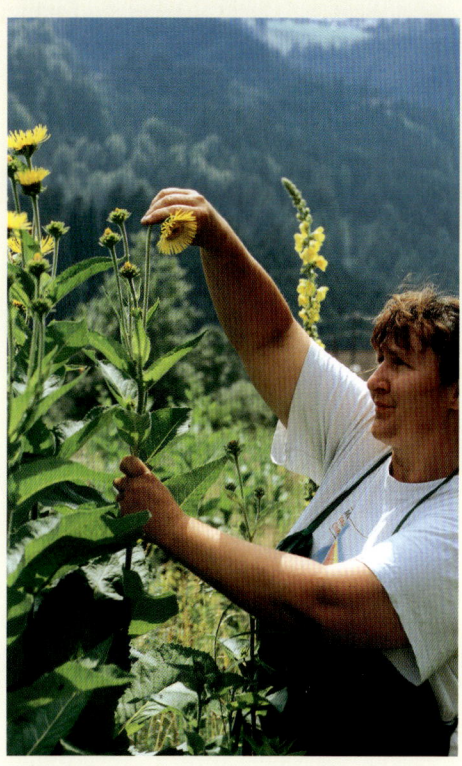

Alantblüte für die Seele.

mittlerweile beinahe vergessenes Wissen früherer Zeiten, dessen Zuverlässigkeit heutzutage mit wissenschaftlichen Methoden überprüfbar ist. Ein solches Beispiel möchte ich anführen: Ein dürrer Fichtenzweig, den man an der Wand im Freien anbringt, kann sehr gut sonniges und regnerisches Wetter unterscheiden. Bei hoher Luftfeuchtigkeit dehnt sich der Zweig aus und neigt sich nach unten. Bei Trockenheit zieht er sich zusammen und geht nach oben. Das ist ein sehr altes Barometer unserer Vorfahren, und mit einem Fichtenzweig erstellte Prognosen sind durchaus zuverlässig.

Altes Wissen über das Wetter

Ich weiß noch, wie meine Großmutter öfters sagte: „Oh, heute geht der Schneewind, und meine Gelenke schmerzen." Solche Zeichen nahm man früher noch sehr wichtig. Unsere Abhängigkeit vom Wetter mag heute nicht mehr dieselbe Bedeutung haben wie noch vor wenigen Jahrzehnten. Man geht nicht mehr so viel in die Natur, kann es sich dem Wetter entsprechend aussuchen, wann man nach draußen geht. Die Bergbauern konnten sich das früher nicht einteilen. Das heißt nicht, dass wir mittlerweile in einer Art Käseglocke leben und uns von der natürlichen Umgebung,

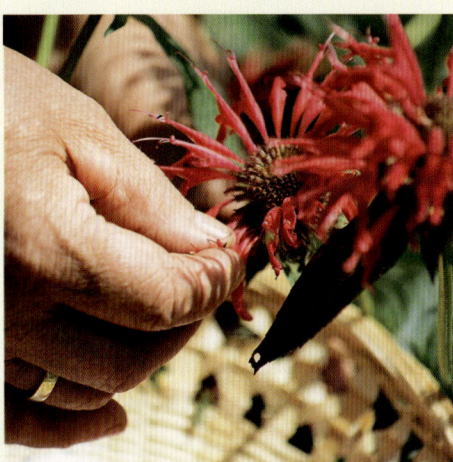

Die Goldmelisse wird gezupft. Vorsicht vor Bienen!

der Witterung, den Jahreszeiten abkoppeln können. Wir sollten es zumindest nicht. Mir ist wichtig, dass auch altes Wissen über das Wetter im Hinterkopf bleibt, weil schon so viel verloren gegangen ist und vergessen wurde. Allerdings ist es schwierig, allgemeine Aussagen über dieses Thema zu machen. Wenn z.B. der Wind die Blätter umdrehte, sagte man früher in meinem Heimatort, dass schlechtes Wetter bevorstand. Allerdings stimmte diese Methode nur für diesen Ort, ein Dorf weiter verhielt es sich genau umgekehrt. Zeichen wie das eben genannte lassen sich nicht verallgemeinern. Sie müssen regional beobachtet und gedeutet werden. Beobachtung ist eine beinahe verloren gegangene Kunst, deren Wiederentdeckung mir ebenfalls sehr am Herzen liegt. Man soll die Augen offen halten, die Umgebung, in der man lebt, genau kennen lernen und sich nicht auf Fremdaussagen verlassen.

Geistigen Müll entsorgen

Diese Aufgabe kann man gut mit einem anderen meiner Meinung nach sehr wichtigen Ritual in den Alltag einbauen: Wenn man von der Arbeit nach Hause kommt, setzt man sich einfach heraußen hin, bevor man die Wohnung oder das Haus betritt, und beobachtet die Natur, den Himmel, die Wetterlage. Bei dieser Gelegenheit kann man gleich den ganzen geistigen Müll des Tages auf der Bank oder wo auch immer, jedenfalls außerhalb der eigenen vier Wände, liegen lassen. Die Ereignisse des Tages müssen noch einmal Revue passieren und verarbeitet werden. Sie dürfen auf keinen Fall ins Haus hineingetragen werden, sonst wird die Atmosphäre unseres Daheims vergiftet. Sobald man das Haus oder die Wohnung betritt, sollte der Tag abgeschlossen sein. Ob positive oder negative Erlebnisse, alles muss vor der Tür bleiben. Das ist das Fundament gesunder Lebensweise und hat nichts mit Esoterik zu tun. Die Freude oder zumindest Bewältigung des verrichteten Tagwerks ermöglicht erst die Erholung in der Freizeit.

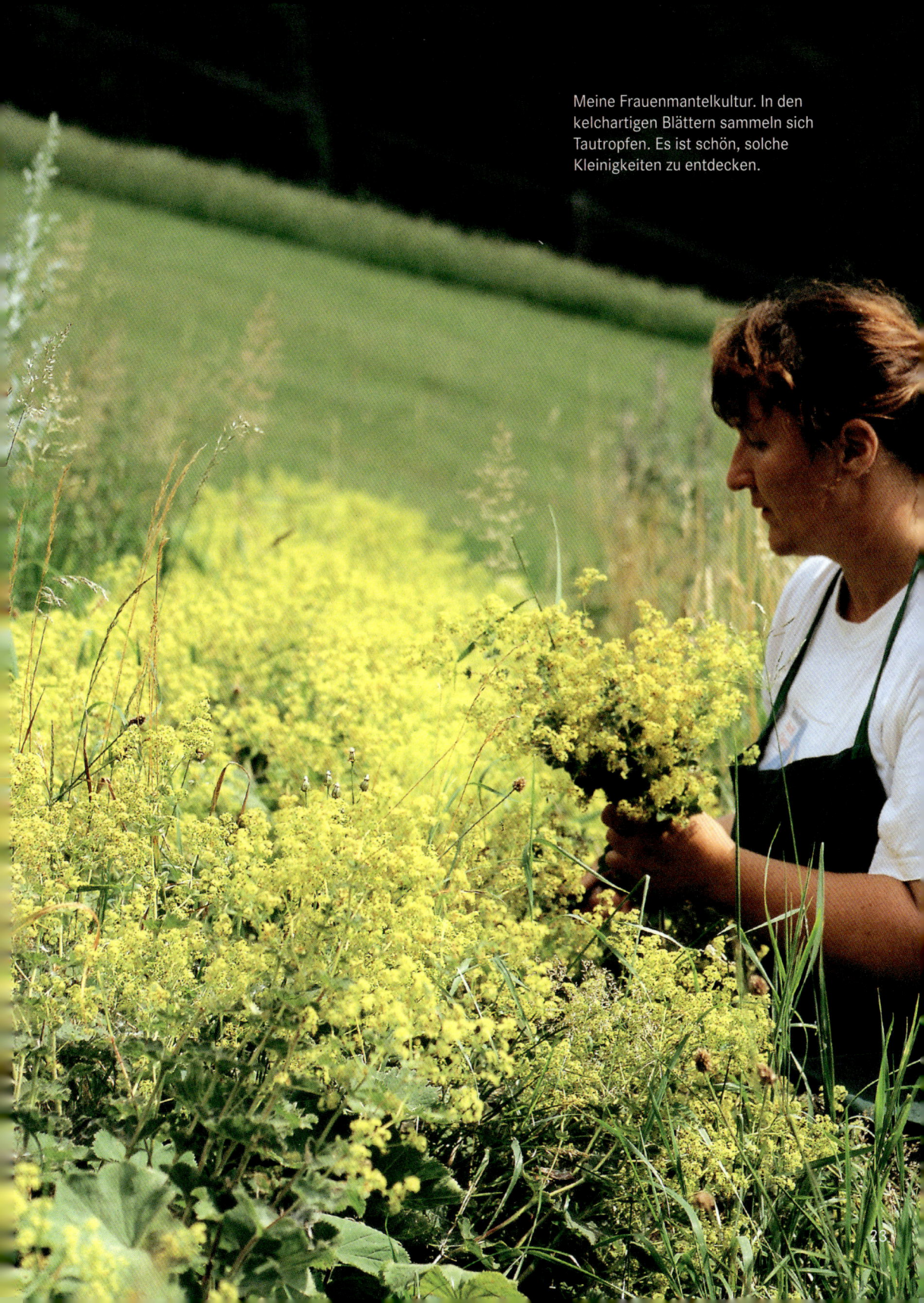

Meine Frauenmantelkultur. In den kelchartigen Blättern sammeln sich Tautropfen. Es ist schön, solche Kleinigkeiten zu entdecken.

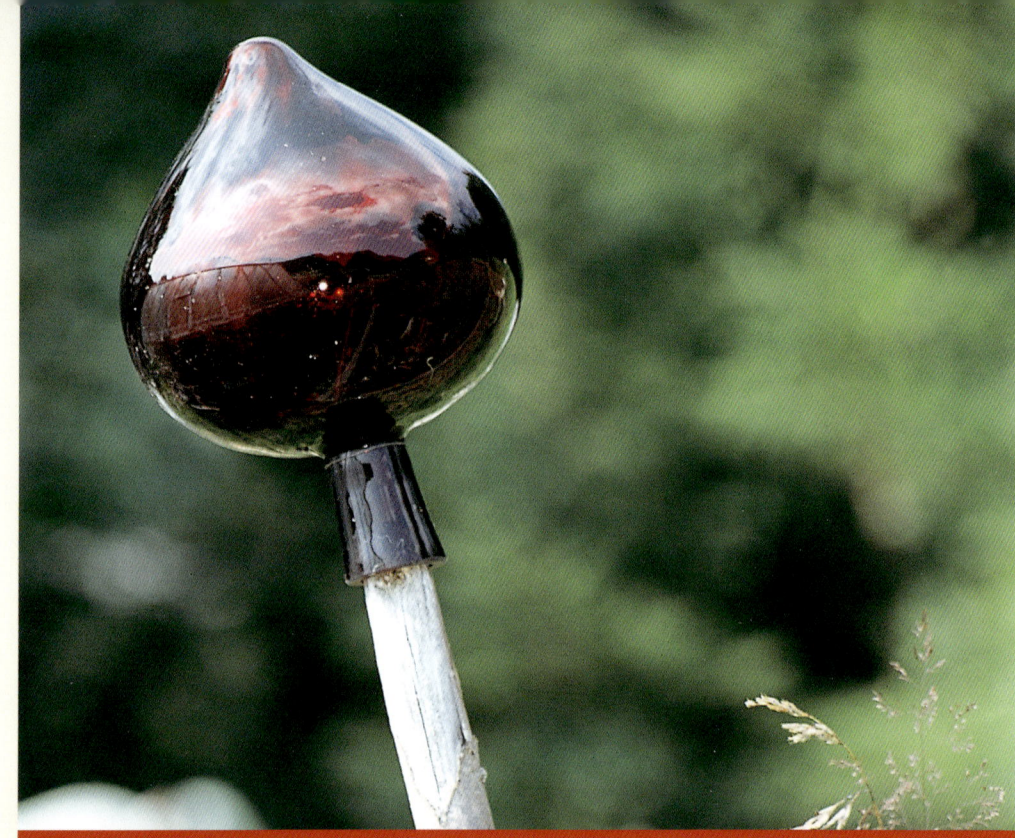

Was sagt mir der Mond?

Es ist wieder Mode geworden, den Lebensrhythmus und die Gartenarbeit nach den Mondphasen zu gestalten. Auch ich vertraue diesem uralten Wissen mit Erfolg. Hier findest du einige einleitende Hinweise, wie du die Kraft des Mondes für deinen Garten nutzt.

Grundsätzlich wird allerorts von Kräuterkundigen empfohlen, Wurzeln im Frühjahr und Herbst bei Vollmond zu sammeln, da sie zu diesem Zeitpunkt die größte Heilkraft haben. Früher sammelten Kräuterfrauen in der Nacht häufig völlig unbekleidet, um ihre Demut vor der ebenfalls nackten Pflanze auszudrücken. Dieser Brauch entsprang der Überzeugung, dass man von der Natur alles nehmen darf, wenn man Bitte und Danke sagt.

Das Wissen über den Einfluss des Mondes auf die Erde und alle auf ihr lebenden Geschöpfe, auch die Pflanzen, ist durch genauere Aufzeichnungen und Beobachtungen wesentlich verfeinert und durch einige einschlägige Bestseller wieder sehr populär geworden. Es ist eine Frage des persönlichen Geschmacks, welchem Mondfachmann oder welcher Mondfachfrau man am ehesten vertraut.

Auf meinem Lebensweg habe ich mich sehr lange Zeit nach den jährlich erscheinenden Büchern „Die Aussaattage" von Maria Thun gerichtet, da ich mit ihnen einen wunderbaren Gebrauchsgegenstand für das Arbeiten mit Pflanzen gefunden habe.

Mir gefällt besonders an Maria Thun, dass sie selbst Bäuerin und ihr Mann Astrologe ist, was für mich die nötige Qualifikation im Bereich des Mondes beweist. Denn die beiden haben persönlich in unzähligen Versuchen in Bezug auf Gemüseanbau, Kräuter, Brot und Bienenzucht zahlreiche Konstellationen durchgespielt und einen Teil ihres Erfahrungsschatzes sehr glaubwürdig weitergegeben. Ich danke Maria Thun sehr, dass sie das Thema so herrlich einfach gestaltet und aufbereitet hat.

Jeder von uns weiß, dass der Mond seine Bahnen zieht. Schlafwandler, der Menstruationszyklus der Frau sowie Ebbe und Flut sind sichtbare Zeichen davon. Der Mond, so beschreibt es Maria Thun, schafft in 27 Tagen einen Umlauf um die Erde an den zwölf Regionen der Tierkreiszeichen vorbei und beeinflusst die Kräfte auf unserem Planeten. Diese Kräfte wiederum beeinflussen Aussaat, Pflegearbeit und Ernte. Maria Thun hat aus ihren langjährigen Beobachtungen ein Schema mit gewissen Gesetzmäßigkeiten abgeleitet und ordnet jedem Sternbild (z.B. Fisch) ein Element (z.B. Wasser), ein Kleinklima (z.B. wässrig) und einen Teil der Pflanze (z.B. Blatt) zu.

Unterschiedliche Pflanzenarten werden den vier Tagestypen auf folgende Weise zugeteilt:

1. Wurzelfrüchte zu Wurzeltagen:
Kartoffeln, Zwiebeln, Möhren, Radies usw. An Wurzeltagen sind gute Erträge und Lagerqualität der Ernte zu erwarten.

2. Blattpflanzen zu Blatttagen: Salat, Kohl, Blattkräuter, Futterpflanzen usw. Die Blatttage eignen sich zwar für die Aussaat und Pflege der genannten Pflanzen, aber die Ernte von Lagerfrüchten und Tees soll man zu diesen Zeitpunkten unterlassen.

3. Blütenpflanzen zu Blütentagen:
Für Aussaat und Pflege von allen Blütenpflanzen, aber auch zum Hacken und für die Kieselanwendung bei Sonnenblumen sind Blütentage vorzuziehen. Auch für das Schneiden von Blumen sollte man diese Tage abwarten.

4. Fruchtpflanzen zu Fruchttagen:
Der Erfolg im Anbau von Erbsen, Linsen, Tomaten, Gurken, Mais, Getreide usw. ist eng an Fruchttage geknüpft.

Es gibt auch ungünstige Zeiten, zu denen man Säen und Ernten vermeiden sollte. Maria Thuns jährlich erstelltem Kalender kann man nun entnehmen, an welchem Tag bei welcher Sternenkonstellation zu welcher Tageszeit unter Berücksichtigung welches zu erwartenden Wetterereignisses welcher Teil der Pflanze („Fruchtorgan") unterstützt wird. Ich möchte nicht näher ins Detail gehen, sondern jedem, der sich für dieses Thema interessiert, Maria Thuns günstige „Aussaattage" als ständigen Begleiter ans Herz legen.

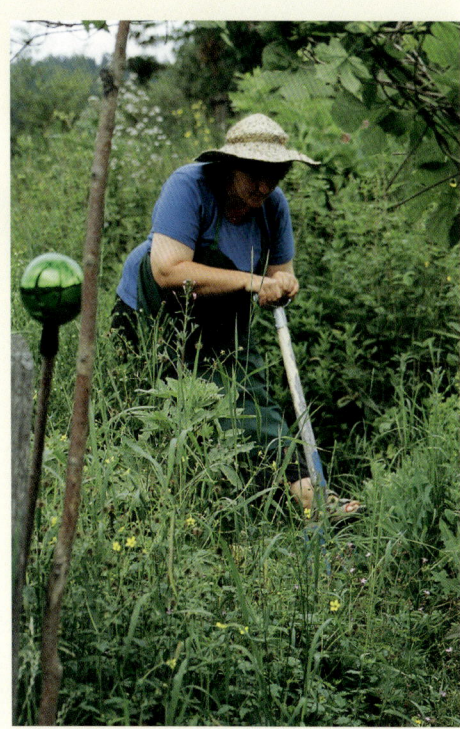

Den Boden nicht umgraben, sondern nur lockern.

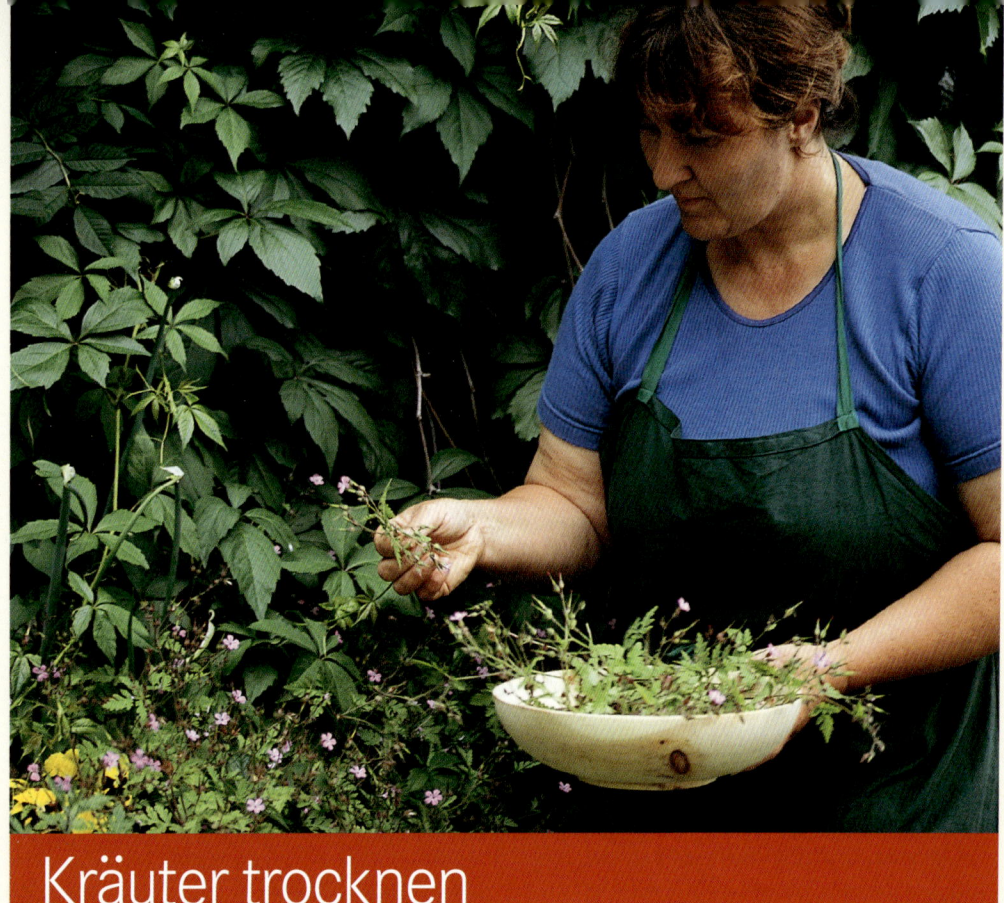

Kräuter trocknen

Für die Versorgung mit Kräutern im Winter und aus anderen Gründen ist es unerlässlich, einen Vorrat anzulegen. Man kommt daher oft nicht umhin, Kräuter zu trocknen. Auch hier gilt es einige Dinge zu beachten, damit die Wirkstoffe nicht verloren gehen.

Man sollte grundsätzlich alle Pflanzen so frisch wie möglich verwenden, denn dann besitzen sie die meisten Inhaltsstoffe. Aber gerade in unseren Breitengraden, wo der Winter oft sehr lang sein kann, ist das Trocknen natürlich sehr wichtig. Es ermöglicht eine gewisse Bevorratung, aber Kräuter sollen nicht ausschließlich getrocknet werden.

In diesem Zusammenhang möchte ich erwähnen, dass man sich rechtzeitig darüber Gedanken machen sollte, wie man seinen Eigenbedarf das ganze Jahr hindurch abdecken kann. Selbstverständlich kann man nicht alle Kräuter ununterbrochen lagern oder gar in bereits verarbeiteter Form zu Hause haben, zumal jedes Kraut im Laufe von einem Jahr seine Wirkung verliert. Vernünftiger ist es, eine Art Jahresplan zu erstellen. Man stimmt ihn auf die Bedürfnisse der Familie ab, indem man die individuelle Disposition, die häufig auftretenden Krankheiten, chronischen Beschwerden und Schwachstellen für jedes Mitglied analysiert. Davon ausgehend bestimmt man, welche Pflanzen und wie viel von ihnen man sammelt. Es gibt z.B. Menschen, die häufig Schnupfen aber sonst keine Beschwerden haben oder einmal im Jahr an Grippe erkranken. Eine gewisse Möglichkeit der Planung ergibt sich dadurch schon. Darüber hinaus ist man durch die so genannten Universalkräuter, die auch in den eigenen Kräutergarten gepflanzt werden sollten, für die meisten unerwartet auftretenden Beschwerden gerüstet.

Methoden und Aufbewahrung

Nun zum Trocknen. Am einfachsten ist es, am Dachboden die Kräuter in Bündeln aufzuhängen, wenn man viel Platz zur Verfügung hat. Man kann auch selbst eine Vorrichtung zum Kräutertrocknen basteln: Man baut einfach einen Holzrahmen, auf dem man ein Fliegengitter anbringt. Man kann auch mehrere Schichten solcher Rahmen übereinander lagern oder ein Gestell mit Querbalken, auf denen sich die Kräuter einschlichten lassen, bauen; wichtig ist nur, dass zwischen den einzelnen Ebenen 10 bis 15 cm Raum ist, damit die Luft zirkulieren kann. Die Tür zum Dachboden sollte aus demselben Grund offen bleiben.

Wer all das nicht tun kann, kann auch nur Tücher oder Papier am Boden auflegen. Blätter und Stängel sollte man getrennt trocknen, da das schneller geht. Dabei sollten die Temperaturen 35°C nicht überschreiten. Nur bei Wurzeln und Rinden können höhere Temperaturen verwendet werden, etwa in einer Hausdörrmaschine oder im Heißluftherd.

Aufbewahrt werden die Kräuter in gut verschließbaren Papiersäcken oder in Gläsern, auf jeden Fall dunkel, luftig, aber trotzdem geschlossen, damit sich keine Motten über das Kraut hermachen. Bei frisch getrockneter Ware setzt sich durch die Restwärme Wasser ab. Etwa eine Woche sollte man deswegen das Glas mit einem Tuch abdecken. Erst wenn die Kräuter ausgedampft bzw. ausgekühlt sind, kann man das Glas verschließen. Die Gläser werden schließlich mit Datum und Namen versehen und dunkel aufbewahrt.

Haltbarkeit

Als Faustregel gilt: Je geringer die Lichteinwirkung, desto länger können die Kräuter gelagert werden. Bei guter Lagerung halten sie ca. ein Jahr. Danach sollten die Kräuter nur für Fußbäder verwendet oder dem Kompost zugeführt, jedenfalls nicht mehr als Tee getrunken werden, da die Wirkstoffe verloren gehen. Man erkennt die Qualität am Aussehen und Duft der Kräuter. Das Aroma nimmt ab; z.B. hat Minze nicht mehr den typischen Minzeduft. Außerdem verlieren die Farben an Intensität, z.B. verblasst das charakteristische Orange der Ringelblume zu hellgelb.

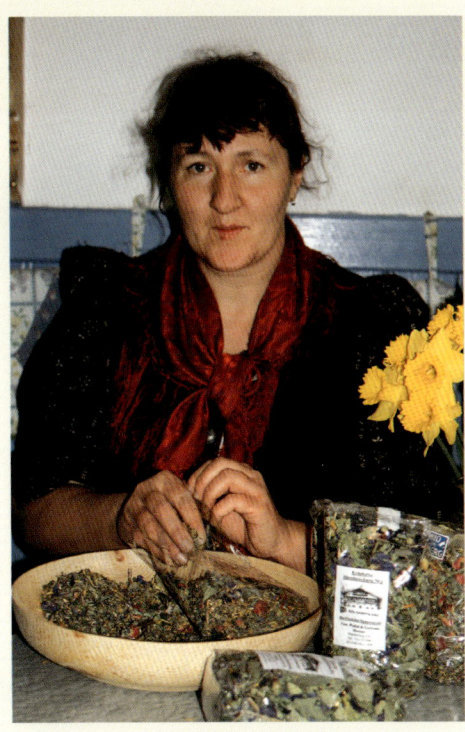

Die Zirbenschüssel gibt beim Abfüllen die beste Schwingung mit.

Gertrude Messners Kräuterhandbuch

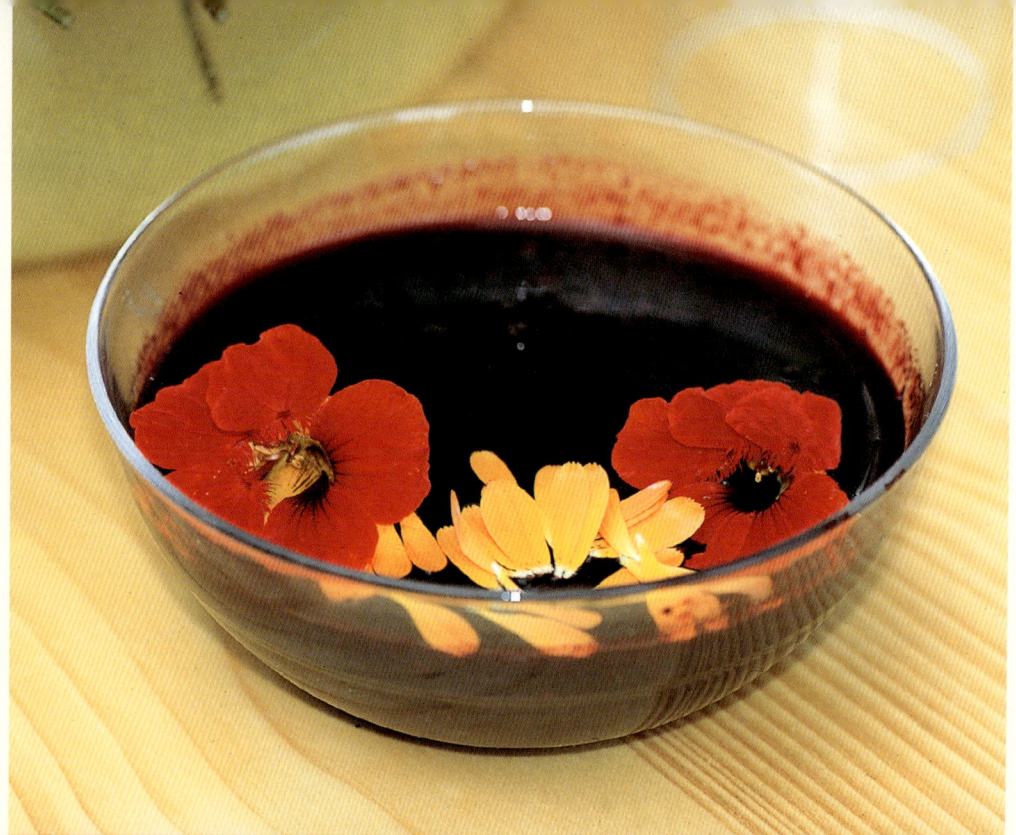

Hinweise zur Kräuterverarbeitung

Und nun zu den wichtigsten Verarbeitungsmethoden für Kräuter. Bei der Beschreibung der einzelnen Kräuter sind die Anweisungen teilweise weniger ausführlich, sodass ich dieses Kapitel zum Nachschlagen bei offenen Fragen empfehlen möchte. Insgesamt sind alle Rezepte bewusst sehr einfach gehalten, jeder kann sie bei sich zu Hause leicht und schnell nachvollziehen. Es sind auch meist keine besonderen Küchenutensilien und aufwändiges Abwiegen vonnöten.

Ausziehen Unter „ausziehen" versteht man ganz allgemein, dass in der Verarbeitung von Kräutern die Inhaltsstoffe der Pflanze herausgelöst werden. Das braucht meist seine Zeit, aber die Geduld wird durch ein reichhaltiges Ergebnis belohnt. Manchmal muss man mehrmals hintereinander den gleichen Vorgang wiederholen.

Tee-Aufguss Das frische Kraut wird mit kochendem Wasser übergossen. Man lässt den Tee zugedeckt ziehen, und zwar deswegen, weil sonst die ätherischen Öle verloren gehen. Eine Ausnahme bildet Salbei: Bei ihm ist es besser, den Tee offen ziehen zu lassen!

Abgekocht werden besonders Rinden und Wurzeln. Einfach mit Wasser aufkochen!

Kaltansatz Um einen Kaltansatz herzustellen, werden die Kräuter vor dem Zubettgehen mit kaltem Wasser angesetzt und erst am nächsten Morgen erwärmt. Den Tee trinkt man am besten gleich warm, oder man füllt ihn in Thermoskannen.

Pulver Getrocknete Kräuter werden mit dem Mörser zu Pulver verrieben bzw. in der Kaffeemühle oder Küchenmaschine gemahlen. Dafür eignen sich besonders Samen und Wurzeln, aber auch Blätter. Aus dem Pulver kann mit Zusatz von Wasser und verdünntem Essig ein Brei angerührt werden.

Öl Für die Herstellung sind Olivenöl oder sonstige gute Öle zu bevorzugen, denn wenn man sich schon die Mühe macht, sollte der Ölansatz auch etwas Besonderes sein.

Man fügt einer Flasche Öl die gewünschten frischen Kräuter hinzu (Verhältnis siehe einzelne Kräuter) und lässt sie ungefähr 3 Wochen lang stehen. Wichtig: Ölansätze brauchen Wärme, aber keinen Sonnenschein (Ausnahme: Johanniskraut). Gutes Olivenöl hält ca. 2 Jahre.

Presssaft Frische Kräuter im Mörser oder in der Küchenmaschine zu einem Brei verarbeiten und durch ein Plastiksieb pressen. Die dadurch entstehende Flüssigkeit stamperlweise einnehmen. Der Mörser sollte aus einem abwaschbaren, harten Material mit leicht rauer Oberfläche sein. Am besten eignen sich Stein oder Ton; Holzmörser sollte man eher meiden, da das Holz die ätherischen Öle aufnimmt und sich nicht optimal reinigen lässt.

Grüne Getränke Man kann sie aus jedem Kraut herstellen, aber beachte bitte, dass man üblicherweise immer nur ein Kraut pro Trank verwendet. Frische Blätter werden mit 1/4 Liter Wasser gemixt. Danach abseihen und bis zu drei Mal am Tag trinken. Dieses Getränk wirkt so positiv, weil es durch das Chlorophyll in der Pflanze sehr viel Sauerstoff in sich birgt.

Salbengrundlage Man nehme:
60 g Oliven-, Jojoba- oder Mandelöl,
20 g Lanolin/Wollfett/Wollwachs,
6 g Kakaobutter und 6 g Bienenwachs.

Alle Zutaten werden im Wasserbad langsam erwärmt und kalt gerührt. Danach 10- bis 15%ige Essenz oder Tinktur einarbeiten. Mit ätherischen Ölen kann man das Ergebnis verfeinern.

Noch schneller geht es mit *Eucerinum anhydricum* (aus der Apotheke). Auch hier kann das Ganze mit 1/3 Tinktur oder Essenz angereichert werden. Diese Grundlage ebenfalls erwärmen, bis sie schmilzt. Die Tinktur, Essenz oder Frischpflanzen dazugeben und abfüllen.

Für eine billigere Variante kann auch Melkfett verwendet werden, wenn man keine Allergien hat. Es sind in manchen Melkfettdosen Desinfektionsmittel für das Kuheuter enthalten, und deswegen ist *Eucerinum anhydricum* grundsätzlich zur Herstellung von Salben zu bevorzugen.

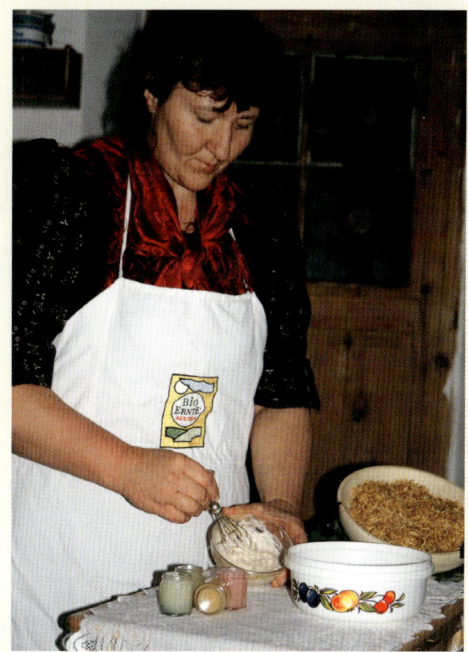

Eine schöne Arbeit: die Ringelblumencreme zubereiten.

Die Verreibung von Kräutern Besonders bei Menschen, die keinen Alkohol vertragen, oder bei Kindern bietet sich das Verreiben von Kräutern an.

Verrieben wird grundsätzlich mit Zucker, Molkepulver, Fruchtzucker, Milchzucker oder Salz. Man gibt in einen Mörser z.B. Fruchtzuckerpulver, fügt einige frische Kräuter hinzu und verreibt das Ganze so lange, bis das Ergebnis eine einfärbige (z.B. grüne) pulverige Konsistenz erhält. Wenn die Verreibung fertig ist, kann man sie messerspitzen- oder teelöffelweise einnehmen.

Mit dieser Methode werden die Inhaltsstoffe herausgelöst, damit sie dem Körper auf andere Weise als mit Alkohol zugeführt werden können. Manche Leute mögen keinen Tee bzw. wollen oder dürfen nichts Alkoholisches zu sich nehmen. Bei der Verfeinerung von Öl mit Kräutern werden nicht alle Inhaltsstoffe ausgelöst. Zucker- und andere Verreibungen bringen den Wirkstoff gut heraus und stellen eine sinnvolle Alternative zu Tinktur, Essenz und Tee dar.

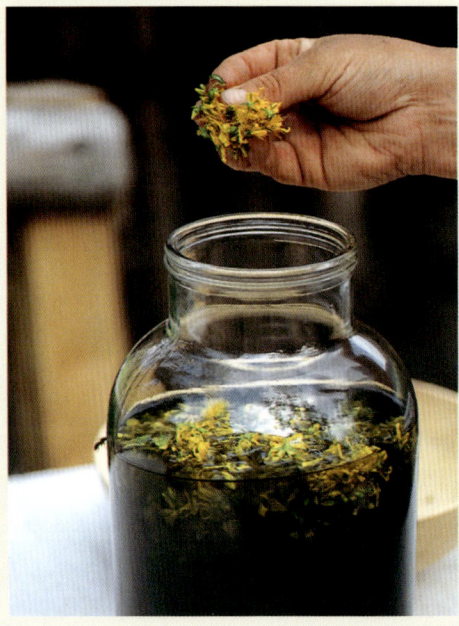

Olivenöl wird mit Johanniskrautblüten gefüllt.

Verreibungen mit vielen Kräutern schmecken auch als Gewürz herrlich im Salat. Z.B. entfaltet Bärlauchverreibung ein leicht süßliches und gleichzeitig scharfes Aroma und eine angenehme wärmende Kraft. Diese Traditionsmedizin lässt sich auch mit Petersilie und anderen Gewürzen herstellen, passt aber nicht zu allem, sodass manchmal neutralere Substanzen als Zucker und Milchzucker notwendig sind. Der angesprochene Bärlauch bewährt sich seit Jahrhunderten sehr, denn sein Aroma bleibt bis zu einem Jahr erhalten (zum Vergleich: bei Öl geht es nach einem halben bis dreiviertel Jahr verloren). In der Verreibung bindet das Pulver Aroma und Wirkstoffe sehr fest an sich.

Alkoholische Auszüge (Essenz) und Tinktur Fälschlicherweise werden Tinktur und Essenz im allgemeinen Sprachgebrauch gleichbedeutend verwendet. Dabei lassen sich die beiden Begriffe einfach unterscheiden: Tinktur bedeutet, dass der Alkohol mit getrockneten Pflanzen angesetzt wird, während Essenz die Verwendung der Frischpflanze ausdrückt. Letztere Methode kommt aber eigentlich nur in Apotheken zum Einsatz. Auch umgekehrt werden Essenzen oft als Tinkturen betitelt, z.B. ist eine so genannte „Kamillentinktur" in Wirklichkeit meist ein Frischpflanzenauszug, aber der Begriff Essenz ist unter Kräuterfachleuten nicht gebräuchlich.

Für einen alkoholischen Auszug (Essenz) werden 30 g frische, zerkleinerte und grüne Kräuter mit 150 g Alkohol (50%ig) angesetzt. 6 Wochen lang ziehen lassen.

Für eine Tinktur im eigentlichen Sinn 30 g Pflanzen mit 30 g Alkohol (50%ig) ansetzen und mindestens 3 Wochen ziehen lassen.

Beide Ergebnisse abseihen, abfüllen und etikettieren.

Die vorgestellten Rezepte für Tinktur und Essenz sind bewusst sehr einfach gehalten. Im österreichischen Apothekergesetzbuch finden sich genauere Zusammensetzungen, es obliegt aber Apothekern, solche Auszüge herzustellen. Es ist nämlich nicht so einfach, die richtigen Alkoholprozentangaben für verschiedene Pflanzen herauszufinden und einzuhalten, und hier kommt es wirklich darauf an, sich sehr genau an die Vorgaben zu halten.

In der Volksheilkunde verwendet man üblicherweise pauschal 45%igen Schnaps für Blüten und Blätter bzw. 60%igen Alkohol für Rinden und Wurzeln. Für den gewöhnlichen Hausgebrauch reichen solche Faustregeln vollkommen aus. Unsere Vorfahren haben immer so gearbeitet.

Kräuterschnaps Es werden Früchte wie Walnuss und Schlehe sowie Wurzeln und Kräuter in ein Glas gegeben. Man füllt die Form mit so viel Alkohol (60- bis 70%ig) auf, bis alles gut bedeckt ist. Danach heißt es, den Schnaps 4 bis 6 Wochen reifen zu lassen. Öfters schütteln. Nach Ablauf der Reifezeit verdünnt man das Ergebnis mit destilliertem Wasser. Je länger man den Schnaps lagert, desto besser wird er. Auf diese Weise stellt man z.B. Walnussschnaps, Nussschnaps, Meisterwurzschnaps oder Schlehenschnaps her.

Liköre Ca. 100 g Kräuter oder Wurzeln mit 1 Liter 70%igem Alkohol übergießen. 3 bis 4 Wochen stehen lassen. 1 Liter Wasser mit 500 g Zucker aufkochen und auskühlen lassen. Mit dem Alkoholgemisch vermengen und noch einige Wochen reifen lassen.

Räucherung Wenn man einen Holzofen hat, kann man getrocknete Kräuter direkt auf die Herdplatte legen. Wer keinen Holzofen hat, nehme ein feuerfestes Gefäß, z.B. einen Aschenbecher, zu Hilfe. Unbedingt sollte man allerdings den Boden des Gefäßes mit Sand bedecken, da es sonst springen könnte. Am geeignetsten für den Zweck einer Räucherung ist spezielle Räucherkohle, die man durch Anzünden sehr schnell zum Glimmen bringt und auf den Sand in das Gefäß legt. Danach kann man praktisch alle in diesem Buch genannten Kräuter auf die Kohle streuen und die Räucherung des gewünschten Raumes durchführen. Besonders bekannt ist die Räucherung mit Salbei, Lavendel oder Wacholder; Bauern räuchern damit gerne die Ställe.

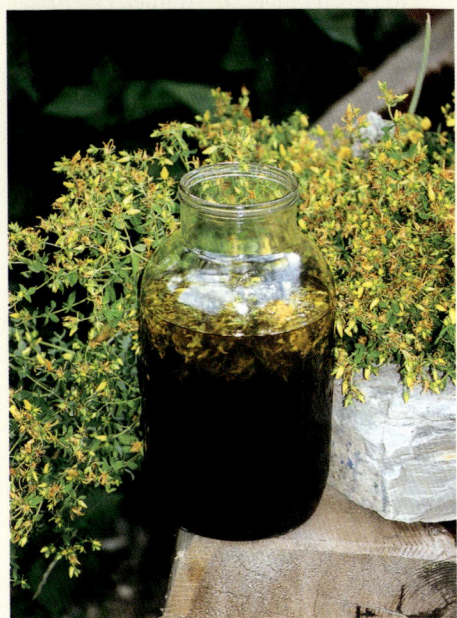

Johanniskrautöl in der Sonne stehen lassen.

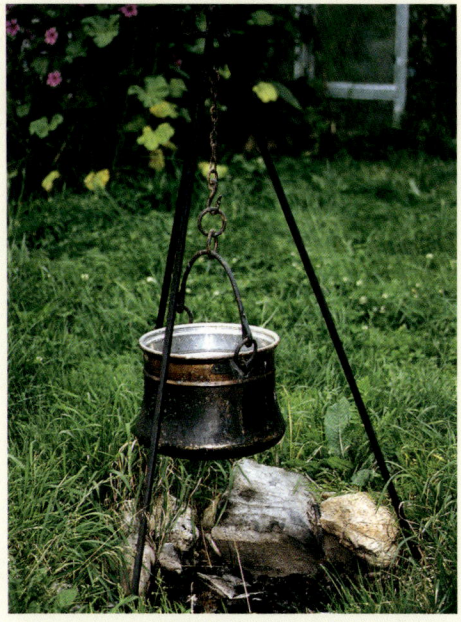

So eine Vorrichtung eignet sich für die Zubereitung von Tees im Freien.

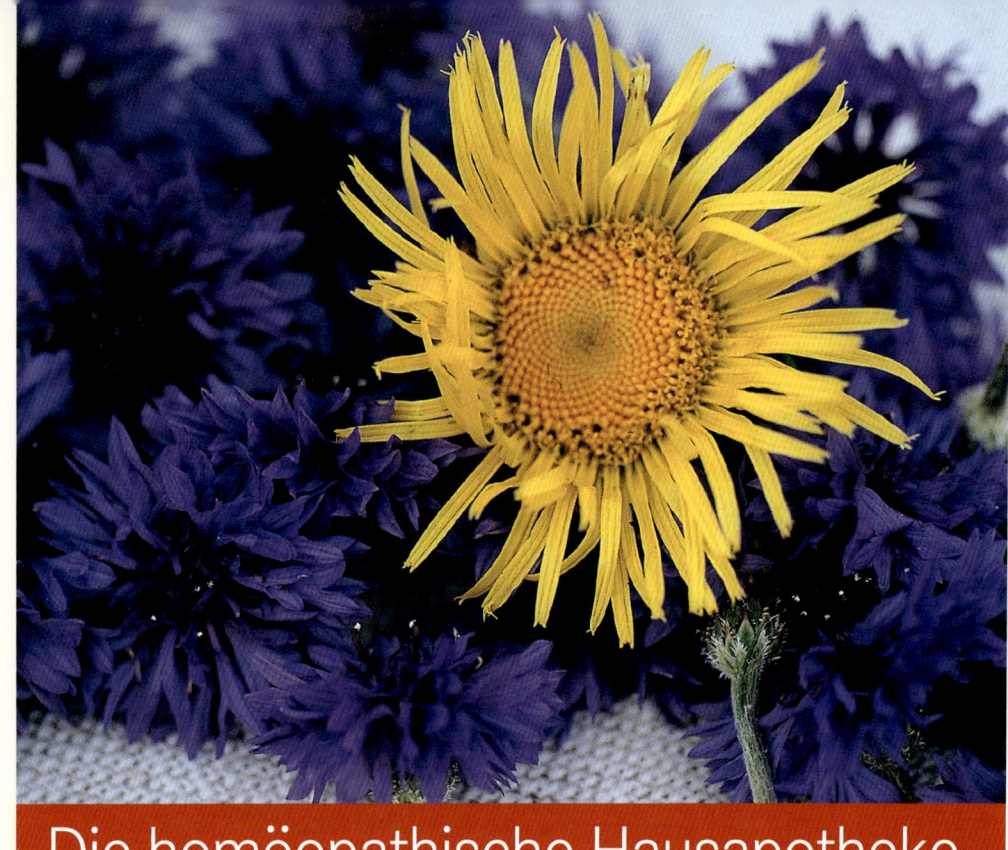

Die homöopathische Hausapotheke

Meiner Meinung nach ist Homöopathie eine wertvolle Ergänzung zur Schulmedizin und zur Verwendung von Kräutern. Die Hinweise in diesem Abschnitt sind nur als Anregung und keinesfalls als Ersatz für eine ärztliche Beratung zu verstehen. Homöopathie ist eine wunderbare Sache, wenn man sie sich richtig zunutze macht, aber das setzt eine eingehende Beschäftigung mit dem Thema voraus.
Ich kann also nur einen Überblick über den Grundgedanken und einige Anwendungsmöglichkeiten der Homöopathie bieten.

Geschichte der Homöopathie und Allgemeines

Der Ursprung der Homöopathie reicht sehr weit zurück. Schon Hippokrates und Paracelsus beschäftigten sich mit dem Ähnlichkeitsprinzip: Gleiches wird mit Gleichem behandelt. Besonders Paracelsus hat wohl sehr wesentlich zu unserem Heilwissen in allen Bereichen der Heilkunst beigetragen. Dr. Samuel Hahnemann gilt als der Begründer der Homöopathie, wie man sie heute kennt. Er erstellte im Eigenversuch seine Arzneimittelbilder, in denen er die Pflanzen mit ihrer Wirkungsweise auf Krankheiten in Bezug brachte.

In Indien sagt man: Nimm einen Dorn, um einen Dorn herauszuziehen. Nachdem man den Dorn herausgezogen hat, kann der Körper sich auf die Heilung konzentrieren. Vielen alten Therapien liegt das Ähnlichkeitsprinzip zugrunde; besonders der Alchemie, die auf Umwandlungsprozessen der Materie beruht. Hier will man durch geeignete Verfahren geistartige quintessenzielle Kräfte aus den Stoffen lösen und nicht nur Krankheit in Gesundheit verwandeln, sondern den Weg zur Göttlichen Vernunft ermöglichen. Ebenso gibt es in der Signaturlehre eine Art Ähnlichkeitsprinzip: In dieser Lehre werden anhand von Farbe und Aussehen Rückschlüsse gezogen (z.B. ist die Galle dunkelgelb, weswegen dunkelgelbe Säfte als Lebermittel bei Gelbsucht verwendet werden).

Die Homöopathie, die bei uns ebenso umstritten wie populär ist, ist ganzheitlich ausgerichtet, d.h. man betrachtet Körper, Geist und Seele als Ganzes. Man nennt sie auch Regulationstherapie, denn es wird ein Reiz gesetzt, der die Selbstheilungskräfte des Körpers anregt, sofern die richtigen Homöopathiemittel angewendet werden. Z.B. heilt Beinwell die Beinhaut und Knochenbrüche. Der Name Augentrost sagt auch schon einiges aus: Er lindert Augenleiden.

Ein altes Sprichwort, das mir sehr gefällt, besagt: Der Splitter im Auge des anderen ist leichter zu erkennen als der eigene Balken der Gesundheit.

Was bedeutet Potenz?

Dr. Samuel Hahnemann verwendete am Anfang nur unverdünnte Urtinkturen, so wie es in der Kräuterkunde üblich war. Er stellte fest, dass die Mittel zwar nach dem Ähnlichkeitsprinzip zum Krankheitsbild passten, aber oft heftige Reaktionen hervorriefen. Deshalb verringerte er die Dosen: Er verdünnte einen Tropfen der Urtinktur mit 99 Teilen Alkohol, und um alles zu vermischen wurden 10 heftige Schläge verabreicht. Eine solche Maßnahme nannte man Potenzieren oder Dynamisieren. Man soll diesen Arbeitsschritt nicht in Nähe von strahlenden Gegenständen wie Mikrowelle oder Computer ausführen.

Unter Dezimal-Potenz versteht man, dass die Urtinktur 1 zu 9 Teile verdünnt wurde. Das Ergebnis nennt man D1. Die Centesimal-Potenz C1 ist eine Verdünnung von 1 zu 99. Weiterverdünnungen heißen dementsprechend D2, C2 usw. Für die Eigenbehandlung wird empfohlen, D1 bis D30 zu verwenden, bei den C-Potenzen nimmt man C1 bis zu C30.

Meine Erfahrungen

Ich habe in meinem Leben einige Male die Homöopathie in Haus und Stall erfolgreich einsetzen können. Gerade Kräuter und die Homöopathie gemeinsam sind wertvolle Ergänzungen für alle Lebensbereiche. Beeindruckt hat mich besonders der geringe materielle Aufwand der homöopathischen Mittel: Mit 3 Kügelchen – auf 100 ml Wasser in einer Sprühflasche aufgelöst – konnte ich alle Kühe versorgen. Auch Arnikakügelchen verwendete ich oft bei Prellungen und Blutergüssen, die sich dadurch viel harmloser ausprägten oder sich erst gar nicht entwickelten.

Auch hier bitte ich zu beachten, dass dies nur meine eigenen Erfahrungen sind. Ich warne vor verantwortungsloser Selbstmedikation. Wichtig ist gerade bei der Anwendung von homöopathischen Mitteln, dass du einen vernünftigen Konsens mit dem Arzt deines Vertrauens findest. Diese von mir vorgeschlagene Hausapotheke kann nur dazu dienen, dass du für dich selbst eine Möglichkeit zur zusätzlichen Unterstützung des Heilungsprozesses in der Hand hältst.

Sowohl bei chronischen Beschwerden als auch bei akuten Krankheiten ist aber unbedingt immer der Arzt zu Rate zu ziehen! Grundsätzlich sind auch homöopathische Zubereitungen Arzneimittel, die zur Selbstmedikation nur bedingt geeignet sind. Auch und gerade wenn man auf die Wirksamkeit von Homöopathie vertraut, empfiehlt sich der Gang zu einem ausgebildeten Ganzheitsmediziner oder in Deutschland zu einem Heilpraktiker, der in einem ausführlichen Gespräch (Anamnese) Details der Erkrankung, mögliche Ursachen und ganz persönliche Eigenheiten erfragt und nach sorgfältigem Abwägen das geeignete Mittel genau für dich und dein gesundheitliches Problem auswählen wird. Es gibt genügend ausgebildete Ärzte und Menschen, die einem Suchenden gerne helfen werden. Homöopathische Mittel wirken nämlich auf jeden Menschen anders. Die ganzheitliche Auffassung der Homöopathie widerspricht geradezu dem schulmedizinischen Bild einer Heilung nach einem bestimmten Schema, das auf jeden Menschen anzuwenden wäre. Anstatt eine Tablette zu nehmen und damit die Symptome einer Krankheit vorübergehend und vermeintlich bequem zu beseitigen, erfordert Homöopathie eine wesentlich intensivere Auseinandersetzung mit dem eigenen Körper, Zeit und Geduld. All diese Mühe lohnt sich jedoch.

Fachlicher Rat aus der Apotheke

Die folgenden Angaben sind so gedacht, dass du dir die richtige Pflanze und Potenz heraussuchst und das entsprechende Mittel in der Apotheke bestellst. Dein Apotheker oder deine Apothekerin kann dir sicher noch einige Hinweise zur richtigen Anwendung (z.B. die genaue Dosierung) geben.

Einige homöopathische Mittel und ihre Wirkung

Die folgende Auflistung homöopathischer Mittel und der Beschwerden, auf die sie sich günstig auswirken, wurde mir bei der Phytoausbildung von Inge Kogler, der Referentin der FNL („Freunde naturgemäßer Lebensweise"), überreicht. Inge Kogler leistet mit Ignaz Schlifni schon seit Jahren und sehr aufopfernd einen großen Beitrag zur Verbreitung der Kräuterkunde und des Gesundheitsdenkens.

▸ Aconitum (Blauer Sturmhut) D4: hitziges trockenes Fieber, Grippe, Infektionskrankheiten

▸ Apis (Honigbiene) D4: akute Entzündungen der Niere, des Rippenfells und der Gelenke, akutes Muskelrheuma, wässrige Blase (ein alter Volksbegriff für Inkontinenz), beginnende Angina, Nesselfieber, Wundrose, Bienenstiche

▸ Arnica D3: Quetschungen, Blutungen, Wunden, Schlaganfall, Gehirnerschütterung, Prellungen

▸ Atropa Belladonna (Tollkirsche) D4: akute fieberhafte Erkrankungen, Kopfschmerzen, Halsleiden, beginnende Mandelentzündung, Schweiß, Wallungen, Blutungen, Augenschmerzen bzw. Lichtscheue

▸ Avena sativa (Hafer) Urtinktur oder D1: Nervenleiden, Schlaflosigkeit, Unruhezustände, Schock, Konzentrationsschwäche

▸ Berberis (Berberitze) D3: Rheuma, Leberleiden, Hämorriden, Periodenstörungen

▸ Bismutum subnitricum (Wismutnitrat) D8: Sodbrennen, Magenkrämpfe, Gastritis

▸ Bryonia (Zaunrübe) D4: Entzündungen aller Schleimhäute, Bronchitis, Husten, chronisches Rheuma

- Camphora (Kampfer) D2: Krämpfe, Kreislaufstörungen, Kollaps, Schnupfen, beginnende Grippe
- Cantharis (Spanische Fliege) D4: Brennen, Verbrennungen, Harnstörungen
- Chamomilla (Echte Kamille) D1: Gallen- und Darmkoliken, Säuglings- und Kinderkrankheiten, erschwertes Zahnen, Schmerzen
- Chelidonium (Schöllkraut) D2: akute krampfhafte Leber-Gallen-Erkrankungen, Gallenstauung, Verstopfung, Wassersucht
- Cholesterinum (Cholesterin) D2: Gallensteine, Gelbsucht, Leberleiden
- Conium (Gefleckter Schierling) D4: Krampfhusten, Schwindel, Asthma, Menstruationsstörungen
- Convallaria (Maiglöckchen) D4: Herzschwäche, Wassersucht, Herzflattern
- Crataegus (Weißdorn) D1: Schwindel, niedriger Blutdruck, Beklemmungen, Angst, Schlaflosigkeit, Altersschwäche, Herzleiden
- Drosera (Sonnentau) D2: Reizhusten, Keuchhusten, Husten
- Echinacea (Sonnenhut) D1: zur Anregung der körpereigenen Abwehrkräfte bei verschiedenen Infektionskrankheiten und auch bei chronischen Erkrankungen; Eiterungen, Furunkel, Sepsis, Fieber, Mandelentzündungen
- Gelsemium (Wilder Jasmin) D4: Nervenleiden, Asthma, Schmerzen, Fieber
- Humulus Lupulus (Hopfen) D2: Kopfschmerzen, Rheuma, Schlaflosigkeit
- Inula (Alant) D2: Husten, Bronchitis, Fieber
- Ipecacuanha (Brechwurz) D6: Übelkeit, Erbrechen, Reisekrankheiten
- Lachesis (Schlangengift) D10: Herzüberempfindlichkeit, Herzkrampf, Kopf- und Ohrenschmerz
- Magnesium phosphoricum (Magnesiumphosphat) D4: Krämpfe, Koliken, Migräne (5 Stück im Mund zergehen lassen)
- Nux vomica (Brechnuss) D4: nervös bedingte Magenleiden, Magen- und Bauchkrämpfe, krampfhafte Stuhlverstopfung, Alkoholkater, Neuralgien des Gesichtes und der Arme, Ischias, schmerzende Hämorriden, Durchfall

- Passiflora (Passionsblume) D2: Schlaflosigkeit, Krämpfe, Schmerz
- Populus (Espe) D1: Heiserkeit, Stimmlosigkeit, Halskatarrhe, Magenleiden
- Pulsatilla (Küchenschelle/Kuhschelle) D4: schmerzhafte und unregelmäßige Periode, Depressionen, seelische Störungen junger Mädchen und in den Wechseljahren (Frauenmittel)
- Rhus toxicodendron (Giftsumach) D4: Rheuma, Entzündungen, Hexenschuss
- Ruta (Garten-, Weinraute) D3: Blutungen, Rheuma
- Sulfur (Schwefel) D6: Jucken, Hautausschläge, Alkohol- und Medikamentenvergiftung
- Thuja (Lebensbaum) D3: Husten, Rheuma, Warzen, Schutz vor Impfschaden
- Viscum album (Mistel) D1: Blutungen, hoher Blutdruck

Bei der Vorstellung der einzelnen Kräuter finden sich weitere Anregungen für den Einsatz der Homöopathie.

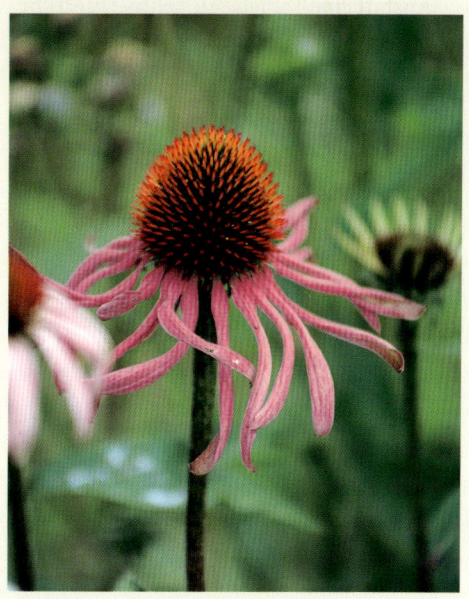

Deutlich sichtbar: der Igelkopf des Roten Sonnenhutes.

Dosierung

Es wird geraten, die hohen Potenzen nur in Absprache mit einem ausgebildeten Homöopathen einzunehmen. Es werden sowohl Homöopathietropfen als auch Globuline in den Apotheken angeboten. Bei den Globulinen gibt es zwei Größen: kleine Kügelchen für Kinder und Erwachsene und etwas größere für ältere Menschen, damit sie die Kügelchen leichter in die Hand nehmen können.

Es ist besser, homöopathische Mittel nicht auf vollen Magen einzunehmen und sie gut im Mund zergehen zu lassen. Sie wirken nämlich besonders gut über die Mundschleimhaut. Für die meisten Mittel gilt eine Dosis von 3 bis 5 Tropfen oder Globulinen. Bei niedrigen Potenzen wird eine viertel- bis halbstündliche Einnahme empfohlen; in akuten Fällen kann man die Dosis auf 10 Tropfen erhöhen und alle 3 Stunden verabreichen. Wenn die Beschwerden schon länger andauern, sind 15 Tropfen oder Globuline möglich. In chronischen Fällen soll man diese Menge 2× täglich einnehmen. Kindern jeweils die Hälfte geben! Das manchmal zu beobachtende Phänomen der „Erstverschlimmerung" (d.h. dass anfangs nach der Einnahme die Symptome schlimmer werden) sollte niemanden beunruhigen; das ist sogar ein gutes Zeichen! Allerdings sollte man die Reaktion des Körpers auf die homöopathischen Mittel genau beobachten. Nur eine sofortige, heftige und kurz andauernde Verschlimmerung ist unbedenklich und als Anzeichen für den Beginn des Heilungsprozesses zu deuten. Wenn die Verschlimmerung erst mit Verspätung nach einer anfänglichen Besserung auftritt oder wenn einem neue Symptome zu schaffen machen, ist Vorsicht geboten, denn das sind Anzeichen dafür, dass die Erkrankung schwerwiegender ist oder die Wahl des homöopathischen Mittels falsch war. Dann ist genau zu überlegen und lieber mit einer Expertin oder einem Experten abzusprechen, ob man mit der Behandlung fortfahren sollte.

Noch einige Worte: Wie erwähnt sollte die eigenständige Behandlung mit Homöopathie nicht dazu führen bzw. dazu verleiten, den oft notwenigen Weg zum Arzt nicht zu machen. Eine schulmedizinische Abklärung kann sehr wichtig sein, also immer mit dem Arzt absprechen, wenn Beschwerden vorliegen und man eine homöopathische Selbstbehandlung vornimmt!

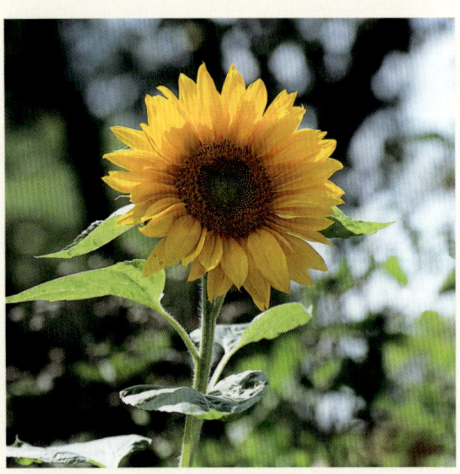

Auch Sonnenblumenblüten werden gesammelt.

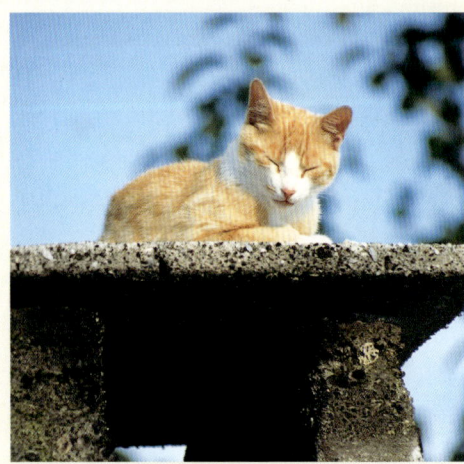

Der Kater schläft auf dem Kamin.

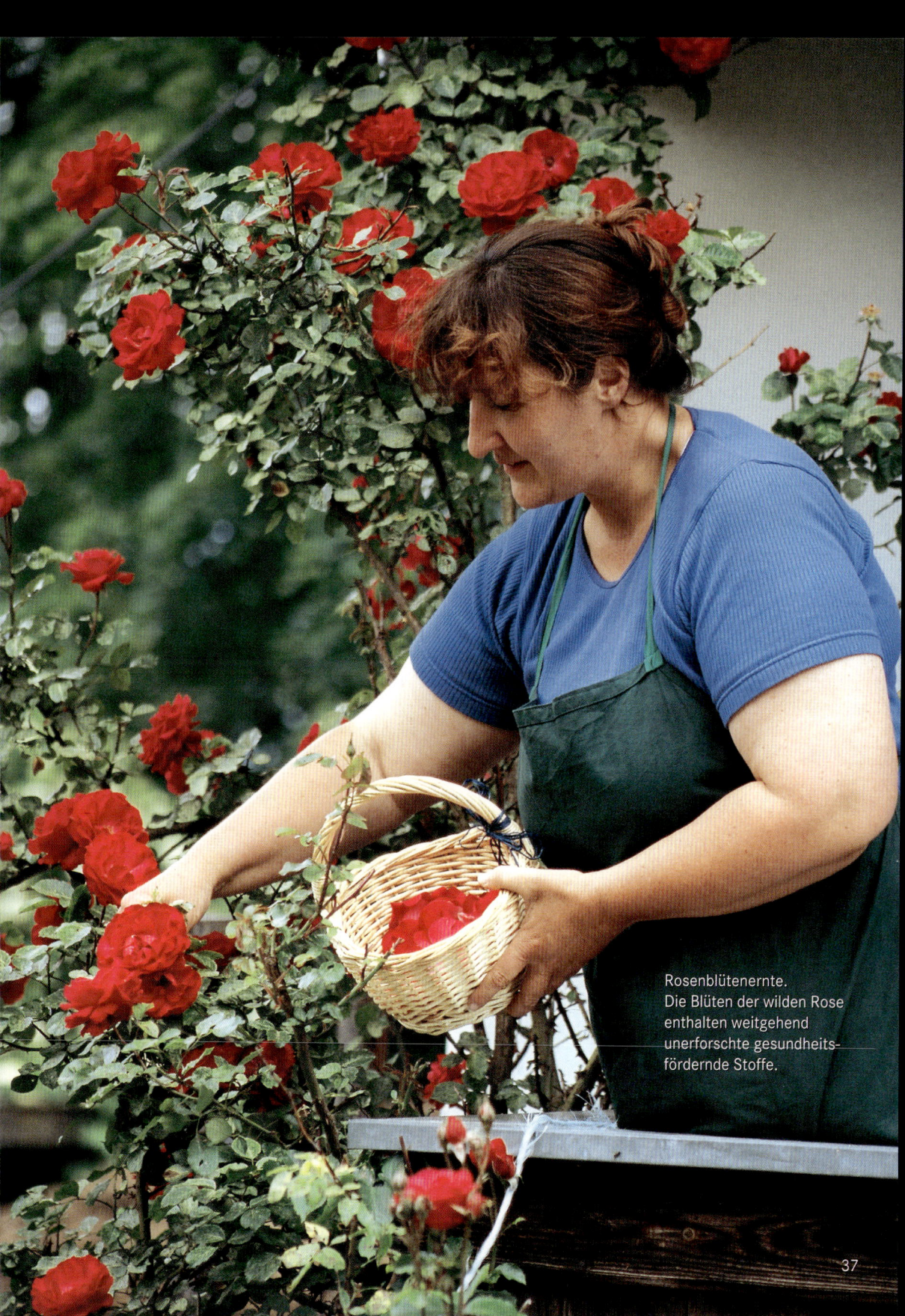

Rosenblütenernte.
Die Blüten der wilden Rose
enthalten weitgehend
unerforschte gesundheits-
fördernde Stoffe.

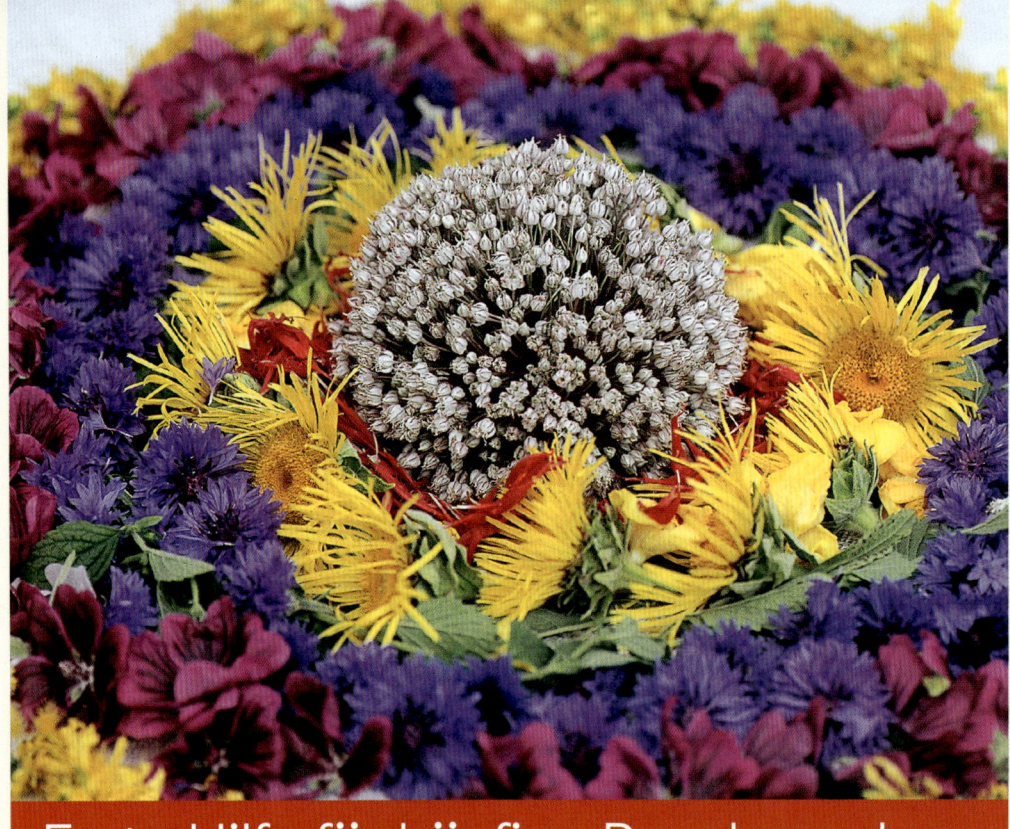

Erste Hilfe für häufige Beschwerden

An dieser Stelle möchte ich einige einfache Tipps und Grundrezepte zur Linderung häufig auftretender Krankheiten und Beschwerden anführen. Hier kann man zuerst nachschlagen, bevor man sich mithilfe des Krankheitsregisters bei den Einzelkräutern umsieht.

Bauchschmerzen und Blähungen

Es empfehlen sich feucht-warme Auflagen mit Kamillentee, Fencheltee, Kümmeltee, Anis und Koriander zu gleichen Teilen. Anis und Koriander kann man auch gleich in den Brotteig mischen.

Durchfall Schwarzer Tee und Kamillentee wirken stopfend. Außerdem eignen sich zerstoßene Bananen, geriebener Apfel, Haferschleimsuppe und passierte Karotten.

Fieber Bei hohem Fieber hilft ein kalter Wadenwickel: Die Beine werden vom Knöchel bis zum Kniegelenk in ein mit kaltem Wasser angefeuchtetes Tuch (nur aus Naturmaterialien!) gewickelt. Darum legt man noch ein trockenes Baumwolltuch und belässt den Wickel ca. 20 bis 30 Minuten so. Man sollte währenddessen auf keinen Fall die Bettdecke über die Beine breiten. Insbesondere hohes Fieber ist jedoch von einem Arzt abzuklären!

Grippaler Infekt Hier empfehle ich als unterstützende Maßnahmen für die Ausheilung Holunder- und Lindenblütentee mit frischer Zitrone und Honig, heißen Holundersaft und vor allem Ruhe!

Halsschmerzen und Heiserkeit Heiße Milch mit Honig ist ein altes und sehr bekanntes Hausrezept. Gurgeln mit Salzwasser und Salbeitee ist eine weitere Möglichkeit, die Beschwerden zu lindern.

Hexenschuss Ein weniger bekanntes Hausmittel ist folgender Umschlag: Kartoffeln werden zu einem Brei gekocht, in ein Leinentuch eingeschlagen und so heiß wie möglich aufgelegt. Es eignen sich für Umschläge gegen Hexenschuss auch rohe Kartoffelschalen.

Hühneraugen Früh und abends nimmt man heiße Seifenwasserfußbäder. Über Nacht kann man sich eine Zitronenscheibe auf das Hühnerauge binden. Außerdem wird von manchen Kräuterkundigen empfohlen, zerschnittene, eingesalzene Zwiebel aufzulegen und zu befestigen.

Husten Für einen Tee nehme man 25 g Thymian, 30 Spitzwegerich, 15 g Anis, 10 g Fenchel, 10 g Königskerzenblüten und 10 g Kornblumen. Einen Teelöffel dieser Mischung mit 1/4 Liter kochendem Wasser übergießen und zugedeckt 5 Minuten ziehen lassen.

Juckreiz Gegen Juckreiz helfen Waschungen mit lauwarmem Essigwasser (halb Essig – keine Essenz!, halb Wasser) oder Melissentee.

Insektenstiche Spitzwegerichblätter zerquetschen und auf den Stich legen. Alternativ kann man Zwiebelscheiben auflegen oder den Stich mit Ringelblüten einreiben.

Kopfschmerzen Es gibt zahllose Hausmittel gegen Kopfschmerzen. Sehr einfach lässt sich folgender Umschlag anwenden: Ein mehrlagiges Taschentuch in kaltes Wasser eintauchen, leicht ausdrücken und über die Stirn legen. Wenn der Umschlag sich wieder erwärmt, ist er zu erneuern. Man wiederholt diesen Vorgang öfters.

Außerdem kann ich nur auf das einfachste Mittel überhaupt hinweisen: Ruhe. In unserer hektischen Zeit ist das schwer einzuhalten, aber wenn es sich irgendwie einrichten lässt, ist die Entspannung der Einnahme von Tabletten unbedingt vorzuziehen.

Nasenbluten Es hat sich bewährt, gegen Nasenbluten Zitronensaft in die Nase zu reiben.

Mit dem Finger kann man auch gegen die Nasenscheidewand der betroffenen Nasenlöcher drücken. Man sollte bei öfter auftretendem Nasenbluten daran denken, den Blutdruck kontrollieren zu lassen, um dem Grundübel auf die Spur zu kommen.

Nervosität Hier empfehlen sich vor allem Melissentee, Johanniskrauttee und Baldriantropfen.

Ohrenschmerzen Besonders hilfreich gegen Ohrenschmerzen ist folgender Zwiebelwickel: Man hackt eine rohe Zwiebel klein, wickelt sie in ein Taschentuch und legt dieses auf das schmerzende Ohr (evtl. mit einem Tuch festbinden). Die Wirkung wird verstärkt, wenn sich der Patient mit dem kranken Ohr auf eine Wärmflasche legt.

Prellungen Äußerlich sind Umschläge mit essigsaurer Tonerde oder Retterspitz zu empfehlen, zur innerlichen Anwendung ist Arnika in Betracht zu ziehen, allerdings nur in homöopathischer Form.

Sodbrennen Vor dem Frühstück sollte man einen Esslöffel Saft aus rohen Kartoffeln zu sich nehmen. Am sinnvollsten ist es aber, die Ernährung zu überdenken, da Sodbrennen oft wegen ungesunder Essgewohnheiten auftritt.

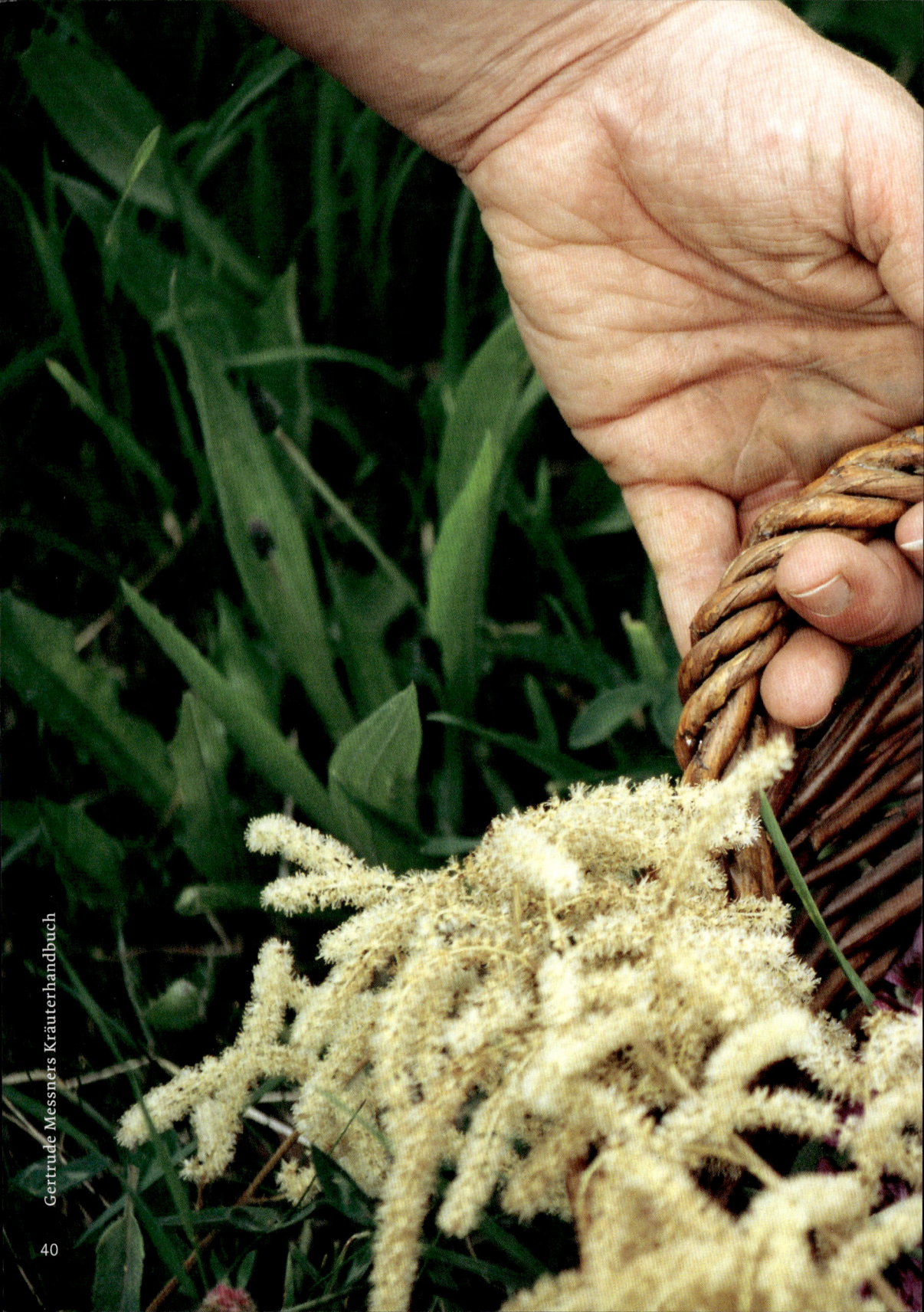

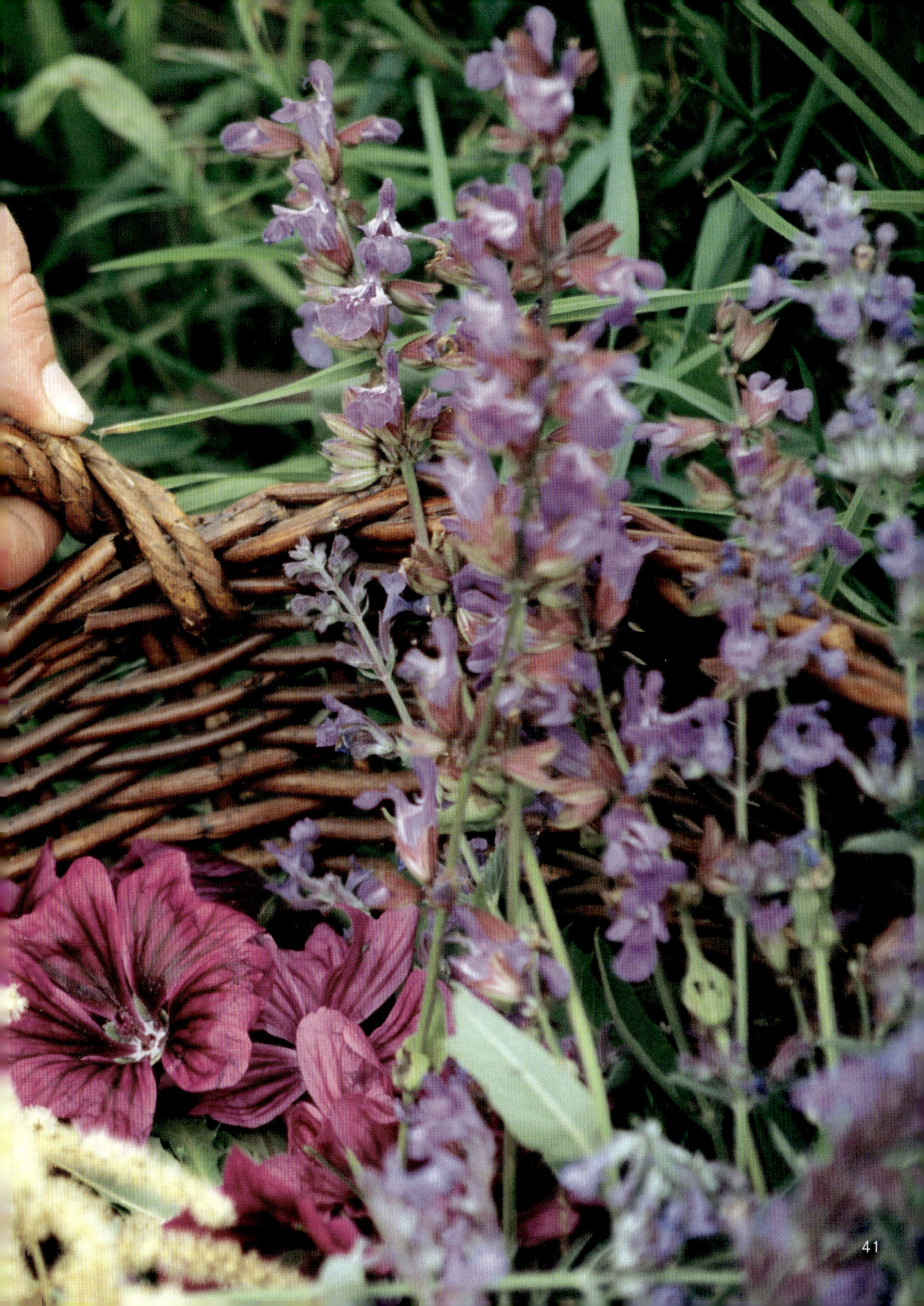

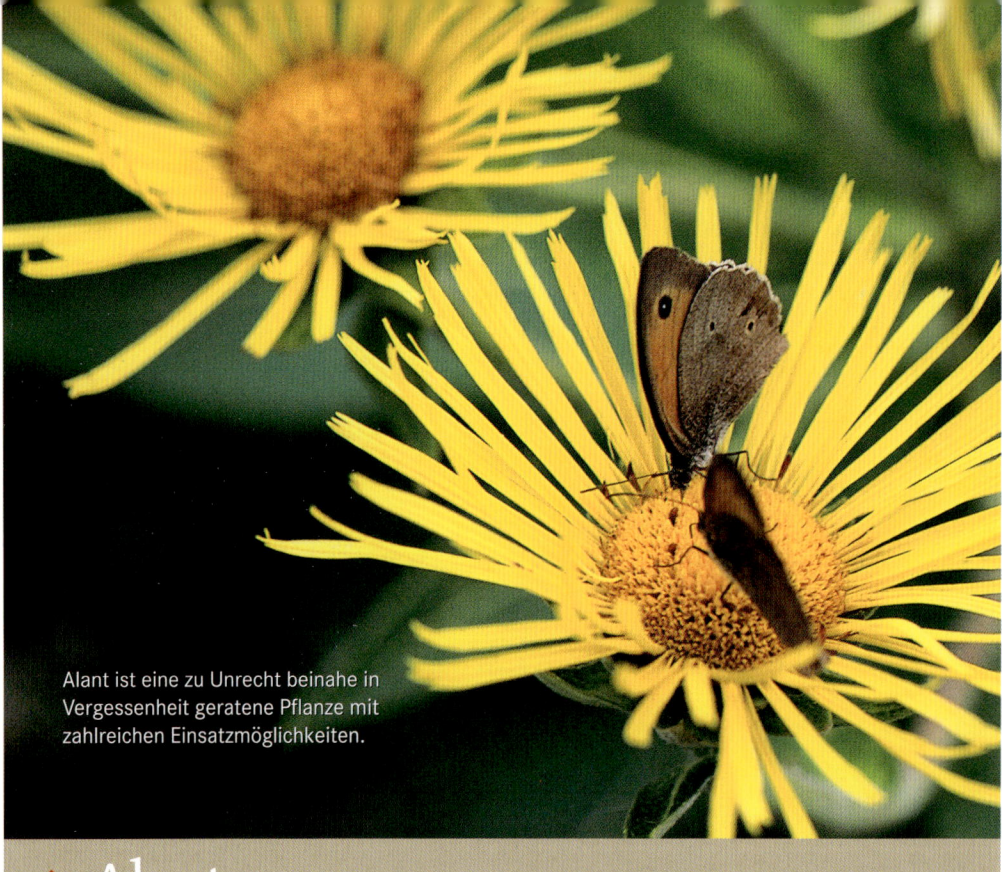

Alant ist eine zu Unrecht beinahe in Vergessenheit geratene Pflanze mit zahlreichen Einsatzmöglichkeiten.

◆ Alant *(Inula helenium)*

Man sagt über Alant, da sitzen Engel oder Elfen drin, und manche haben sie in ihrer Kindheit auch gesehen… Alant ist eine Schutzpflanze für jeden Garten. In meinem eigenen Kräutergarten ist einfach nichts Giftiges aufgegangen. Ich habe alles Mögliche probiert, Rittersporn, Tollkirsche und so weiter, aber es war zwecklos. Der positive Schutz von Alant verhindert das Wachsen von negativen Pflanzen – negativ nennt man solche Pflanzen deshalb, weil man mit ihnen schließlich auch ganz Übles anstellen, sogar jemanden töten kann.

Andere Namen Heilwurz, Olant, Großer Heinrich, Edelherzwurz, Odinskopf, Brustalant, Darmwurz, Glockenwurz, Helenenkraut, Odinskraut

Wo findet man ihn? Meistens nur als Kulturpflanze im Garten und besonders in Klostergärten.

Wie erkennt man ihn?
Familie: Korbblütler, ausdauernd
Stängel: aufrecht, stark verzweigt, rau
Blätter: bis zu 50 cm lang, wechselständig, länglich, ungleich gezähnt, filzige Unterseite
Blüte: gelb, Blütenköpfe bis zu 7 cm breit mit schmalen Zungenblüten
Höhe: bis zu 2 m

Was wird gesammelt? Wurzeln.
Die Wurzel sollte 3 Jahre alt sein. Früher verwendete man auch Blüten und Blätter.

Blütezeit Juni bis September. Hauptblütezeit im Juli und August.

Gesundheit

Schleimlösend, stoffwechselanregend, gut für Leber, Galle, Verdauungswege (insbesondere für den Dickdarm). Alant hilft allgemein, die Abwehrkräfte zu aktivieren, sowie bei bakteriellen Infektionen der Lunge.

Tee 1 Teelöffel Wurzel (evtl. Blätter) mit 1/4 Liter kochendem Wasser übergießen, zugedeckt 5 bis 10 Minuten ziehen lassen. 3 Tassen zu den Mahlzeiten trinken. Dieser Tee wird gerne bei Husten und Hautausschlägen eingesetzt. Eine andere Variante: Mit 8 g auf 1/4 Liter Wasser einen Tee zubereiten. Er regt den Stoffwechsel ganz besonders an.

Tinktur 1/3 Alantwurzel mit 2/3 Alkohol (70%ig) übergießen und 24 Stunden lang stehen lassen. Alternativ kann man 1 Liter Weißwein nehmen und die Mischung 3 bis 4 Tage warm stehen lassen. Danach abseihen. Die Tinktur findet Verwendung bei allgemeiner Schwäche, nach Operationen und nach längeren Krankheiten.

Wundauflage Junge Blätter zerquetschen und auf die Wunde auflegen; man kann Alant auch bei nässenden Stellen verwenden.

Wirkungen bei Tieren Die Anwendung von Alantbrei als Pulver oder als Creme ist bei Tieren sehr erfolgreich, und zwar bei Verletzungen, Wunden und sogar bei Hauterkrankungen. Auch bei Hunden und Katzen kann man Alant anwenden. Die gelegentliche Verabreichung von Alanttee stärkt die Pferde und Kühe; sie werden gegen fieberhafte Erkrankungen widerstandsfähiger.

Die Zugabe von Pulver in die Tiernahrung regt den Appetit an. Bei Pferden nimmt man ca. 45 g, bei Kühen ca. 40 bis 85 g. Es können auch klein geschnittene Wurzeln beigemischt werden.

Homöopatie *Inula*-Urtinktur wird gerne bei Reizhusten und bei schmerzhafter Menstruation und allen krampfartigen Zuständen verwendet.

Küche

Gemüse Frische Alantwurzel dünsten, abschmecken. Dieses Rezept ist auch für Zuckerkranke geeignet. Man kann die großen Blätter außerdem für die Dekoration auf dem Teller verwenden. Die Wurzel, frisch vor dem Essen gegessen, wirkt appetitanregend.

Honig Frische Wurzel und Blüten in 2 Liter Wasser mit Nelken kochen. 1/2 Tag stehen lassen. Dann 1 Stunde köcheln und stehen lassen, anschließend filtern und 1:1 mit Rohrzucker zu Honig einkochen. Er ist ein idealer Helfer bei Husten.

Alte Weisheiten und Anwendungen

Menschen, bei denen das Durchsetzungsvermögen schwach ausgeprägt ist und denen Entscheidungen nicht leicht fallen, kann die Wurzel als Tinktur gut helfen. Auch Umhängen oder das Einstecken in die Tasche wurden früher praktiziert.

Alantwein soll bei Pest und Vergiftungen sowie bei Schlangenbissen verwendet worden sein. Früher wurde er überhaupt als so genanntes „Wundermittel" eingestuft. Heute ist die Pflanze allerdings beinahe in Vergessenheit geraten.

◆

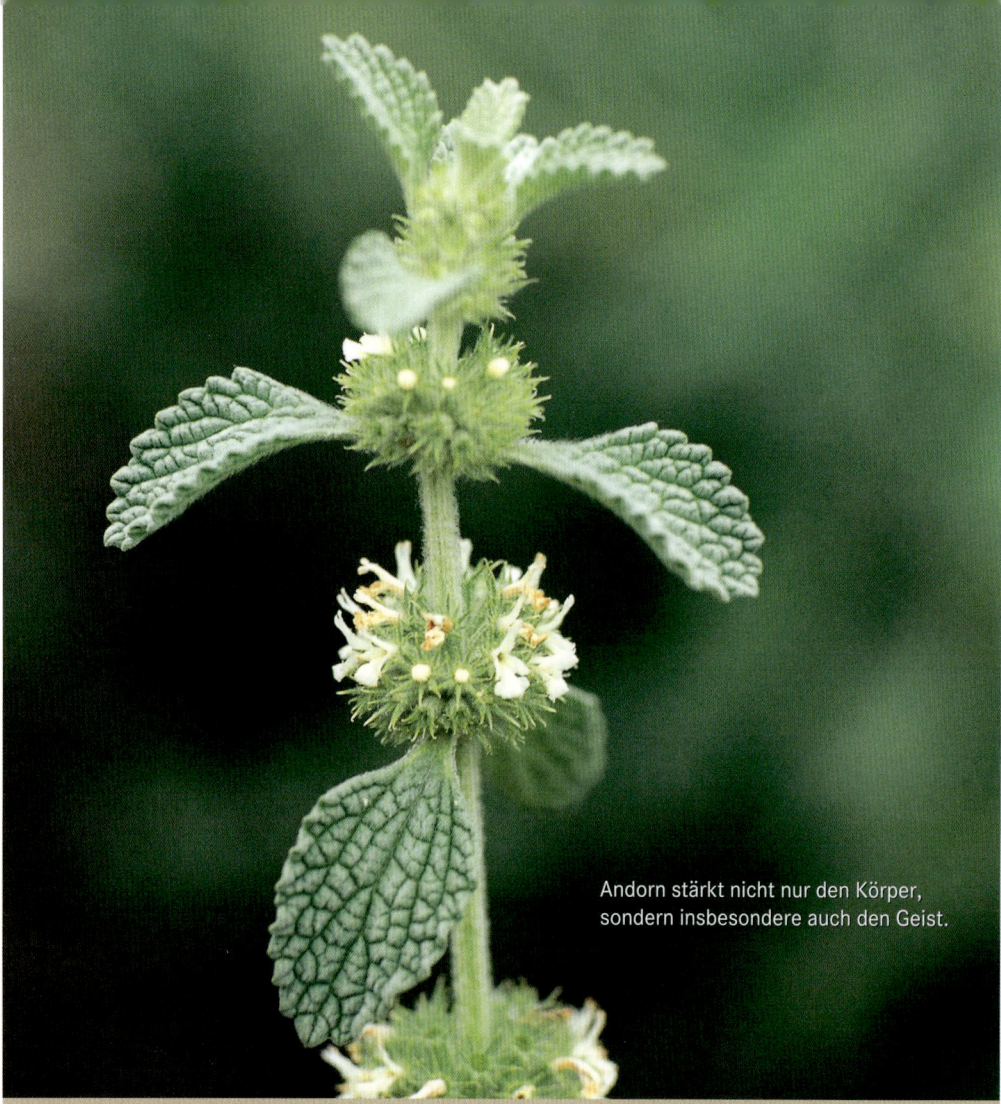

Andorn stärkt nicht nur den Körper, sondern insbesondere auch den Geist.

◆ Andorn *(Marrubium vulgare)*

Es ist eine unauffällige, friedliche und unproblematische Pflanze, die sich aber auch wehren kann. Die Schnecken mögen sie sehr wegen der zarten Bitterstoffnote, was mich schon oft geärgert hat, weil sie deswegen bei mir selten schön zu einer richtigen Strauch-form wächst.

Andere Namen Brustkraut, Dorant, Gotteshilfkraut, Mariennessel, Berghofen, Mauer-Andorn, Weißer Andorn

Wo findet man ihn? An trockenen Hängen, Wegrändern, besonders in Dorfnähe, an Viehliegeplätzen, auf Kalkböden, auf überdüngten Wiesen. Meistens ist Andorn aber eine Kulturpflanze.

Wie erkennt man ihn?

Familie: Lippenblütler, ausdauernd
Stängel: hohl, vierkantig, dicht filzig
behaart, aufrecht, steif, am Grund ästig
Blätter: gegenständig, gestielt, runzelig,
filzig, ungleich gekerbt; die unteren
Blätter sind herzförmig rund, die oberen
eher eiförmig
Blüte: weiß
Höhe: 40 bis 50 cm

Was wird gesammelt? Das blühende Kraut.
Besonders im Juni, am besten in der
Johannisnacht (24.6.).

Blütezeit Mai bis September

Gesundheit

*Magenstärkend. Bei Krankheiten der
Bronchien, Lunge, Leber, Galle, Haut, Drüsen
(insbesondere der Schilddrüse) und Nerven.
Außerdem geeignet zur Behandlung von Frauenleiden, Blutarmut, Krampfadern und Durchfall.*

Tee 2 Teelöffel mit kochendem Wasser
(1/4 Liter) übergießen, 3 bis 5 Minuten ziehen
lassen. 3 Tassen trinken. Es empfiehlt sich,
den Tee eher in Mischungen zu verwenden,
da Andorn sehr bitter schmeckt. Hier ein
Beispiel für eine solche Mischung: 1 Teil
Andorn, 1 Teil Löwenzahnwurzel, 1 Teil
Wermut vermengen. 2 Teelöffel davon mit
1/4 Liter Wasser überbrühen, 10 Minuten
ziehen lassen. 2 Tassen am Tag trinken.

Tinktur 1/3 Pflanzen und 2/3 Alkohol (45%ig)
ansetzen, 3 Wochen stehen lassen und
abfiltern. 3×10 Tropfen täglich einnehmen.

Öl 1/2 Liter kalt gepresstes Olivenöl mit
1 vollen Esslöffel Andorndroge 14 Tage
lang stehen lassen. Die äußerliche Anwendung hilft gut bei Krampfadern. Unter
„Droge" verstehen Apotheker übrigens
allgemein Kräuter mit Wirkstoffen, also
keineswegs das, was man meist damit
in Verbindung bringt.

Wein 30 g Andorn in 1 Liter Wein 8 Tage
stehen lassen. Man kann auch Honig oder
Kandiszucker hinzufügen. Dieser Wein
soll helfen, hartnäckigen Schleim zu lösen.

Honig Honig mit frischem Andornkraut
2 Tage lang ziehen lassen. Man verabreicht
diese Mischung bei körperlicher Schwäche,
Depressionen und Schwermut. Außerdem
hilft der Honig durch seine schleimlösenden
Eigenschaften bei jeder Art von Husten.

Wirkung bei Tieren Wenn Kühe und Kleintiere unter Fressunlust leiden, soll man
ihnen zerkleinertes Andornkraut oder ganzen Andorn um den Hals legen. Auch so entfaltet es angeblich seine besondere Heilkraft.

Homöopatie *Marrubium* D4: 3×15 Tropfen
täglich bei Husten, Galle- und Leberleiden
oder Appetitlosigkeit.

Kosmetik Ein kleines Sackerl Andornkraut
ins Badewasser hängen. Das Erscheinungs-
bild unreiner Haut wird verbessert, und
auch bei Leberflecken kann Andorn helfen.

Alte Weisheiten und Anwendungen

*Es wird erzählt, dass Andorntee die Gedanken,
den Geist und die Sinne kläre. Eisenkraut fördert
die Konzentration, und Andorn verbessert das
Denkvermögen – eine Kombination dieser beiden
Pflanzen empfiehlt sich vor allem für Schüler
und Studenten.*

*Bei Fliegen hat man beobachtet, dass sie
die Kräuter Rainfarn, Andorn, Gartenraute und
Rosmarin nicht mögen. Ein Büschel aus diesen
Pflanzen kann man am Fenster aufhängen, um
Fliegen zu vertreiben. Mit Wasser und Kraut
gefüllte Säcke sollen vor dem Fenster aufgehängt
dasselbe bewirken.*

*Auf den Almen verwendete man gerne
Andornkraut und Zinnkraut zum Scheuern
des Milchgeschirrs. Auf den Menschen sollen
auf diese Weise über das Geschirr heilkräftige
Wirkungen ausgehen.*

◆

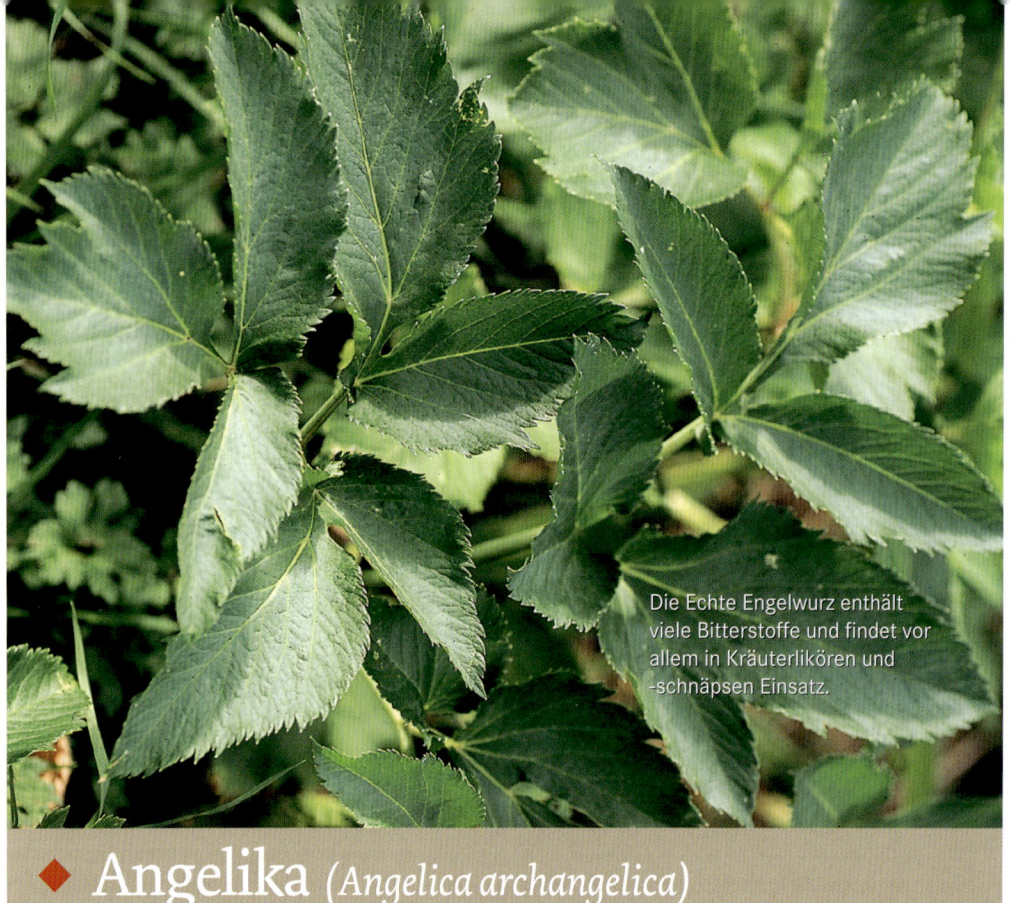

Die Echte Engelwurz enthält viele Bitterstoffe und findet vor allem in Kräuterlikören und -schnäpsen Einsatz.

◆ Angelika *(Angelica archangelica)*

Wer Angelika im Garten wachsen lässt, hat keine nervenden oder störenden Geister um sich herum. Die Pflanze verschafft ein friedliches Leben, denn sie zeigt dem Bösen den Weg.

Andere Namen Echte Engelwurz, Brustwurz, Zahnwurz (das ist nur ein Volksname; es gibt auch eine ganz andere Pflanze, die Zahnwurz heißt, mit der Angelika aber nichts zu tun hat), Argelkleinwurzel, Heiligengeistwurzel, Giftwurzel, Luftwurzel, Theriakwurzel

Wo findet man sie? Hauptsächlich in Gärten und Klostergärten; wild wachsend am Waldesrand.

Wie erkennt man sie?
Familie: Doldengewächs, zweijährig
Stängel: aufrecht, nur oben verzweigt
Blätter: grasgrün mit bläulich-grüner Unterseite, dreifach gefiedert, Fiedern länglich oval, grob gezähnt, rohriger Blattstiel
Blüten: klein, grünlich-weißlich
Höhe: 2 m

Blütezeit Juli bis August

Was wird gesammelt? Im Frühling und im Sommer werden Blätter und Blattstiele gesammelt, die Wurzeln auch im Frühling und Herbst.

Gesundheit

*Nervenanregend, blutreinigend, blähungs-
widrig, menstruationsfördernd. Hilft bei
Katarrhen der Atemorgane, Neuralgie, Gicht,
Rheuma. Blasenanregend, magenstärkend.
Vorsicht: Angelika enthält Zucker –
Diabetiker sollten sie nicht verwenden!*

Tee 1 Teelöffel Wurzel mit 1/4 Liter kochendem Wasser übergießen, 10 bis 15 Minuten
ziehen lassen. Eine halbe Stunde vor dem
Essen trinken.

   Der Tee wird verwendet bei Nervenleiden,
nervösem Herzklopfen, anderen nervösen
Zuständen, Mutlosigkeit, Verzweiflung,
Schwächeanfällen (auch seelischer Natur).

Tinktur Wurzel mit Alkohol (60%ig) in
einem Mischungsverhältnis Pflanzen: Alkohol 1:4 ca. 3 Wochen stehen lassen. Abseihen
und tropfenweise verwenden (2×5 Tropfen
täglich).

Likör oder Vespetro 60 g Engelwurzsamen,
80 g Fenchelsamen, 8 g Anissamen,
6 g Koriandersamen, 1/5 Liter Weingeist.
Nach 8 Tagen 1/2 kg Zucker, gelöst in 1 bis
2 Liter Wasser, dazugeben. Der Likör hilft bei
Blähungen und schlechter Verdauung.

Kräutersackerl Getrocknete Kräuter
(2 Teile Majoran, 1 Teil Engelwurz, 1 Teil
Nelke, evtl. 1 Teelöffel Dillsamen) in ein
Sackerl geben, einen Aufguss machen und
ins Badewasser geben.

Wirkungen bei Tieren Verabreicht man
Angelika als Futter in kleinen Mengen den
Tieren, hilft sie besonders bei Krämpfen,
Koliken und Verdauungsproblemen.

Homöopathie *Angelica* D1–D3, 3×10 bis
15 Tropfen täglich. Bei Verschleimung der
Lunge, Schlaflosigkeit, Magersucht,
Rheuma, Gicht. Angelica ist außerdem
gut für Nerven und Magen.

Küche

Stängel Die Stängel wurden früher
gerne kandiert und zur Dekoration von
Kuchen verwendet. Es lohnt sich, das auch
einmal auszuprobieren. Zu Fisch schmeckt
Engelwurz sehr gut. Der Stängel ist als
Gemüse eine Delikatesse.

Alte Weisheiten und Anwendungen

*Ein Engel soll den Mönchen den Rat ge-
geben haben, Angelika zur Bekämpfung der
Pest einzusetzen. Auch im einfachen Volk war
der Glaube verbreitet, dass man sich durch
die Einnahme von Engelwurz nicht mit dem
Schwarzen Tod ansteckte. Daran könnte
schon etwas dran sein, denn Angelika wirkt
antiseptisch und abwehrkraftsteigernd.
Heute kann Engelwurz in Grippe- und Erkäl-
tungszeiten als Tee getrunken wertvolle Dienste
leisten. Ich habe auch gehört, dass man die
Pflanze als Räucherung verwenden soll.*

   *In verschiedenen Ländern wurde die Wurzel
gerne ins Brot mit eingebacken.*

   *Der Engelwurz sagte man nach, auf Haus
und Hof schützend zu wirken. Die Samen, im
oder um das Haus verteilt, vertreiben angeblich
negative Energien. Mit Engelwurz in der Tasche
soll man überall beliebt sein, außerdem soll
sie Schutz vor Hexerei und Verzauberungen ge-
währen. Der Gebrauch der Pflanze kann das
Leben positiv beeinflussen und das Glück ein-
kehren lassen. Wenn es spukt, hilft der Überlieferung zufolge Engelwurztinktur. Eine Bekannte
von mir wurde nach einem Schicksalsschlag
das Gefühl nicht los, dass der Verstorbene immer
noch da ist. Nachdem sie Angelika im Haus
versprühte, verflog dieses Gefühl.*

◆

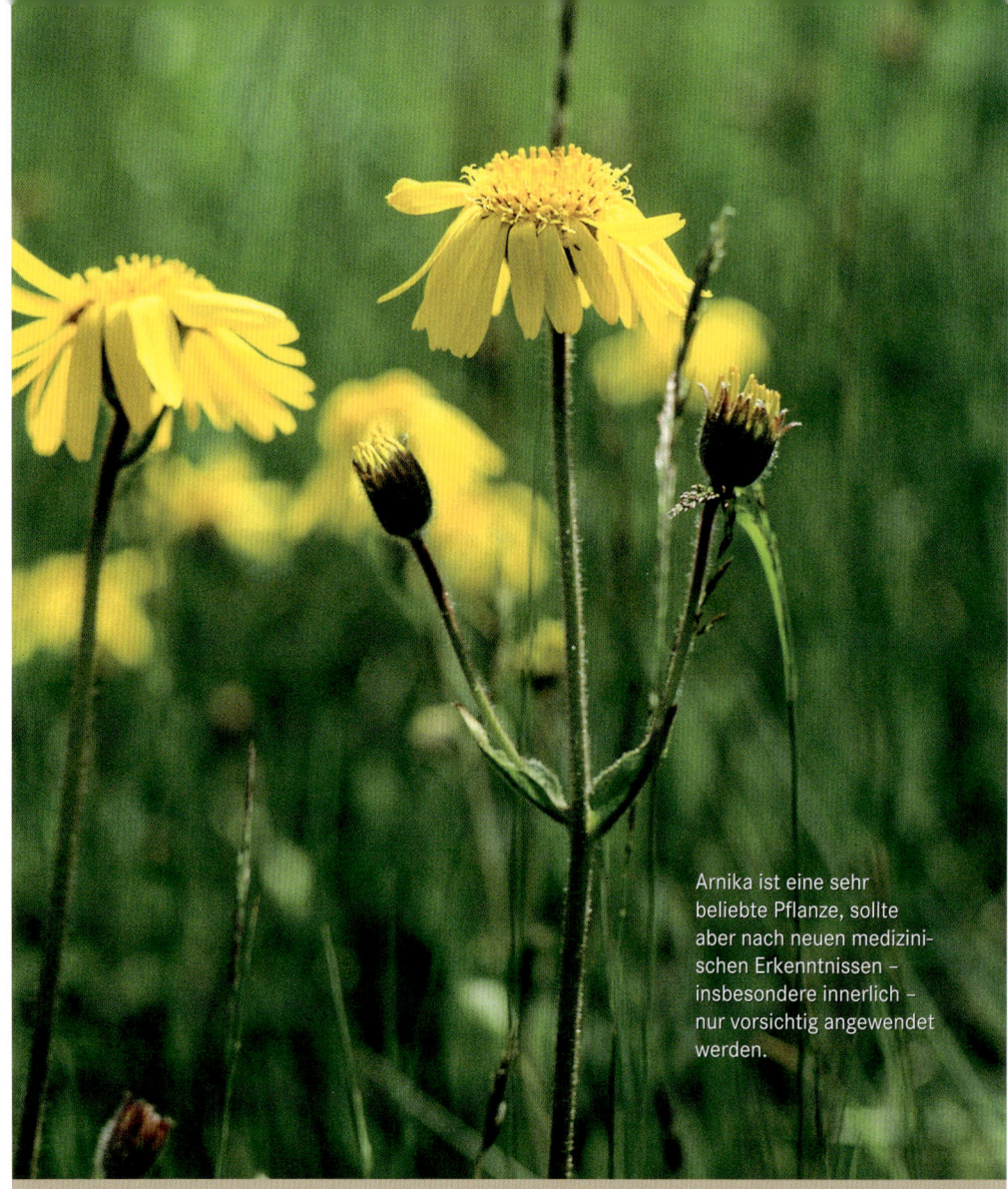

Arnika ist eine sehr beliebte Pflanze, sollte aber nach neuen medizinischen Erkenntnissen – insbesondere innerlich – nur vorsichtig angewendet werden.

◆ Arnika *(Arnica montana)*

Arnika wächst auch unter widrigen Bedingungen an Orten, an denen die meisten anderen Pflanzen nicht gedeihen. Trotz ihrer Widerstandskraft ist Arnika jedoch eine bedrohte Pflanze und geschützt!

Andere Namen Allerleikraut, Bergwohlverleih, Wundkraut, Kathreinwurz, Gamswurz, Gelbstern, Mutterwurz, Marienkraut, Feuerblume, Fallkraut, Johannisblume

Wo findet man sie? Auf mageren Wiesen (sie ist ein so genannter „Magerzeiger"). Die Pflanze ist düngerfeindlich und liebt kalkarmen, sauren Boden. Sie tritt vorwiegend im Bergland auf (von 500 bis 2.000 m Seehöhe) und ist gegen Kälte widerstandsfähig, braucht aber intensives Licht und als Symbiosepflanze seine Nachbarn.

Wie erkennt man sie?

Familie: Korbblütler, ausdauernd
Stängel: aufrecht, meist unverzweigt, flaumig behaart
Blätter: oval-lanzettlich, ganzrandig, ein bis drei Paare gegenständig am Stängel
Blüte: orange-gelb, 5 bis 8 cm breit
Höhe: 20 bis 50 cm

Was wird gesammelt? Den Blütenköpfen sollte man besonderes Augenmerk schenken, weil man die Maden in den Blütenköpfen unbedingt entfernen muss. Diese Maden sind sehr giftig und können zu allergischen Reaktionen führen – natürlich neben der bekannten Korbblütler-Allergie. Bitte immer beachten, dass sie eine geschützte Pflanze ist, also nur im Garten sammeln!

Blütezeit Juni bis August

Gesundheit

Entzündungshemmend, kreislaufanregend, nervenstärkend, wundheilend. Gut bei Zerrungen von Muskeln und Sehnen, bei Quetschungen und Muskelkater. Ein wichtiger allgemeiner Hinweis: Von einer innerlichen Anwendung der Arnika wird mittlerweile abgeraten; Arnika sollte, wenn überhaupt, nur in sehr geringen Mengen und unter ärztlicher Aufsicht eingenommen werden.

Tee Arnika sollte man nur in Mischungen verwenden. Wenn man einen Tee herstellen möchte, 1 bis 2 Teelöffel mit 1/4 Liter kochendem Wasser übergießen und 10 Minuten ziehen lassen. Dieser Aufguss wird allerdings nur zum Gurgeln verwendet.

Tinktur Arnikablüten frisch oder getrocknet 1:10 mit Alkohol (45- bis 50%ig) übergießen, 2 bis 3 Wochen in der Wärme stehen lassen.

Auch die Wurzeln können angesetzt werden. Hier wird die Flasche zur Hälfte mit Wurzeln gefüllt. Man gießt Weingeist dazu, bis die Flasche voll ist, und lässt das Ganze 3 Wochen lang stehen. Für den normalen Hausgebrauch reichen die Blütenansätze vollkommen aus. Man sollte mit Arnika sparsam umgehen, da die Pflanze nicht zufällig unter Naturschutz steht.

Anwenden kann man die Tinktur bei Hexenschuss und Muskelkater. Sie ist auch zum Einreiben bei Rheuma und Gicht zu empfehlen.

Öl Arnikablüten mit Olivenöl ansetzen, 3 Wochen stehen lassen. Das Ergebnis ist als Haar-, Körper- und Gelenksöl sowie gemeinsam mit Ringelblumen- und Johanniskrautöl als Wundöl einsetzbar.

Umschläge Man nimmt die Tinktur oder bereitet einen starken Tee zu (1 Esslöffel mit 1/2 Liter kochendem Wasser übergießen, 10 Minuten ziehen lassen). Beides mit Wasser verdünnen und auf geprellte oder gequetschte Körperteile aufbringen.

Creme Die Salbengrundlage wird mit den Blüten ausgezogen und bei Verletzungen und Venenbeschwerden verwendet.

Wirkungen bei Tieren Den Tieren wurde besonders bei Fressunlust und bei Neigung zu Koliken getrocknetes, zu Pulver zerstoßenes Kraut gefüttert.

Arnikatinktur oder -tee ist zur Unterstützung der Wundheilung bei allen Tieren bestens geeignet.

Homöopathie Arnica D3 bis D6. 10 bis 15 Tropfen bei Schwäche nach Infektionskrankheiten. Eine Gabe dieser Dosis drei Mal am Tag hilft bei Blutarmut, Nervosität und Rheuma, außerdem bei Verletzungen, Prellungen und Wunden.

Küche

Salat Kleinere Mengen Blüten im Salat fördern den Blutkreislauf. Wie oben erwähnt ist zu beachten, dass Arnika wirklich nur mit großer Vorsicht und in Maßen eingenommen werden darf. Das gilt auch für diesen mit Arnikablüten verfeinerten Salat!

Alte Weisheiten und Anwendungen

Der lateinische Zusatz zum Namen „montana" bedeutet so viel wie „bergbewohnend", was sehr viel über die Pflanze und seine Anwender aussagt. Bereits die Römer wussten um die Heilkraft der Arnika.

Gerne wurde bei den Bauern Arnika mit Vorschussschnaps angesetzt und als Einreibung verwendet. Auch Arnikaschnaps (45 %ig oder in Bier angesetzt) verwendete man, wenn's sich verstoßen oder verschoben hatte.

Es handelt sich um eine altbekannte Schutzpflanze gegen üble Nachreden, böse Nachbarn, Blitz, Hexen und Zauberer. In den Bauernstuben oder auf dem Dachboden aufgehängt schützt Arnika angeblich gegen Blitz und Donner. Sie wirkt der Überlieferung zufolge am stärksten, wenn sie zu Johanni gesammelt wird.

Ein kleines Missverständnis möchte ich zur Sicherheit ausräumen: Im Unterinntal in Tirol hört man ab und zu den Ausdruck „weiße Arnika", eine Pflanze, der man ähnliche Heilkräfte wie der Arnika oder der Ringelblume zuordnet und die in der Volksheilkunde gerne verwendet wird. Es handelt sich dabei botanisch gesehen aber wohl um keine Arnika, sondern eher um ein Habichtskraut. Da sieht man, was die Volksheilkunde alles wusste und verarbeitete.

Arnika wird heute nur noch äußerlich angewendet, doch früher setzte man die Pflanze (mit starken Nebenwirkungen) in der Behandlung von Herzkrankheiten ein.

Als „Arnika der Kinder" wird das Gänseblümchen bezeichnet, weil es ähnliche Eigenschaften aufweist, aber weniger stark wirkt.

◆

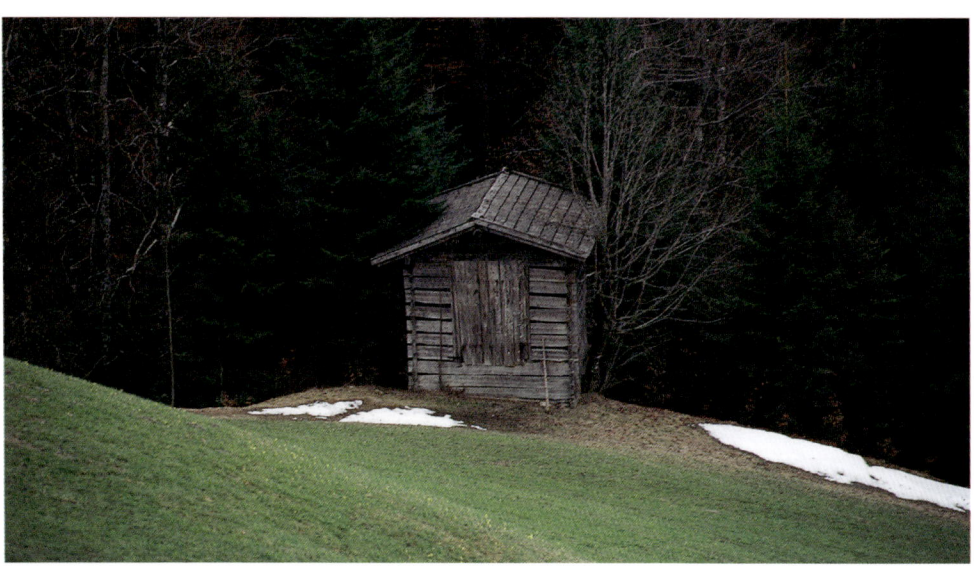

Die natürliche Heubelüftung: der Heustadel.

Persönliche Anmerkungen

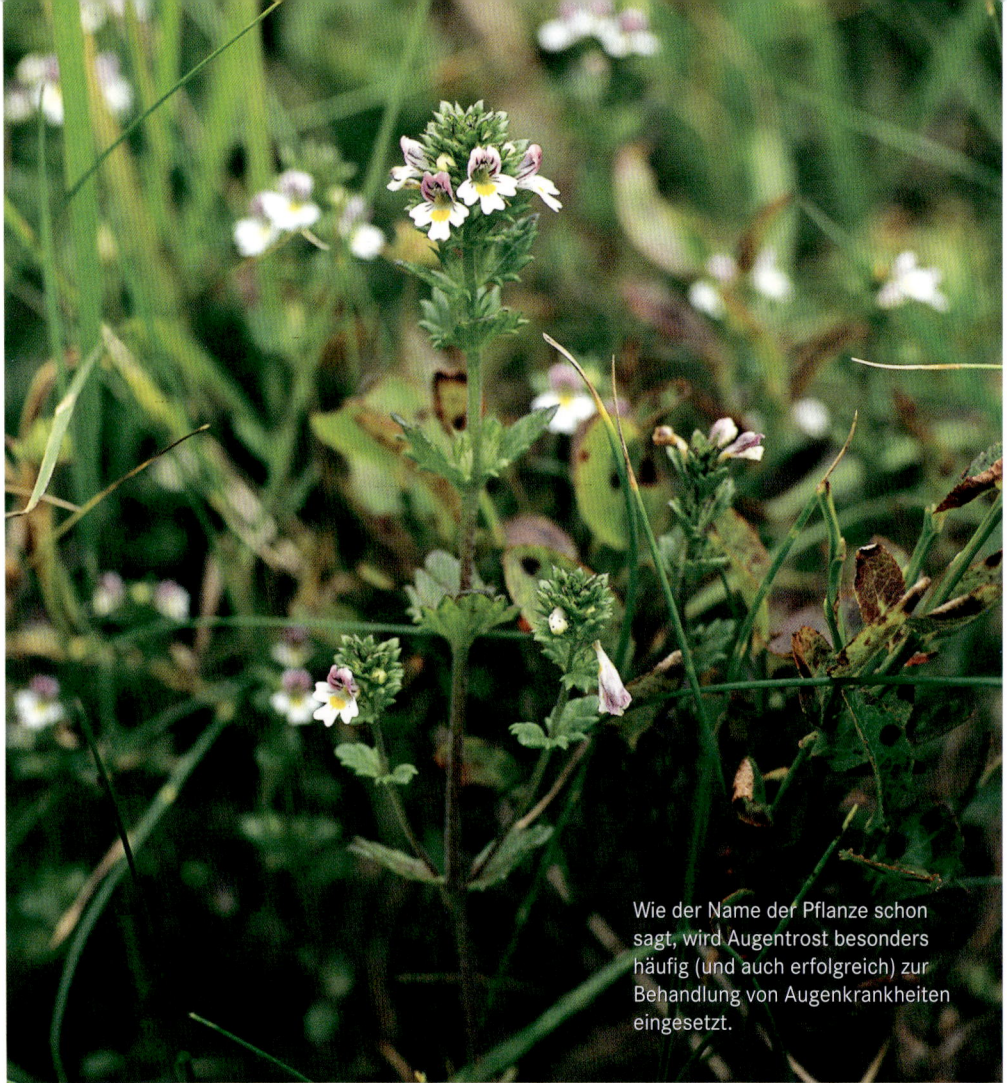

Wie der Name der Pflanze schon sagt, wird Augentrost besonders häufig (und auch erfolgreich) zur Behandlung von Augenkrankheiten eingesetzt.

◆ Augentrost *(Euphrasia officinalis)*

Augentrost gibt dem dritten Auge den Trost. Gemeint ist natürlich das geistige Auge, das durch Depressionen häufig getrübt wird. Augentrost schenkt hier dem dritten Auge, das niemand öffnen möchte, auf sanfte Weise etwas mehr Durchblick.

Andere Namen Augengras, Milchdiebkraut, Hexenblume, Wiesenwolf, Augustinuskraut, Gibinix, Grummetblume

Wo findet man ihn? An trockenen bis halbtrockenen Wiesen und Wegrändern, an Lichtungen und Waldrändern.

Wie erkennt man ihn?

Familie: Rachenblütler, einjährig
Stängel: aufrecht, stark verzweigt,
flaumig behaart
Blätter: bräunlich-grün, gezähnt,
gegenständig, spitz
Blüten: weiße Rachenblüten, gelbe Flecken
an der Unterlippe, violett gestreifte
Oberlippe
Höhe: 5 bis 30 cm

Was wird gesammelt?

Das blühende und junge Kraut.

Blütezeit Spätsommer bis Herbst
nach der ersten Heumahd

Gesundheit

*Bei Augenleiden, Krämpfen, Zahnfleisch-
probleme. Augentrost wirkt entzündungshemmend, verdauungs- und schlaffördernd
und nervenanregend.*

Tee 1 Teelöffel auf 1/4 Liter kaltes Wasser
zum Sieden bringen, 1 bis 2 Minuten ziehen
lassen, abseihen. Man trinke eine Tasse am
Tag, also nicht zu viel, und der Tee muss bei
jeder Anwendung frisch zubereitet werden.
Der Tee kann als Augenkompresse oder
Augenbad verwendet werden. Hier sollte
man etwas Salz hinzufügen, weil es im Allgemeinen als angenehmer empfunden wird.
Der Tee findet Verwendung bei triefenden,
verklebten, müden Augen sowie bei Binde-
hautentzündung. Erfahrungen in der Volksheilkunde haben gezeigt, dass es sehr gut ist,
wenn man etwas Fenchel beimischt.
Auch schwächlichen Kindern kann diese
Mischung helfen.
Eine Kompresse mit Augentrost klärt das
Auge und wirkt antiseptisch, zusätzlich zur
äußeren Anwendung soll der Tee aber auch
getrunken werden.

Tinktur 1/3 frische Kräuter mit 2/3 Alkohol
(40%ig) übergießen, 3 Wochen warm stehen
lassen, abseihen und tropfenweise einnehmen (1×5 Tropfen täglich). Wenn man
die Tinktur verdünnt, ist sie auch zum Auflegen geeignet.

Schnupfentropfen Tee mit Salz vermischen
(pro Tasse 1/2 Teelöffel Salz auflösen) und
mit der Nase aufschnupfen oder eine Nasen-
dusche verwenden.

Wirkungen bei Tieren 2 Teelöffel mit
1/4 Liter kochendem Wasser aufgießen,
15 Minuten ziehen lassen und 20 Tropfen
davon in 60 g Wasser auflösen. Man
legt diese Verdünnung bei Augen- und
Bindehautentzündungen auf, sie hilft
aber auch bei Schnupfen mit viel Schleim-
absonderung.

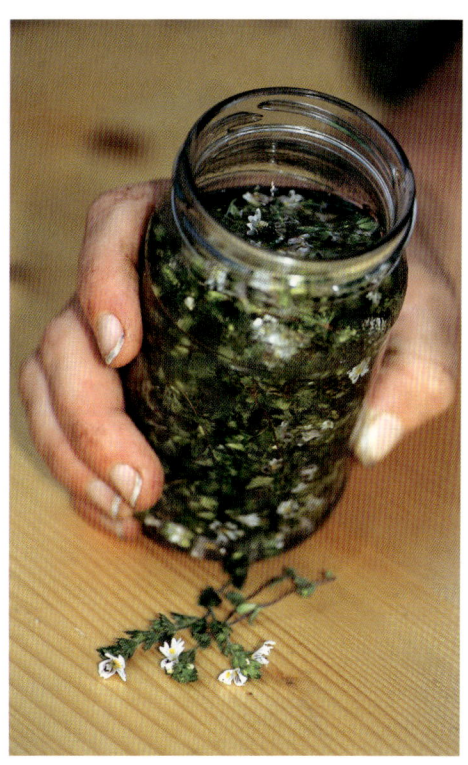

Bei Augenentzündungen hilft Augentrosttinktur
tropfenweise in warmem Wasser aufgelöst.

Homöopathie *Euphrasia officinalis* D4–D6.
3× täglich 6 bis 12 Tropfen.

Bei Entzündungen der Augen, Schwären (offene, eiternde Geschwüre), bei tränenden, lichtscheuen Augen, außerdem bei fließendem Schnupfen hilfreich. Außerdem ist dieses homöopathische Mittel bei einer schweren Zunge und Stottern, bei Wadenkrämpfen, Rheuma, Gicht, Arthrose und Prostataleiden anwendbar.

Schönheit

Badezusatz 10 Esslöffel Augentrost und 2 Liter kochendes Wasser zugedeckt 15 Minuten ziehen lassen, ins Badewasser geben. Ein solches Bad wirkt reinigend auf die Haut, hilft beim Aufbau der Widerstandskraft und beim Abbau von Fettpölsterchen. Ebenso gut ist Augentrost für Hand- und Fußbäder geeignet.

Eine andere Möglichkeit besteht darin, Augentrost in ein Leinensackerl einzubinden und ins Badewasser zu hängen. Auch auf diese Weise werden Hautunreinheiten beseitigt und das Wohlbefinden gesteigert.

Alte Weisheiten und Anwendungen

Augentrost wird magenstärkende Wirkung nachgesagt. Die Pflanze ist früher auch zur Behandlung von Gelbsucht eingesetzt worden. Man hat Augentrost in jungem Zustand als Gewürzkraut verwendet. Auch heute noch bietet es sich an, dies auszuprobieren. Zu diesem Zweck einfach Pulver von Augentrost in ein verschließbares Glas füllen und bei Bedarf 1 Messerspitze zum angerichteten Essen geben. Es soll gutes Aroma und ein fröhliches Gemüt bewirken. Innerlich angewendet klärt der Tee ganz allgemein die Sinne, verbessert das Erinnerungsvermögen und öffnet den Geist. Augentrost soll außerdem die Hellsichtigkeit oder überhaupt die mentalen Kräfte steigern, wenn man ein mit Tee durchtränktes Tuch auf die Augen legt oder die Augen damit wäscht. Hängt man sich ein Sackerl mit Augentrost um den Hals, soll es die Sehkraft verbessern. Außerdem wird allgemein der Durchblick gefördert, und schließlich handelt es sich bei Augentrost um ein bekanntes Sympathiemittel.

Der Name Milchdieb kommt daher, dass man glaubt, das Kraut entziehe der Kuh die Milch. Da es zu den Schmarotzerpflanzen gehört, entnimmt es dem Weidegras die Nährstoffe, und so hat dieser Volksname auch eine gewisse Berechtigung. Augentrost ist bei Bauern auch deshalb nicht sehr beliebt, weil Almen, auf denen viel Augentrost wächst, angeblich häufiger von Blitzschlag betroffen sind.

◆

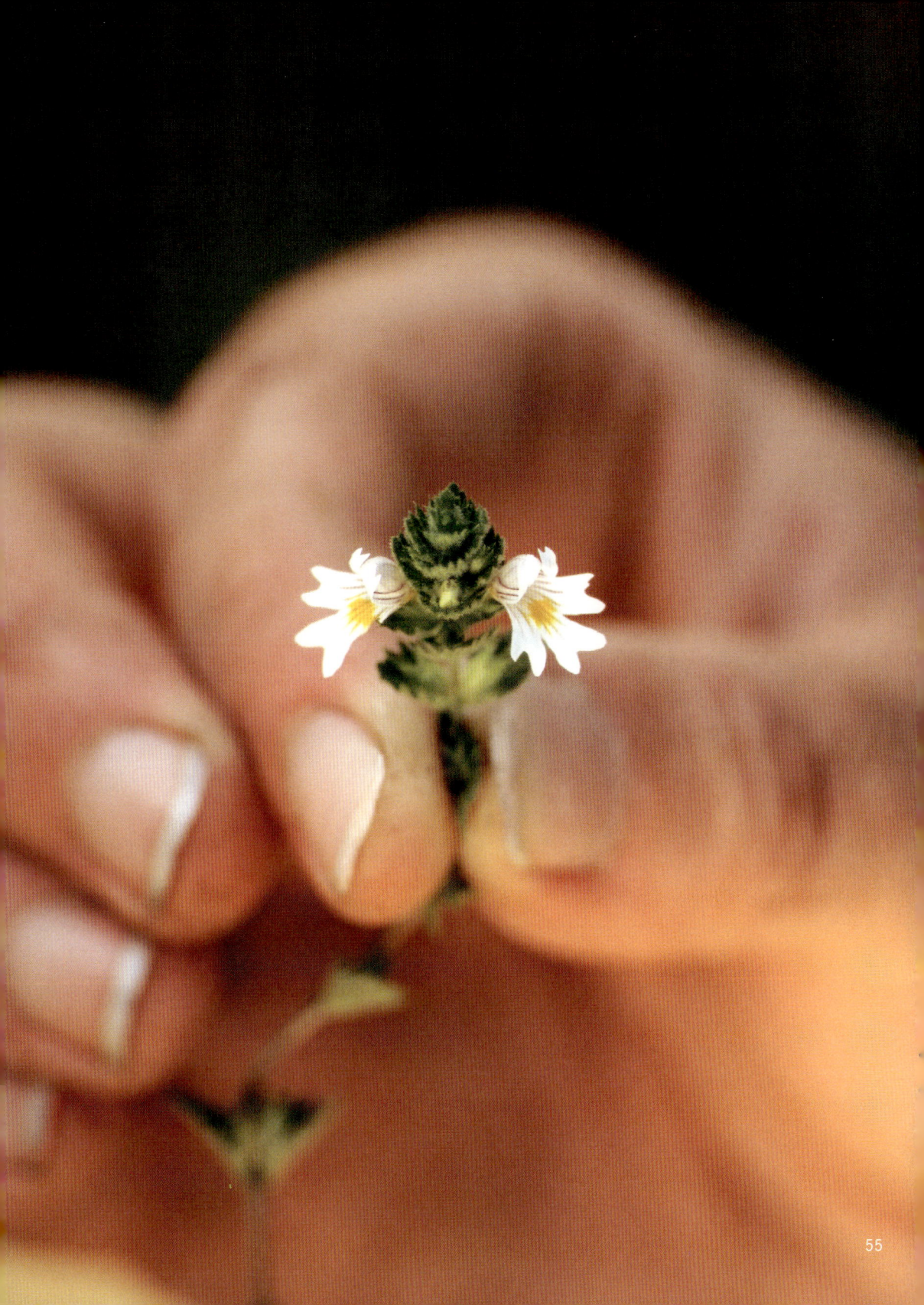

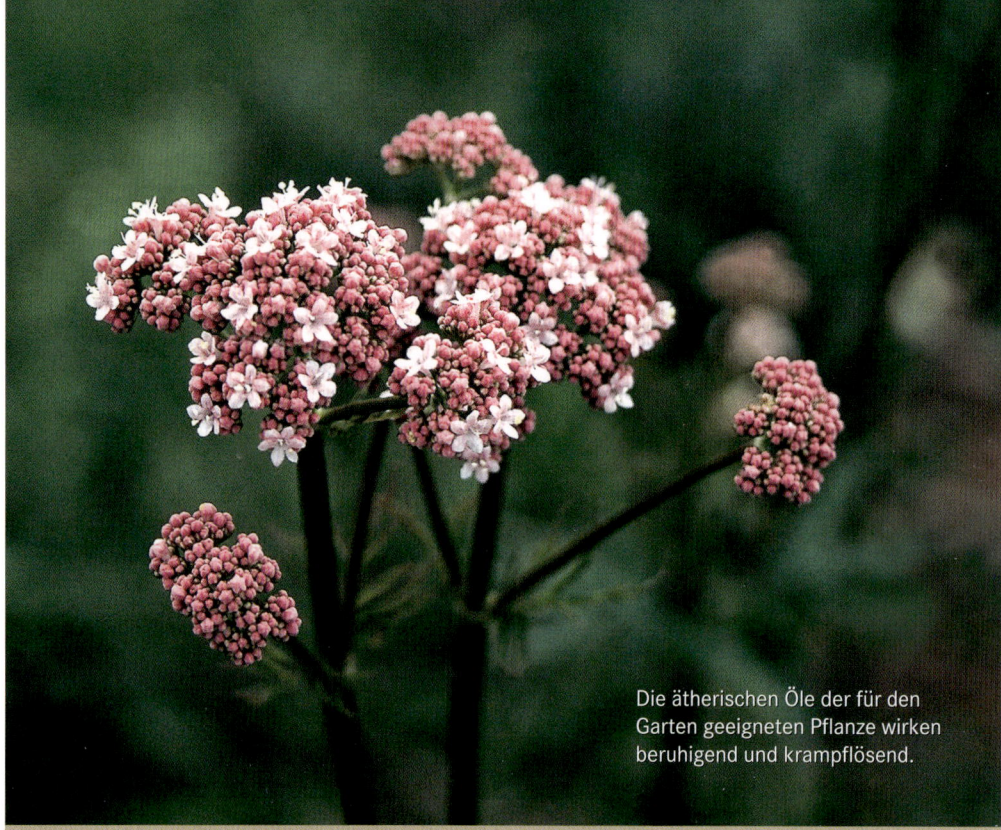

Die ätherischen Öle der für den Garten geeigneten Pflanze wirken beruhigend und krampflösend.

◆ Baldrian *(Valeriana officinalis)*

Bekannt ist vor allem die beruhigende Wirkung der Wurzel, aber viele Menschen sprechen nicht gut auf sie an, und es gibt sehr große Schwankungen in der Verträglichkeit. Mit den Blüten als Schlaftee erreicht man oft mehr als mit der Wurzel. Ich persönlich bevorzuge die Blüten, weil sie besser greifen und die Leute im Allgemeinen zufriedener sind. Man sagt auch, Baldrian sei eine luftige Blüte für den luftigen Typ.

Andere Namen Augenwurz, Bertram (nicht Hildegard-Bertram), Dreifuß, Katzenwurz, Mondwurz, Teriakwurzel, Wundwurz, Viehkraut, Hexenkraut, Marie-Magdalenenwurz

Wo findet man ihn? An Bachrändern in Gräben, unter Gebüsch, auf nassen Wiesen.

Wie erkennt man ihn?
Familie: Baldriangewächs, ausdauernd
Stängel: aufrecht, gefurcht, hohl, nur oben ästig
Blätter: gegenständig, gezähnt, unpaarig (11- bis 21-fach) gefiedert, Fiedern schmal
Blüte: weit verzweigte Blütenstände, Blüten weiß bis dunkelrosa, fünfzählig, klein
Höhe: 50 bis 150 cm

Was wird gesammelt? Der Wurzelstock wird im September geerntet. Die zweijährigen Pflanzen sind am wirkstoffreichsten.

Blütezeit Anfang Juni bis Ende Juli

Gesundheit

Nervenstärkend, beruhigend (insbesondere für das Herz), augenstärkend, schlaffördernd, krampflösend, schmerzlindernd, magenstärkend, blutdrucksenkend.

Tee 2 Teelöffel Wurzel mit 1/2 Liter kaltem Wasser über Nacht ansetzen, am Morgen erwärmen, 5 Minuten ziehen lassen. 2 bis 3 Tassen trinken. Ein Tee kann auch hergestellt werden, indem 2 Teelöffel mit 1/2 Liter kochendem Wasser überbrüht werden. Man lässt diesen Aufguss 10 Minuten stehen. Unbedingt immer frisch zubereiten!

Baldrian eignet sich als Hilfsmittel bei Augenschwäche oder müden Augen: Man träufelt den Tee verdünnt in die Augen. Weiters hat Baldrian positive Wirkung bei Herzklopfen, Unruhe, in Stresssituationen, bei einem nervösen Magen. Er wirkt wassertreibend.

Ein wichtiger Hinweis: Wenn Baldrian gekocht wird, werden seine Wirkstoffe zerstört.

Tinktur 1 Liter Alkohol (75%ig) und 30 g Baldrianwurzel 14 Tage ansetzen, warm stehen lassen, abseihen. Mit 1/2 Liter destilliertem Wasser verdünnen. Es wird eine Dosis von 5 bis 10 Tropfen oder von 30 bis 50 Tropfen mit Wasser verdünnt eingenommen. Die unterschiedlichen Dosen sind dadurch zu erklären, dass dieses Hausmittel nicht bei jedem gleich wirkt.

Tipp: Eine halbe Stunde vor Prüfungen, Schularbeiten oder allgemein bei Nervosität und Stress Baldriantee oder -tropfen einnehmen! Die Bachblüten-Notfalltropfen, die man in der Apotheke bekommt, eignen sich zu diesem Zweck auch sehr gut.

Wein Wurzeln mit Weißwein aufgießen, 4 Wochen stehen lassen, abfiltern. Esslöffelweise einnehmen.

Wirkungen bei Tieren Baldriantee oder Pulver (etwa 20 bis 60 g) kann man den Tieren bei Krämpfen, Verdauungsstörungen, Koliken und Magenverstimmung verabreichen.

Homöopathie *Valeriana* D3–D6. 3×15 bis 20 Tropfen bei nervösen Herzbeschwerden, bei Erregungszuständen, Überreiztheit, Schlaflosigkeit, Kopfschmerzen, Kreuzschmerzen, in den Wechseljahren.

Schönheit

Badezusatz 100 g Wurzeln mit 2 Liter kochendem Wasser 15 Minuten ausziehen und ins Badewasser gießen. Dieser Sud glättet Fältchen. Natürlich kann man ins Badewasser auch Tinktur (200 bis 250 g) geben. Beides wirkt entspannend und beruhigend.

Alte Weisheiten und Anwendungen

Katzen werden vom aromatischen Duft der Pflanze magisch angezogen und geraten regelrecht in Ekstase. Wenn man Katzen irgendwo hinlocken will (z.B. zum Kratzbaum statt zum Sofa), sollte man es mit ein paar Tropfen Baldrianöl versuchen.

Baldrian fehlte in keinem Bauerngarten. Er wurde als Schutz vor bösen Dämonen und Hexen verwendet und wurde immer, besonders aber im Mittelalter, eng mit Zauberei in Verbindung gebracht. Zu dieser Zeit wurde er gerne als Liebesmittel eingesetzt: Hast du Baldrian im Mund, wenn du deine Angebetete küsst, wird sie sich augenblicklich in dich verlieben. Ein altes Sprichwort sagt: „Den Tag hör auf, den Tag fang an mit einer Prise Baldrian." Es heißt auch, das Pulver sei gut für die Augen. Die Bauern verwendeten Baldrian, wenn sich bei der Butterherstellung die Milch nicht vom Rahm trennen ließ. In diesem Fall goss man die Milch durch einen Baldriankranz.

◆

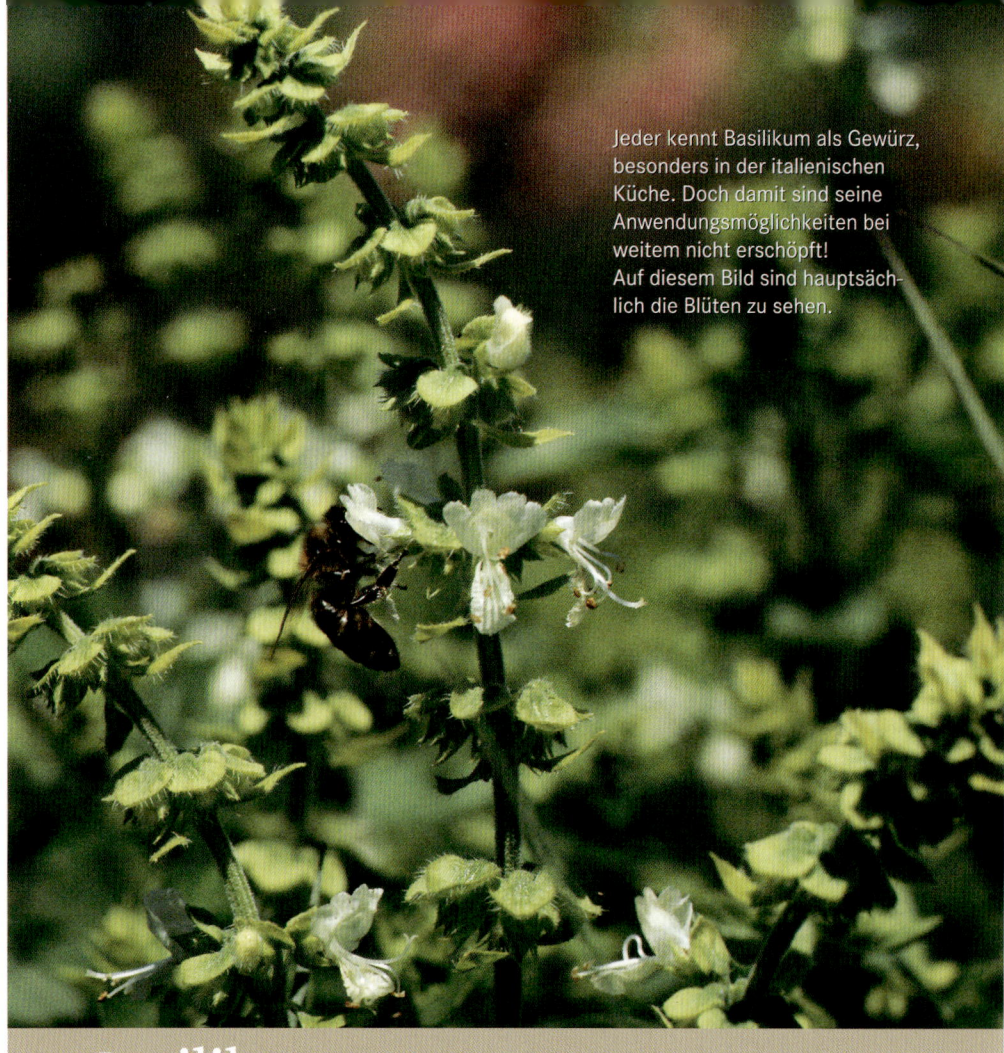

Jeder kennt Basilikum als Gewürz, besonders in der italienischen Küche. Doch damit sind seine Anwendungsmöglichkeiten bei weitem nicht erschöpft! Auf diesem Bild sind hauptsächlich die Blüten zu sehen.

◆ Basilikum *(Ocimum basilicum)*

Basilikum gehört in jeden Liebestrank und wird auch als Pfeffer der Liebe bezeichnet.

Andere Namen Suppenbasil, Pfefferkraut, Königsbalsam, Hirtenbasilie, Balsam Bienenweide, Krampfkräutl

Wo findet man ihn? Basilikum ist keine einheimische Pflanze, deshalb ist er nur in Gärten zu finden. Er ist nicht frostbeständig.

Wie erkennt man ihn?
Familie: Lippenblütler, einjährig
Stängel: aufrecht, ästig, hohl
Blätter: gegenständig, ungeteilt, weich, lang, gestielt, oval, gezähnt, hellgrün
Blüte: weiß, rosa bis bläulich, stark aromatischer Duft
Höhe: 20 bis 60 cm

Blütezeit Juni bis September

Was wird gesammelt? Die Blätter oder das ganze Kraut, am besten kurz vor der Blüte.

Gesundheit

Verdauungsfördernd, blähungswidrig, schlaffördernd, appetitanregend, milchfördernd. Basilikum hilft bei Husten und Depressionen und ist gut für die Nieren.

Tee 1 Teelöffel mit 1/4 Liter kochendem Wasser übergießen, 8 Minuten ziehen lassen. 2 Tassen am Tag 3 Wochen lang trinken, danach 8 bis 14 Tage aussetzen.

Dieser Tee ist auch zum Gurgeln geeignet und hilft bei Halsentzündungen. Bei eitrigen Wunden kann mit dem Tee ein Umschlag gemacht werden.

Pulver Wenn man feines Basilikumpulver in die Nase aufzieht, wird Schnupfen gelindert.

Öl Olivenöl mit frischem Kraut vermischen, 3 Wochen stehen lassen. Das wirkt entkrampfend, besonders in der Bauchgegend.

Kräutersackerl
3 Teile Basilikum
2 Teile Rosengeranie
7 Teile Haselnuss
1 Teil Mistel
3 Teile Eichel
Es ist besonders zur Steigerung der Fruchtbarkeit zu empfehlen. Man sollte es entweder am Körper tragen oder unter das Bett legen, wenn man bestimmte „Aktivitäten" plant.

Wirkungen bei Tieren Ähnlich wie beim Menschen kann das feine Basilikumpulver den Tieren in die Nase gestreut werden; bei Schnupfen eine wahre Erleichterung. Umschläge mit Tee helfen bei der Heilung von eitrigen Wunden.

Homöopathie *Ocimum* D1. 2×5 Tropfen bei Blähungen, Verdauungsstörungen, schlechten Nerven und Schlafstörungen.

Küche

Salatöl Olivenöl und fein geschnittene frische Kräuter vermischen, 1 bis 2 Wochen stehen lassen und als Salatöl verwenden. Es schmeckt besonders fein, wenn man es auch mit Bohnenkraut mischt. Getrocknetes und pulverisiertes Basilikumkraut eignet sich bekanntermaßen als Pizzagewürz und für alle anderen Gerichte aus der italienischen Küche.

Essig Apfelessig über Blätter und Blüten von Basilikum geben, ca. 2 bis 3 Tage stehen lassen und dann ungesiebt wie gewöhnlichen Essig verwenden.

Alte Weisheiten und Anwendungen

Man fand Basilikumkraut zu Kränzen geflochten bereits in den Pyramiden als Grabbeigabe. Bei den Römern war es eine beliebte Heilpflanze. Das Kraut wurde früher verwendet, um die Treue der Ehefrau zu prüfen. Das Kraut wurde unter den Suppenteller gelegt. Aß die Frau die Suppe, galt sie als treu. Bestand sie darauf, dass das Kraut entfernt werden musste, war etwas nicht in Ordnung.

In Liebeszaubern verwendete man Basilikum gerne, da ihm nachgesagt wird, dass er fröhlich macht. Basilikum stärkt dem Volksglauben zufolge das Durchhaltevermögen. Frische Blätter, auf die Haut gerieben, ergeben ein natürliches Parfum.

Man erzählte sich, dass die Hexen Basilikumsaft tranken, bevor sie sich auf ihre Besen schwangen und in die Lüfte erhoben.

Schon in frühen Zeiten wurde Basilikum in der Diätküche als Gewürz eingesetzt, denn er wirkt besonders positiv auf den Verdauungstrakt.

◆

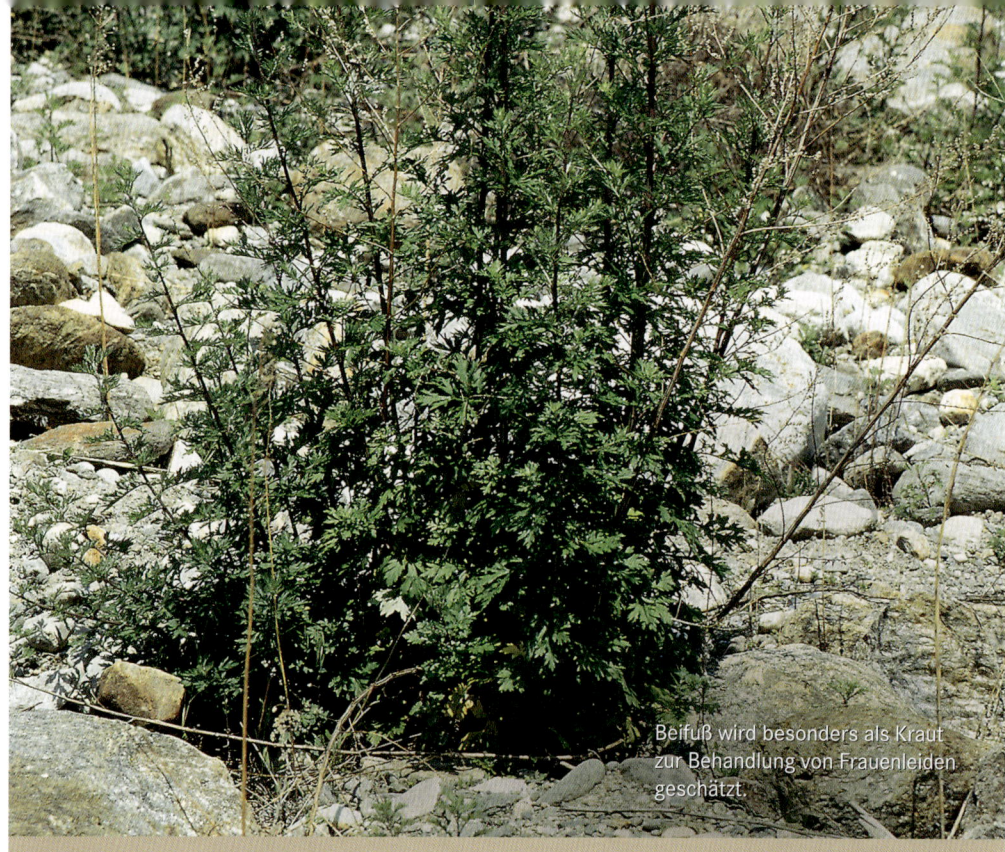

Beifuß wird besonders als Kraut zur Behandlung von Frauenleiden geschätzt.

◆ Beifuß *(Artemisia vulgaris)*

Bist du schlecht bei Fuß, nehme Beifuß! Dieser Spruch ist nur ein Beispiel dafür, wie früher der Name der Pflanze den Menschen dabei half, sich alles leichter zu merken. Da früher die meisten Leute nicht lesen konnten, waren sie auf diese Volksbenennung angewiesen, die Rückschlüsse auf die Wirkung der Pflanze zulässt.

Andere Namen Himmeluhr, Sonn-wendgürtel, Wilder Wermut, Buckele, Gänsekraut, Jungferkraut, Fliegenkraut, Beislekraut

Wo findet man ihn? Sehr häufig an Bahndämmen, an Zäunen und auf Wiesen anzutreffen.

Wie erkennt man ihn?
Familie: Korbblütler, mehrjährig.
Stängel: aufrecht, fest, stark verzweigt, oft rötlichbraun
Blätter: wechselständig, ein- oder höchstens dreilappig, kahle und dunkelgrün gefärbte Unterseite, weißfilzig behaart, fiederteilig, lanzettlich, stachelspitzig
Blüten: gelb oder rötlich, kugelig, klein
Höhe: 1,50 m

Was wird gesammelt? Das blühende Kraut, am besten die oberen Teile.

Blütezeit Juli bis August

Gesundheit

Verdauungsfördernd, appetitanregend.
Beifuß hilft bei Magen-Darm-Störungen mit
Mundgeruch, Hämorriden, allen Arten von Stei-
nen, Blasenleiden, Wechselbeschwerden, Leber-
problemen, Übelkeit, Kopfweh und Epilepsie.

Tee 1 Teelöffel Kraut mit 1/4 Liter kochendem
Wasser aufgießen, 3 bis 5 Minuten zugedeckt
ziehen lassen. 3 Tassen am Tag trinken.
Gut für Leber, Galle, Magen und Nerven,
außerdem bei Menstruationskrämpfen
und Wechselbeschwerden. Der Tee wirkt als
Antiseptikum und Desinfektionsmittel.

Öl Frische Beifußblätter werden in ein Glas
gegeben, mit Olivenöl übergossen und
2 bis 3 Wochen lang stehen gelassen.
Anschließend abseihen und in dunkle Flaschen geben. Wenn man will, kann man zum
Konservieren pro 1/2 Liter Öl 15 Tropfen
Kiefernöl hinzufügen. Dieses Öl wird bei
geschwollenen Füßen, Muskelkater, Verspannungen, Schilddrüsen- und Unterleibsbeschwerden äußerlich angewendet.

Fußbad 2 Teelöffel mit 1/2 Liter kochendem
Wasser übergießen und 20 Minuten ziehen
lassen.
   Beifuß ist auch für Vollbäder geeignet;
zu diesem Zweck einfach die dreifache
Menge für eine Wanne verwenden. Müde,
schmerzende Beine werden durch ein Fußbad wieder fit. Man kann natürlich auch
frische Blätter in die Schuhe einlegen.
Das Bad ist übrigens besonders gut bei
fiebrigen Erkältungen.

Küche

Gewürz Die Zugabe von getrockneten oder
frischen Zweigen mit Blüten empfiehlt sich
ganz besonders bei Entenbraten, da Beifuß
das Fett leichter verdaulich macht. Er wirkt
außerdem fäulnishemmend.

Folgende Gewürzmischung ist in der
Küche vielseitig verwendbar: Im Mörser
oder in der Küchenmaschine 5 g Beifuß,
3 g Basilikum, 2 g Thymian und 2 g Rosmarin
fein mahlen. Das Kraut muss dabei sehr
trocken sein.

Alte Weisheiten und Anwendungen

Man sagt Beifuß nach, dass er das Selbstver-
trauen stärke. Angeblich entsteht durch das
Kraut eine Schutzaura. Man lässt sich nicht mehr
alles gefallen, weder von lieben Mitmenschen
noch von Dämonen. Zur Sonnwendfeier wurde
das Kraut früher um den Bauch gegurtet,
da es der Überlieferung zufolge die Fruchtbarkeit
steigert. Nach dem Fest wurde der Gurt ins
Lagerfeuer geworfen. So sollte Beifuß alles
Negative vertreiben und ein Jahr lang Gesundheit
bringen. Das Kraut schützt angeblich sogar Haus
und Hof vor Blitz und Hagel. Wer einen Liebes-
zauber herstellen möchte, soll Beifuß räuchern,
denn das Kraut wirkt euphorisierend und
stimulierend.

   Achtung: Schwangere sollten nicht zu viel
Beifußtee trinken! Für Frauen in anderen
Lebensphasen ist es allerdings ein ganz besonde-
res Kraut, denn es hilft bei Menstruations-
schmerzen und im Klimakterium über manche
Beschwerden hinweg.

   In Kräuterpolstern wirkt Beifuß entspannend
und dient der Beruhigung und Schlafförderung.
Das Kraut wird auch bei der Moxa-Therapie
verwendet, das bedeutet, dass eine gedrehte Bei-
fußzigarre glühend an eine entzündliche Stelle
gehalten wird. Diese Behandlungsmethode
stammt ursprünglich aus China, wird aber
bereits seit Jahrhunderten auch bei uns
eingesetzt.

◆

Beifuß dient nicht nur zum Bekränzen der Frau, um die Fruchtbarkeit zu steigern, sondern wird auch in Tinkturform angesetzt. Wer einmal eine Tinktur selber hergestellt hat, wird feststellen, welche Bereicherung es für seine Gesundheit ist. Man verfällt sehr rasch dem Zauber der Tinkturansätze, so dass man jede Pflanze gleich für die Hausapotheke ansetzen will.

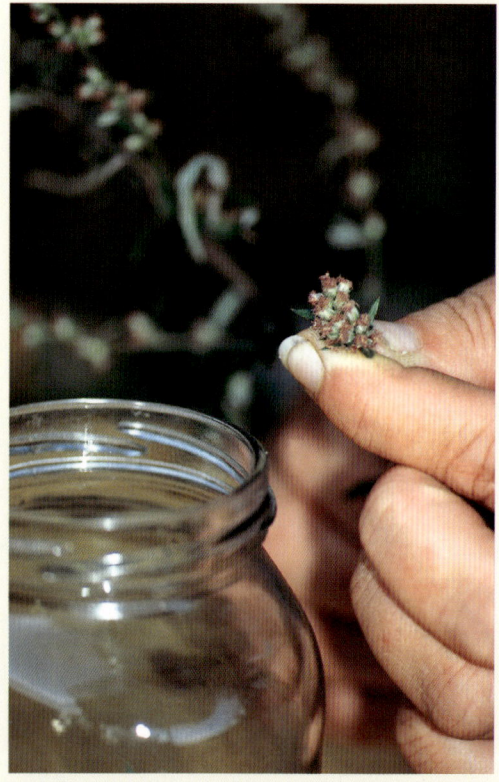

Die Beifußblüten und -blätter werden nicht abgezupft, sondern abgestreift. Damit erspart man sich viel Zeit. Wichtig ist, dass die Blüte nicht überreif wird, da sonst Inhaltsstoffe für die Tinktur verloren gehen – also früh genug ernten.

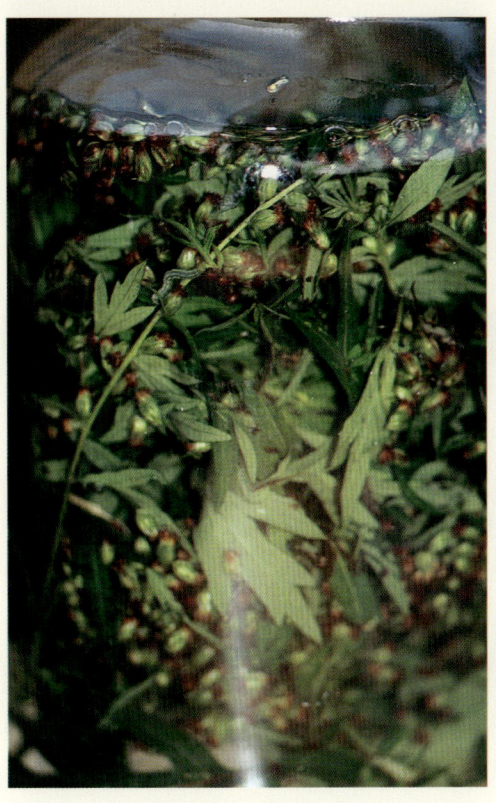

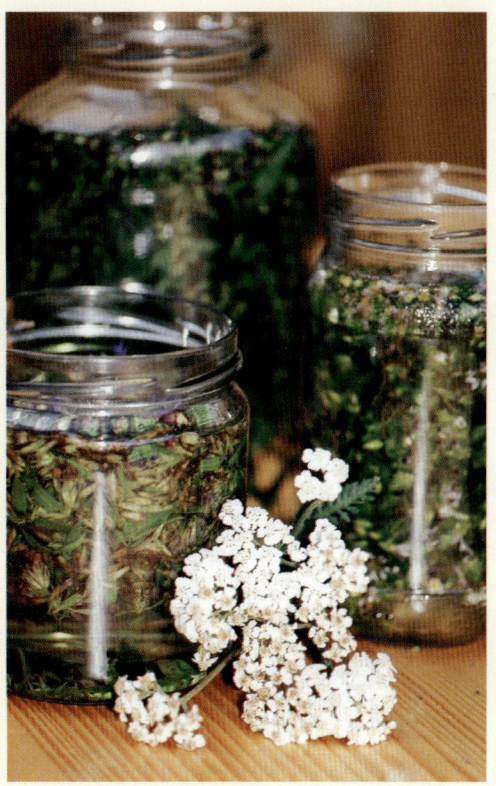

Der Beifußansatz steht drei Wochen – nicht in der Sonne, sondern warm in einem Raum. Wenn sich die Pflanzenteile auf dem Boden absetzen, kann man sie ruhig länger im Glas belassen.

Mit dieser Vorgangsweise ist eine Hausapotheke einfach zusammengestellt. Man kann so für jede Unpässlichkeit eine Tinktur erzeugen. Hier im Bild sind Augentrosttinktur, Beifußtinktur und Ysopblütentinktur sowie die Schafgarbenblüten zu sehen.

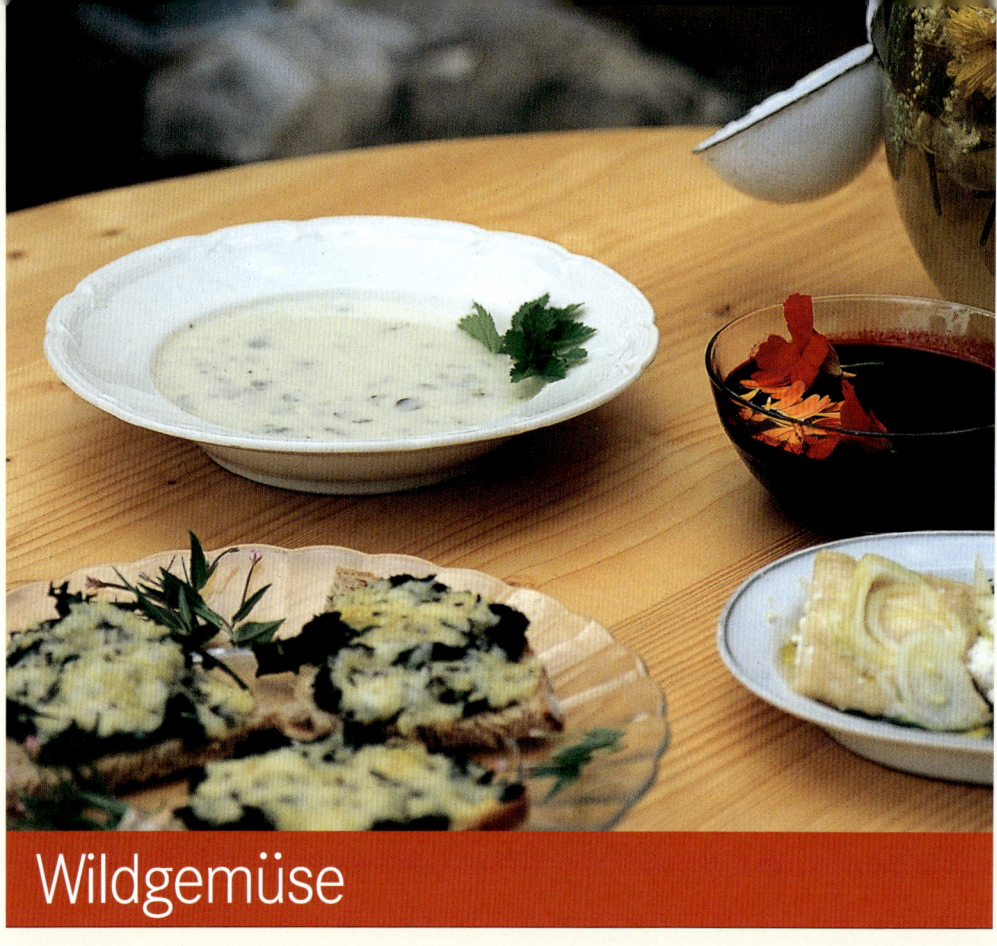

Wildgemüse

Essbare Natur
vor der Haustür

Es ist wohl bekannt, dass Wildgemüse durch seine heilkräftigen Inhaltsstoffe in der Lage ist, den Körper zu entschlacken und ihn mit Mineralstoffen sowie Mineralsalzen zu versorgen. Dabei sollte man sich den Sammelplatz gut überlegen, denn staubige oder stark befahrene Straßen und Wege, auf denen viele Hunde spazieren geführt werden, sollten unbedingt gemieden werden. Also bieten sich eigentlich nur eine Gartenlandschaft und ihre unmittelbare Umgebung an.

Kräuter oder Wildpflanzen, viele davon so genannte „Unkräuter", sind gesunde Zutaten in unserer Ernährung.

▸ Für **Wildsalate** oder **Suppen** werden folgende Pflanzen verwendet: junge Brennnessel, Gundelrebe, Girschblätter, Schafgarbenblätter, Gänseblümchenblätter und -blüten, Scharbockskraut (unbedingt vor der Blüte!), Löwenzahnblätter, Tripmadam, Bärlauchblätter, Hirtentäschl (hier nur die Blattrosette), Spitzwegerich und das Kraut der Vogelmiere.

▸ Als **Spinat** kann man verwenden: junge Brennnessel, Spitzwegerich, Ackerwitwenblume, Guter Heinrich (das ist die Urspinatpflanze; sie wächst auf Almen und überall dort, wo sie Ruhe zum Absamen hat), Gartenmelde und Girschblätter.

Man dünstet die gesammelten Pflanzen mit wenig Wasser und püriert sie dann (oder fein schneiden und dünsten). Abgeschmeckt wird mit Salz, Pfeffer und Sauerrahm. Wenn das Ergebnis dicker sein soll, fügt man etwas mit Wasser verrührtes Mehl hinzu.

▸ **Suppen:** Alle genannten Kräuter eignen sich auch zur Zubereitung von Suppen. Zu diesem Zweck röstet man sie in Butter oder Olivenöl mit Zwiebel an, schneidet die Pflanzen klein, gibt sie dazu und lässt das Ganze durchkochen. Diese Suppen sind schnell fertig und schmecken ausgezeichnet. Um sie sämiger werden zu lassen, kann man auch eine Kartoffel mitkochen. Mit Brösel lässt sich das Ganze verdicken. Man würzt nach persönlichem Geschmack mit Salz und Pfeffer und verfeinert die Suppe zusätzlich mit Sauerrahm. Mit Eidotter lässt sie sich sehr gut binden.

▸ **Knödel:** Außerdem lassen sich mit all diesen Kräutern auch Knödel zubereiten. Bevor man die Kräuter in die Semmelknödelmasse einarbeitet, sollte man sie allerdings unbedingt dünsten und würzen.

Einige Pflanzen und was man daraus zubereiten kann

▸ **Gundelrebenblätter:** Tee, in Suppen, Salat, im Topfen (einfach einarbeiten), als grünes Getränk.

▸ **Brennnesselblätter:** Tee, Spinat. Wenn man Brennnessel roh essen will, muss man die Pflanzen unter fließendes Wasser halten und die Blätter mit Handschuhen zerquetschen, damit die Brennhaare zerstört werden. Es ist ein wertvolles eisenförderndes Kraut, d.h. dass Eisen im Körper besser aufgeschlossen und verfügbar gemacht wird. Bei leichtem (!) Eisenmangel kann man das als Alternative zu Eisentabletten versuchen. Auch getrocknet und fein gerebelt eignen sich die Brennnesselblätter für alle Speisen als Nahrungsergänzung.

▸ **Bärlauchblätter:** Zur Darm- und Blutreinigung lässt sich Bärlauch in Salat, Suppen und Topfen wie Schnittlauch einsetzen. Bärlauch wirkt antibakteriell und außerdem blutdrucksenkend. Letzteres kann auch unangenehme Begleiterscheinungen haben, nämlich bei niedrigem Blutdruck! Leidet man darunter, sollte man bei Bärlauch vorsichtig sein und nicht zu oft zugreifen (zumindest nicht durchgehend, z.B. im Rahmen einer 3-Wochen-Kur), denn er kann ein stärkeres Müdigkeitsgefühl auslösen.

▸ **Löwenzahn:** Aus den Wurzeln macht man Tee oder Gemüse, die Blätter eignen sich für Salat. Löwenzahn hat eine positive Wirkung auf Leber und Galle.

▸ **Nachtkerzenwurzel:** Die jungen Wurzeln mit Butter andünsten, abschmecken und evtl. mit Brösel verfeinern. Das Inulin ist wichtig für die Bauchspeicheldrüse. Das Öl der Nachtkerzensamen ist ein bekanntes Hilfsmittel zur Linderung von Neurodermitis, doch die Selbstherstellung ist sehr schwierig.

▸ **Hopfensprossen:** Diese können gestochen werden und haben reinigende und austreibende Kräfte. Man verwendet Hopfensprossen oft als Spargelersatz. Sie sehen mickrig aus, schmecken aber mit einer cremigen Soße wunderbar.

▸ **Holunder:** Holunder hat einen gewöhnungsbedürftigen Geschmack, aber mit anderen Kräutern gemischt ist er ein ausgezeichnetes Blutreinigungsmittel. Bei Fieber ist er gut geeignet. Er stärkt das Immunsystem, begünstigt die Genesung der Bronchien und hilft gegen Husten, wenn man ihn als Tee (aus den Blüten) trinkt. Holundersaft (aus den Früchten oder aus den Blüten) und -sekt (aus den Blüten) sind sehr bekannte Einsatzmöglichkeiten. Man kann aus den Früchten auch ein Kompott herstellen. Allerdings eignet sich Holunder nicht als Gemüse, abgesehen davon, dass man die Blüten in Backteig herausbacken kann.

▶ **Scharbockskraut:** Man sollte es unbedingt vor der Blüte verwenden, denn da wird ein Inhaltsstoff gebildet, der für den Körper während und nach der Blüte nicht gut verträglich ist. Es lässt sich die ganze Pflanze in den Salat mischen, auf diese Weise nimmt man außerordentlich viel Vitamin C zu sich. Meine Empfehlung ist allerdings, zuerst eine Kostprobe machen, denn nicht jeder mag Scharbockskraut im Salat. Nach dem Kosten entscheidet man, ob die Pflanze für den persönlichen Geschmack zu viel Bitterstoffe enthält; in diesem Fall verwendet man es besser nur als Gewürz. Sonst kann man es etwas großzügiger einsetzen.

▶ **Gänseblümchen:** Im Topfen verwendet man es, indem man die Blüten klein schneidet und untermischt. Für einen Salat sammelt man die ganze Pflanze von den Blättern am Boden bis zu den Blüten. Den Stängel mag allerdings nicht jeder. Auch das Gänseblümchen besitzt sehr viel Vitamin C und ist ein besonders wertvolles Kraut für Kinder.

Es gibt natürlich noch eine ganze Reihe von Pflanzen vor der Haustür, die man zum Kochen verwenden kann. Hier gilt aber immer als erstes Gebot, dass man die Pflanzen genau kennen sollte, bevor man sie auf den Tisch bringt. Es sind schon einige Fehler beim Sammeln passiert, besonders bei Bärlauch, der oft mit dem Maiglöckchen und der Herbstzeitlosen verwechselt wird. Man hört jedes Jahr wieder schreckliche Dinge über Vergiftungen mit Todesfolge. Also bitte Vorsicht und im Zweifelsfall auf das Sammeln verzichten!

Bei allen hier vorgestellten Rezepten geht probieren über studieren. Ebenfalls für fast alle hier genannten Kräuter gilt, dass man ihren Genuss nicht übertreiben sollte, denn sonst könnte der Darm empfindlich reagieren und seine Selbstreinigungskräfte (mit Durchfall als Folge) aktivieren, was unangenehm sein kann, wenn es auch bald wieder abklingt.

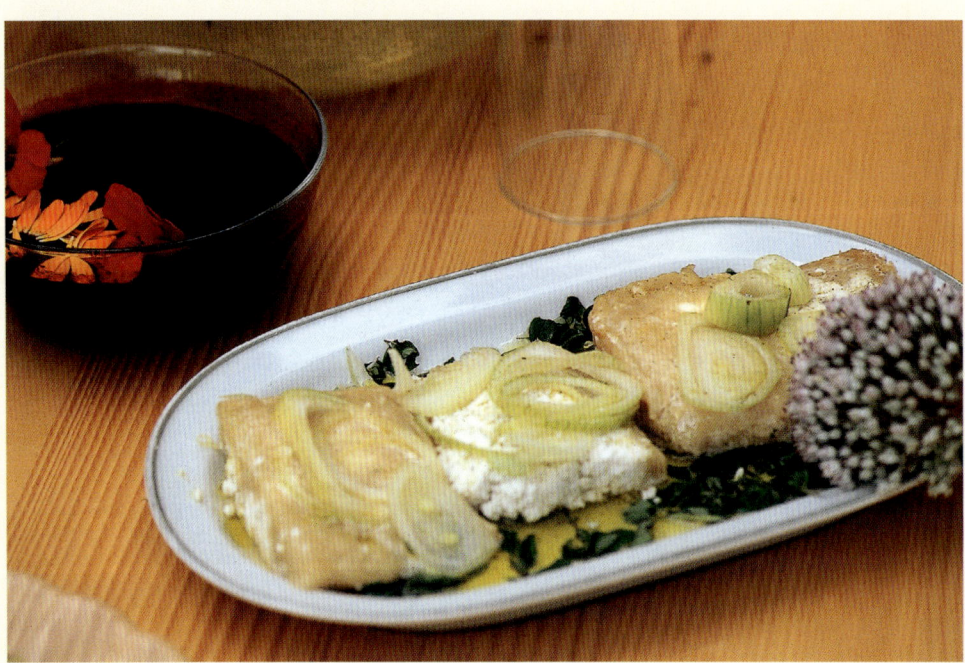

Saurer Graukäse mit Brennnesseln gewürzt.

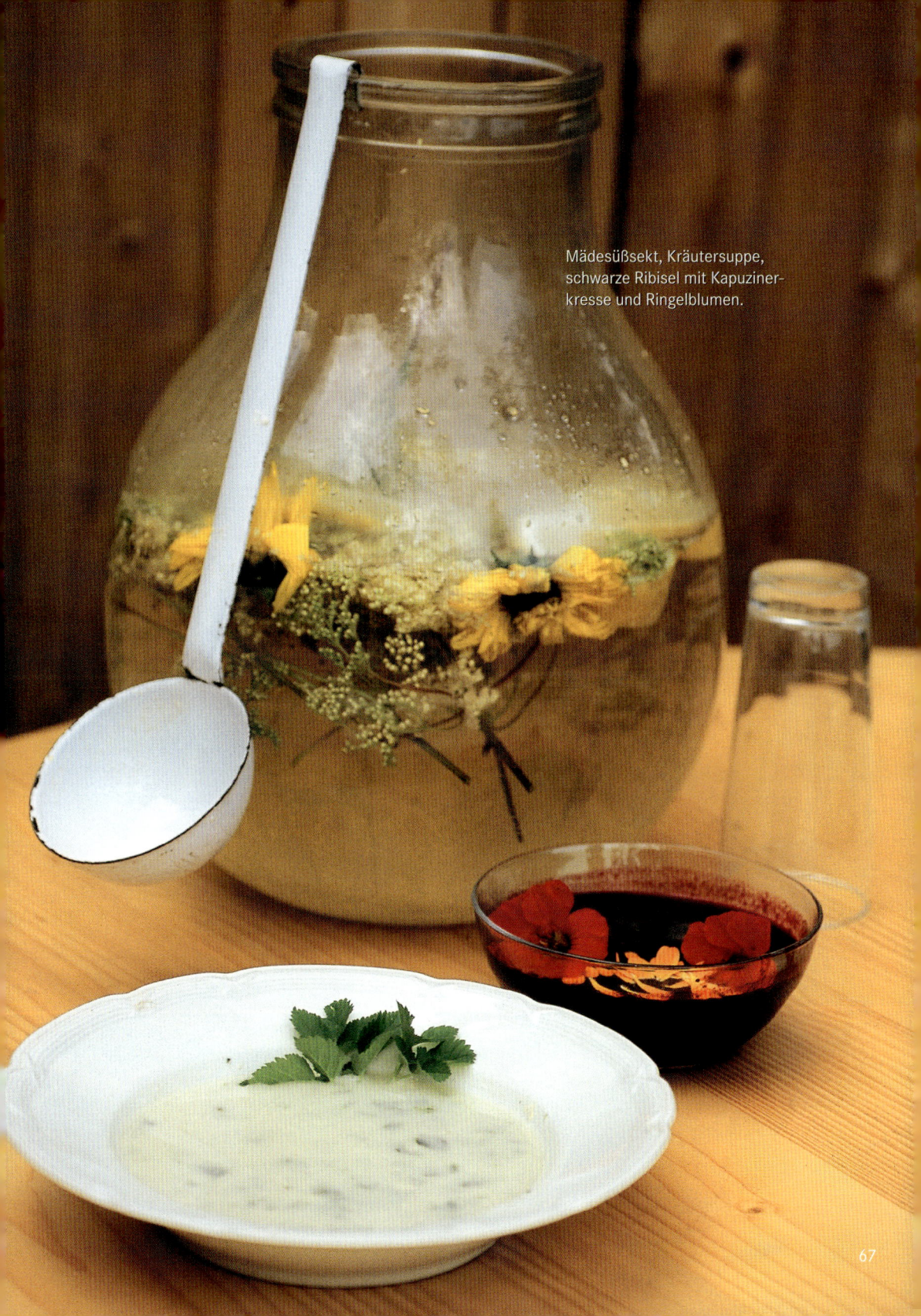

Mädesüßsekt, Kräutersuppe,
schwarze Ribisel mit Kapuzinerkresse und Ringelblumen.

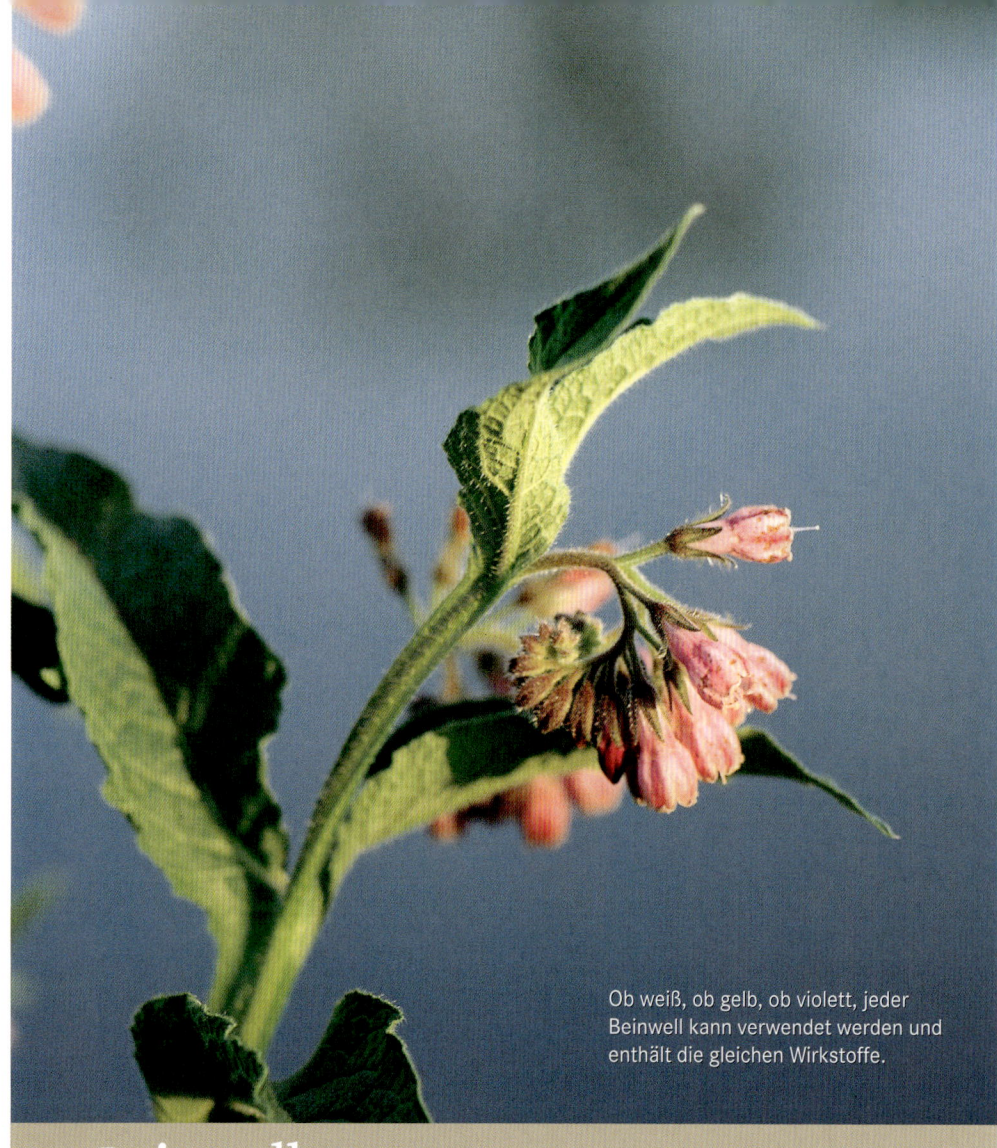

Ob weiß, ob gelb, ob violett, jeder Beinwell kann verwendet werden und enthält die gleichen Wirkstoffe.

◆ Beinwell *(Symphytum officinale)*

Auch hier spricht der Name Bände. Beinwell ist eine Schleimpflanze, die verbindend wirkt und alles zusammenwachsen lässt, was zusammen gehört.

Andere Namen Beinheil, Himmelsbrot, Milchwurz, Schwarzwurz, Küchenkraut, Soldatenwurzel, Waldwurz, Wallwurz, Wottel, Zottel

Wo findet man ihn? Die Pflanze ist regelmäßig in der Natur zu finden, besonders an Bachufern (auch allgemein an den Rändern von Gewässern), Gräben, Bahndämmen, Gebüschen.

Wie erkennt man ihn?

Familie: Raublattgewächs, ausdauernd
Stängel: aufrecht, ästig, rauhaarig
Blätter: wechselständig, gestielt oder
sitzend, groß, breit, lanzettlich,
ganzrandig, rau, auf der Unterseite mit
stark vortretenden Nerven
Blüte: unterschiedlich gefärbt, von weiß
über gelblich und rosarot bis hin zu violett;
glockenförmig
Höhe: 40 bis 100 cm

Was wird gesammelt? Junge Triebe und
Blätter, außerdem die Wurzeln. Geerntet
wird im Frühjahr oder im Herbst.

Blütezeit Mai bis August

Gesundheit

*Bei Knochenbrüchen, Zerrungen,
Verstauchungen, Knochenschäden,
Wunden, Geschwüren, Venenleiden,
Gelenksproblemen, offenem Bein.*

Tee 2 Teelöffel Wurzel mit 1/4 Liter kochendem Wasser überbrühen und 5 Minuten
ziehen lassen. Schluckweise und nur sehr
wenig trinken.

Wichtiger Hinweis: Innerlich sollte der Tee
aufgrund leberschädigender Inhaltsstoffe
mit Vorsicht genossen werden. Es empfiehlt
sich eher die homöopathische Einnahme
oder die äußere Anwendung. Schwangere
sollten den Tee auf keinen Fall trinken!

Hilft bei Magenschleimhautentzündungen
und Verdauungsstörungen.

Tinktur 200 g Beinwellwurzel zerkleinert
mit 1 Liter Alkohol (75%ig) ansetzen
und 3 Wochen stehen lassen. Gut zum
Einreiben geeignet.

Umschläge 100 g Beinwellwurzel in 1 Liter
Wasser ca. 10 Minuten kochen lassen und
abseihen. Umschläge mit diesem Aufguss
helfen sehr gut bei den unterschiedlichsten
Verletzungen und Beschwerden wie z.B.
beim typischen Tennisarm.

Presssaft Frische Wurzeln und Blätter in
der Küchenmaschine zerkleinern. Mit einem
Sieb und Kochlöffel auspressen. Diesen Saft
einmal aufkochen, evtl. mit Alkohol vermischen, damit die Haltbarkeit verlängert wird.
In Tropfflaschen füllen und 3 bis 4× am Tag
10 bis 20 Tropfen in den Mund nehmen und
dort möglichst lange halten. Unbedingt
wieder ausspucken! Diese Anwendungsart
hilft bei Entzündungen der Mundschleimhaut, Bläschen oder Aphthen (das sind weiß-
liche, scharf abgegrenzte und schmerzhafte
Schleimhautdefekte im Mund).

Bei Magenschleimhautentzündung und
Geschwüren wurde früher eine Rollkur
gemacht (Einnehmen des Krautes in einer
höheren Dosis über einen kurzen Zeitraum).
Möchte man eine solche Kur machen, nimmt
man am besten 3× täglich 1 Teelöffel. Allerdings ist diese Anwendung nur bedingt
empfehlenswert und sollte wirklich nicht
sehr lange durchgeführt werden.

Eine andere, weniger bedenkliche
Möglichkeit, Beinwell einzusetzen: Sollte
zwischen den Zehen Fußpilz auftreten, kann
man die betroffenen Stellen einfach mit
dem Presssaft einpinseln.

Wein Von alters her wurde die Wurzel
in Wein gekocht und innerlich angewendet
(bei inneren Verletzungen, als hustenmil-
derndes und schleimlösendes Mittel,
bei Katarrhen der Atemwege und Blutarmut sowie nach schweren Operationen).
Diese Überlieferung sollte jedoch nur mit
großer Vorsicht für die Anwendung in
der Gegenwart herangezogen werden.

Creme Salbengrundlage mit frischen
Wurzeln ausziehen oder Tinktur dazu-
mischen. Die Salbe soll den Schmutz aus
den Wunden ziehen und dadurch gegen
Blutvergiftung wirken. Narben werden
weich gemacht, und die Gewebebildung
wird gefördert.

Pulver Getrocknete Wurzeln in der Küchenmaschine pulverisieren. Pulver mit Essig
oder Wasser vermischen und auflegen.
Hilft bei Risswunden, Quetschungen,

Blutergüssen, Rheuma, Muskelbeschwerden, Verspannungen, Phantomschmerzen, Sehnenscheidenentzündungen.

Wirkungen bei Tieren Haustiere kann man gut mit Beinwelltinktur, -brei oder -salbe behandeln, und zwar bei schlecht heilenden Wunden und Rheuma; das bietet sich insbesondere bei Hunden an.

Homöopathie *Symphytum* D3–D6. 3 bis 5× täglich 5 bis 10 Tropfen einnehmen. Bei Brüchen, Gelenkserkrankungen, Wunden.

Garten

Jauche Zinnkraut, Schafgarbe, Brennnessel, Beinwell und Steinmehl 4 bis 6 Wochen stehen lassen. 1 Liter der Jauche mit 5 Liter Wasser verdünnen. Man kann dieses Gemisch zum Düngen verwenden.

Alte Weisheiten und Anwendungen

Bei den Bauern wurde Beinwell als besonderes Hilfsmittel für die Wundheilung verwendet und als solches sehr bekannt und beliebt. Der lateinische Name Symphytum kommt von „zusammenfügend". Dies deutet die seit langem bekannte Wirkung von Beinwell besonders bei gebrochenen Knochen an.

Man glaubte, mit einem Bad in mit Beinwell angesetztem Wasser die Jungfräulichkeit wieder herstellen zu können. Eine überlieferte Volksweisheit lautet: „Die Walwurz-Beinwell ist inwendig klebrig und schlüpfrig, sie leimt und heftet alles zusammen."

Innerlich soll Beinwell nicht verwendet werden, bzw. nur mehr in homöopathischen Dosen. Bei zu häufigem und hoch dosiertem Gebrauch kann Beinwell eine leberschädigende Wirkung hervorrufen! Dafür sind die Möglichkeiten der äußeren Anwendung von Beinwell als umso empfehlenswerter hervorzuheben.

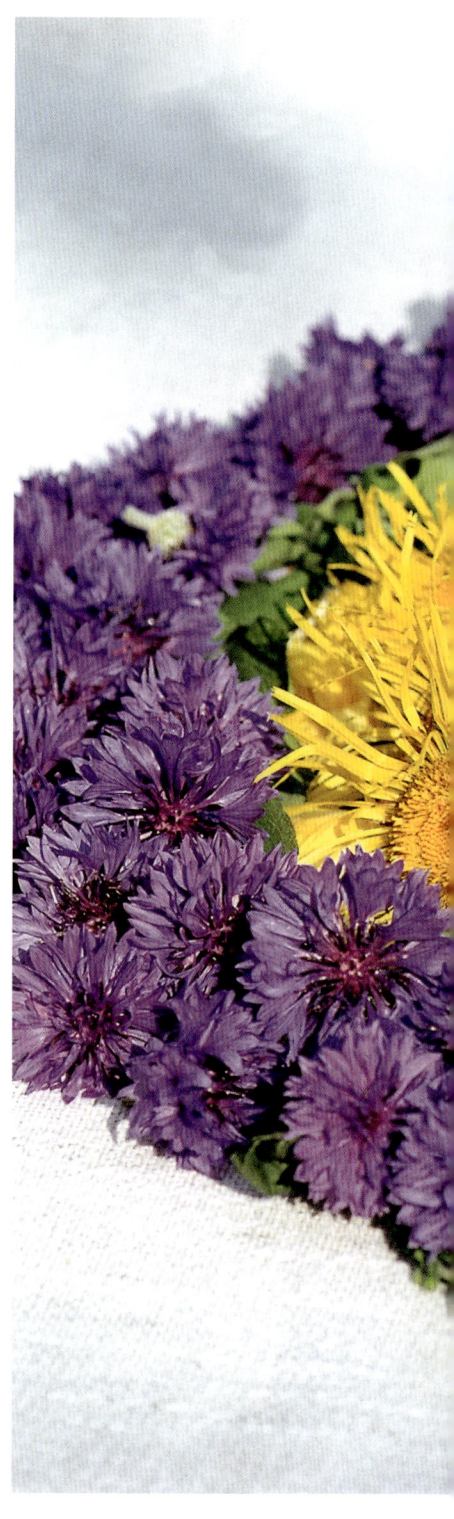

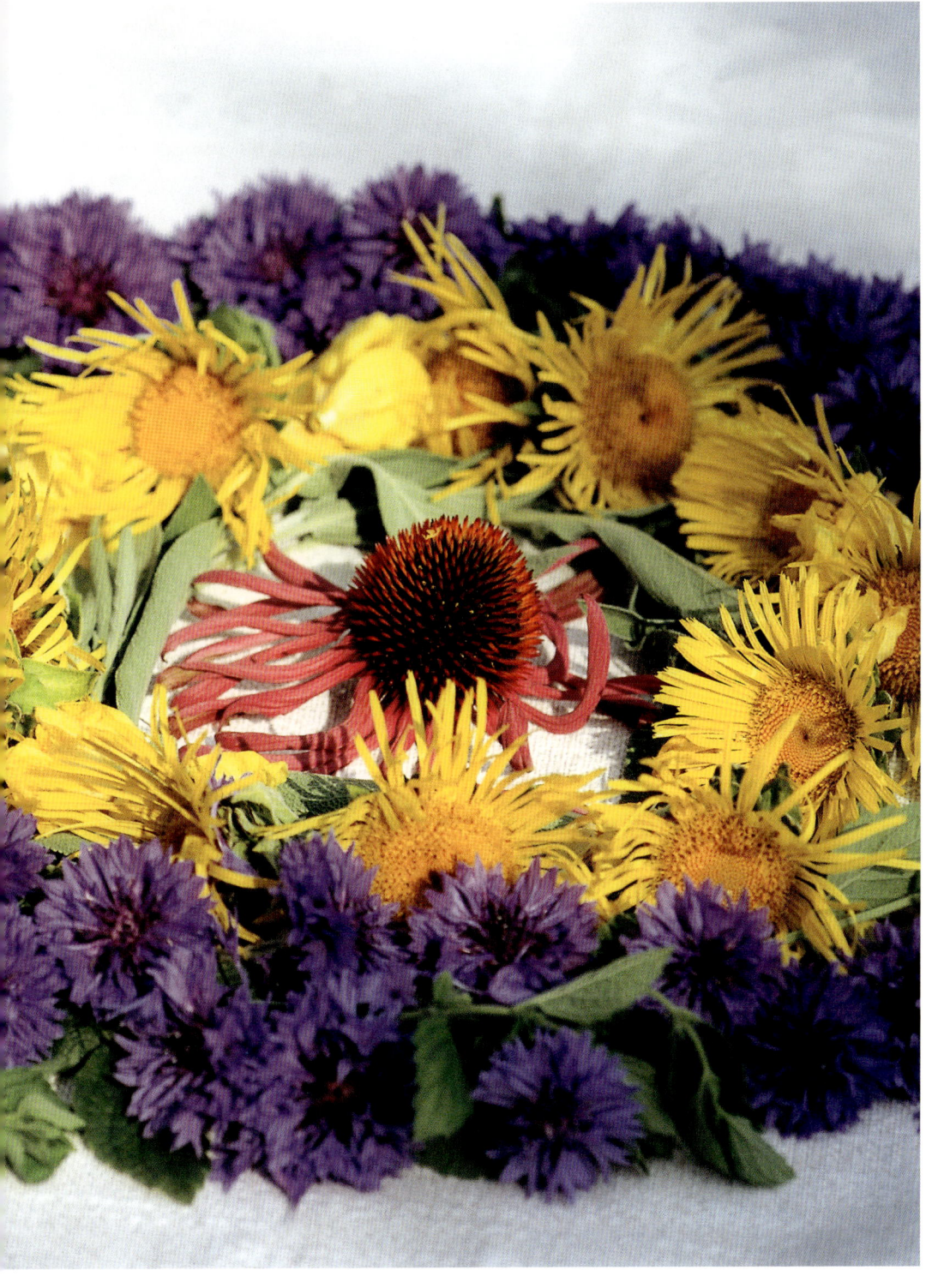

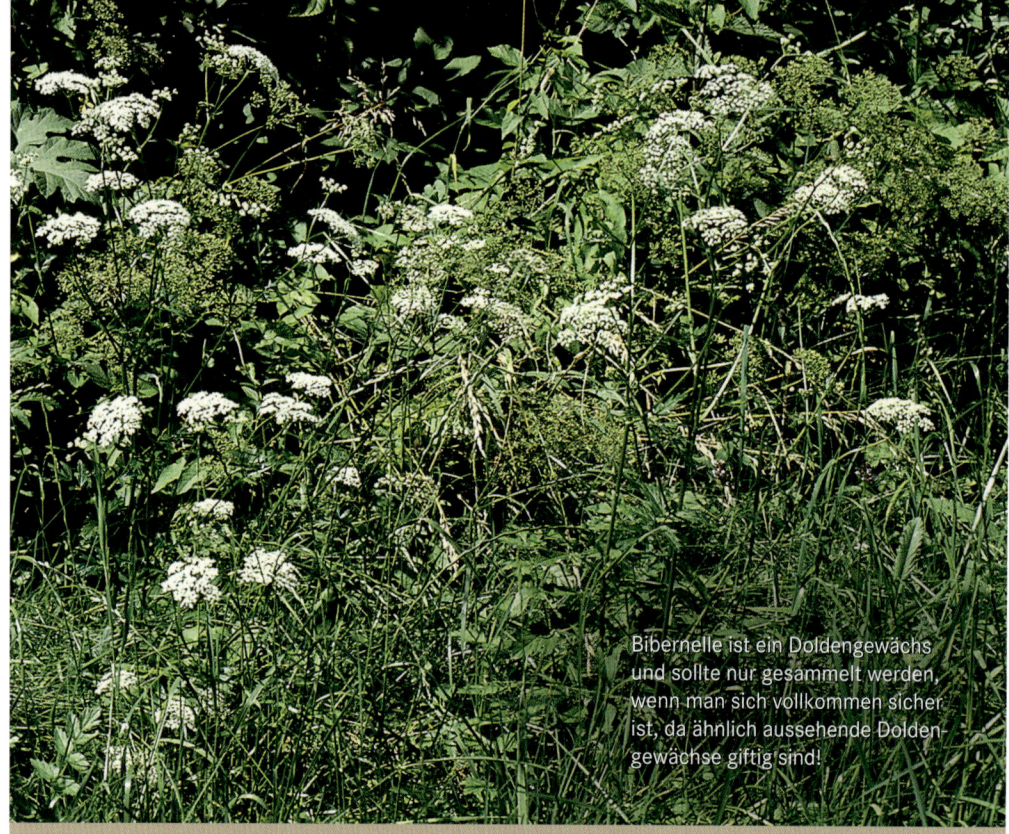

Bibernelle ist ein Doldengewächs und sollte nur gesammelt werden, wenn man sich vollkommen sicher ist, da ähnlich aussehende Doldengewächse giftig sind!

◆ Bibernelle *(Pimpinella saxifraga)*

Gertrude Messners Kräuterhandbuch

Zu Bibernell fällt mir sofort der Spruch ein: Nimm Bibernell, dann stirbst nicht so schnell! Wie Brennnessel und Ringelblume ist auch sie eine so genannte Universalpflanze, die entschlackend und entgiftend wirkt.

Andere Namen Pfefferwurz, Weiße Teriakwurzel, Steinpetersilie, Wilder Kümmel, Bockwurz, Bockspetersilie, Pimpernell, Steinpeterlein

Wo findet man sie?
In Gräben, an Ufern, auf Wiesen und Hängen

Wie erkennt man sie?
Familie: Doldengewächs, mehrjährig.
Stängel: kantig gefurcht
Blätter: dunkelgrün, einfach oder doppelt gefiedert, aus eiförmig gezähnten Blättchen zusammengesetzt
Blüte: weiß oder rosarot
Höhe: 10 bis 20 cm

Was wird gesammelt? Blätter. Zusätzlich die Wurzeln im Frühjahr und Herbst.

Blütezeit Juni bis Oktober

Gesundheit

Schleimlösende Wirkung bei Husten und Bronchitis. Gut für Niere und Blase und zur Blutreinigung. Bibernelle hilft bei Gallensteinen, Magen- und Darmbeschwerden, Sodbrennen, Rheuma und Gicht.

Tee 1 Teelöffel Bibernellwurzel mit 1/8 Liter kaltem Wasser ansetzen und dann aufkochen, 1 Minute ziehen lassen. 3 bis 4× täglich eine Tasse trinken. Der Tee darf gesüßt werden, zum Gurgeln sollte man ihn allerdings nur ungesüßt verwenden! Wirkt verdauungsfördernd, nierenreinigend und gegen Heiserkeit.

Saft Bibernellblätter in der Küchenmaschine mixen und den frischen Saft auf Wunden auflegen.

Tinktur 150 g frische Wurzeln auf 1 Liter Weingeist ansetzen, 3 Wochen stehen lassen. 3 bis 4×20 Tropfen in Wasser oder auf Zucker geben und z.B. bei chronischer Bronchitis anwenden. Zum Gurgeln 30 Tropfen in ein Glas Wasser mischen. Die Tinktur lässt sich gut verdünnt bei Heiserkeit oder als Vorbeugung gegen Ansteckungserkrankungen anwenden.

Wein In Wein gesottene Bibernellwurzeln ergeben einen besonderen Trank, der bei Blasen- und Nierengrieß (Grieß = viele kleine Steine) sowie Blähungsschmerzen des Magens Linderung verschafft.

Wirkungen bei Tieren Bibernellpulver, in Wasser gelöst, hilft Tieren bei verdorbenem Magen und chronischem Durchfall. Außerdem ist es ein fiebersenkendes Mittel und kann zur Anregung der Milchproduktion der Kuh ins Futter gegeben werden.

Homöopathie *Pimpinella saxifraga D6. 2×10 Tropfen täglich. Bei Husten, Angina, Katarrhen, Magen- und Darmstörungen, Nasenbluten, Kopfschmerzen, Ohrgeräuschen.*

Küche

Gewürz Junge Blätter können als Gewürz in Salat und Suppe verwendet werden.

Alte Weisheiten und Anwendungen

Es war als Mittel gegen Pest bekannt („Iss Kranewitt und Bibernell, dann stirbst nicht so schnell!"). Als Fruchtbarkeitszauber wurde das Pulver dem Geliebten über das Essen gestreut. Eine naheliegendere Anwendung fand Bibernellentinktur wegen des aromatischen Geschmacks als Likörzusatz.

Wenn man den Saft von Bibernelle mit einigen Rosenblüten in Wein siedet, erhält man eine gute Mischung zur Behandlung von Krämpfen. Zu diesem Zweck wird der Wein sowohl getrunken als auch auf die Glieder geschmiert. Für jene, die viel reden oder singen müssen, ist der Weinauszug sehr förderlich.

Weiters wurde Bibernelle als Ausleitungsmittel für Schwermetalle, z.B. beim Auftreten von Vergiftungserscheinungen bei Bergwerksleuten verwendet. Heute kann man diese Eigenschaft evtl. auch bei Amalgamplomben nutzen.

Bibernell ist besonders gut bei immer wiederkehrenden Halsentzündungen: Wenn man dieses Problem hat, sollte man den Wurzeltee einfach gurgeln. Es hat sich auch bewährt, Bibernelle mit anderen Kräutern zu mischen. Man nehme z.B. 2 Teile Bibernelle, 2 Teile Kamillenblüten, 1 Teil Blutwurz.

◆

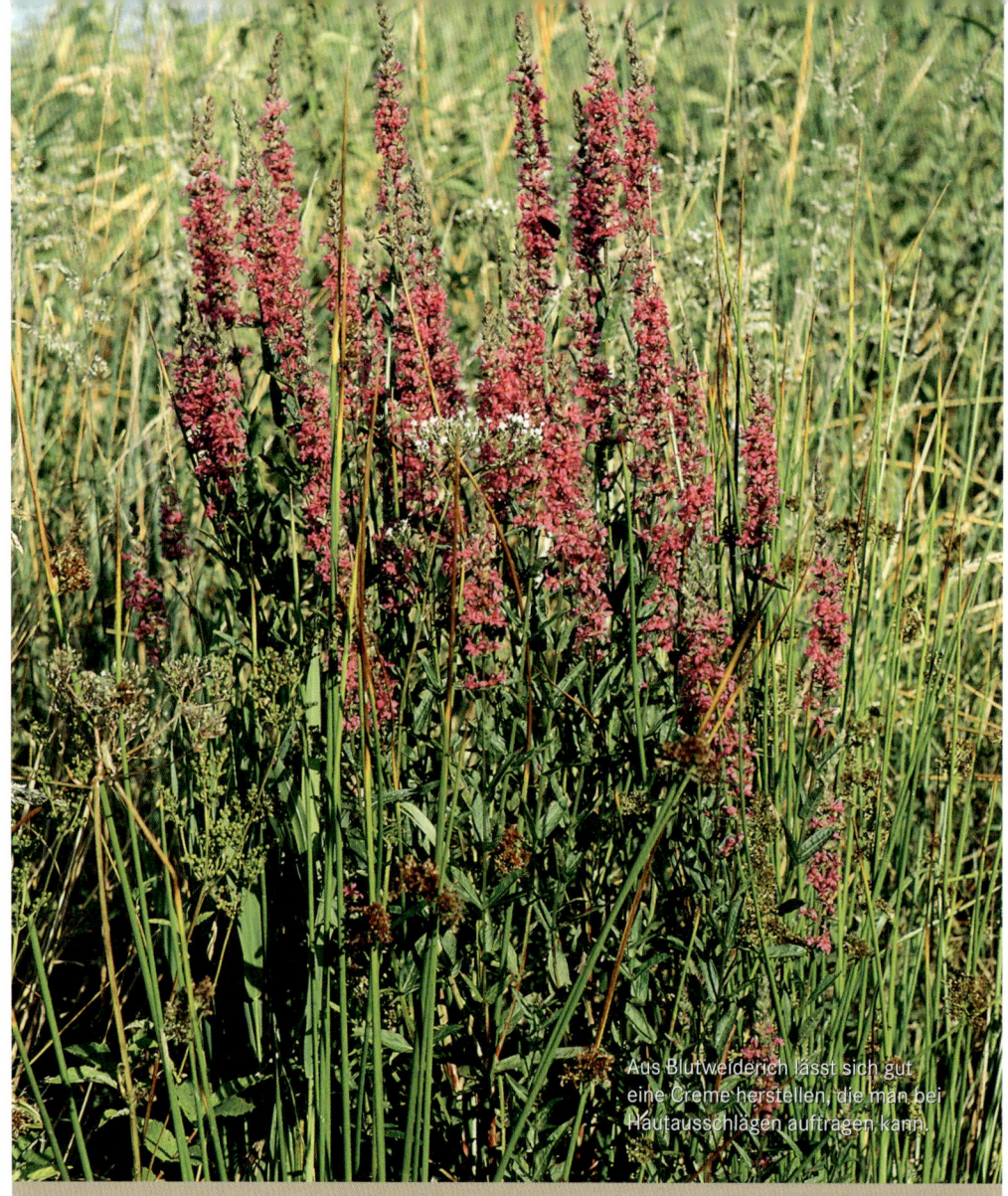

Aus Blutweiderich lässt sich gut eine Creme herstellen, die man bei Hautausschlägen auftragen kann.

◆ Blutweiderich *(Lythrum salicaria)*

Blutweiderich ist eine weitgehend unbekannte Pflanze, dabei lässt er sich vielfältig verwenden. Z.B. stillt er Blutungen, wenn man ihn auf Verletzungen auflegt.

Andere Namen Blutweigerich, Acker-weiderich, Weiderich, Stolzer Heinrich, Rotschwanz

Wo findet man ihn? Bevorzugt an Bach-ufern und feuchten Wegrändern. Die Pflanze mag nährstoffreiche feuchte Wiesen. Sie tritt nicht besonders häufig auf. Blut-weiderich gedeiht gut im Kräutergarten.

Wie erkennt man ihn?

Familie: Weiderichgewächse, ausdauernd
Stängel: vierkantig
Blätter: flaumhaarig, gekreuzt gegenständig und quirlig, lanzettlich, spitz
Blüte: bläulich bis purpurrot
Höhe: 50 bis 190 cm

Was wird gesammelt?

Das blühende Kraut.

Blütezeit Juli bis September

Gesundheit

Gut für Magen, Darm, Blut, Atemwege. Hilft bei Infektionskrankheiten und Hautausschlägen.

Tee 1 Teelöffel mit 1/4 Liter kochendem Wasser überbrühen. 3 Minuten ziehen lassen und täglich 3 Tassen trinken.

Tinktur 100 g frische Blätter (oder Blätter mit Blüten) in 3/4 Liter Obstler (60%ig) ansetzen. 3 Wochen stehen lassen und 3×15 Tropfen täglich einnehmen. Bei Durchfall, für Darmsanierungen und zur Steigerung der Lebenskraft.

Creme Blüten in Salbengrundlage schmelzen und 7× ausziehen, d.h. 7× bei ca. 50°C erwärmen und von der Hitzequelle stellen; die Creme sollte nicht kochen, sondern nur flüssig werden (das mehrmalige Ausziehen dient nur dazu, die Farbstoffe vollkommen zu lösen; die Wirkstoffe sind bereits nach den ersten paar Mal enthalten). Bei Hautausschlägen auftragen.

Wein Einen sauren Wein verwenden, dann das Kraut sieden. Dieser Wein kann auch als Klistier zur Verbesserung der Bauchflüsse (das ist ein alter Begriff für einen gesunden, beweglichen Stoffwechsel) verwendet werden.

Badezusatz Blutweiderich frisch oder getrocknet mit einem Leinensackerl in das Badewasser hängen. Man kann dem Badewasser auch einen Auszug (60 g frisch oder getrockneten Blutweiderich mit 3 Liter Wasser überbrühen und 10 Minuten ziehen lassen) hinzufügen.

Gut bei Scheidenjucken, Entzündungen und starker Periode sowie bei Überlastung und körperlicher Erschöpfung. Außerdem bei Hauterkrankungen und Ekzemen anwendbar.

Pulver Das Kraut in der Kaffeemühle zu Pulver zerkleinern. Davon gab man früher morgens und abends 4 bis 5 g bei Ruhr und Durchfall.

Wirkungen bei Tieren Bei lang anhaltenden Durchfällen wurden getrocknetes Blutweiderichkraut sowie Eschenblätter gefüttert. Den Kälbern gab man 1/4 Liter Blutweiderichtee. Kühe und Pferde sollen 1/2 Liter Tee trinken oder Blutweiderich auch als Futterpflanze bekommen.

Homöopathie *Lythrum salicaria* als Urtinktur oder D4 bei Durchfall und Ruhr. Die Dosis ist umstritten und sollte mit einem Arzt besprochen werden.

Küche

Wildgemüse Besonders im Mai ist die Pflanze zart. Seitentriebe und Blätter können mit Butter und Zwiebeln angeröstet werden. Mit Semmelbrösel stauben und mit Wasser oder fertiger Suppe aufgießen. Diese Sauce passt gut zu Fleischgerichten. Auch im Salat sind die Blätter köstlich.

Alte Weisheiten
und Anwendungen

Heilkundige verwendeten es zum Stillen von Blutungen. Der Inhaltsstoff Tannin wirkt zusammenziehend. Daher empfiehlt es sich bei Nasenbluten oder Wunden, ein Büschel des Krautes in die Nase zu stecken bzw. auf die Verletzung zu legen.

Blutweiderich wurde auch zum Gerben von Fellen verwendet.

Die lateinische Bezeichnung Lythrum kommt vom griechischen Wort „lytron", das „besudelt, blutüberströmt" bedeutet. Eine dazu passende Geschichte rankt sich um Johannes den Täufer, aus dessen Blut nach seiner Enthauptung diese Pflanze gewachsen sein soll.

Der Kobold, der angeblich in der Pflanze wohnt, soll den Menschen gegenüber je nach Laune nett oder bösartig sein. Also Vorsicht!

Tiere, Kühe und Ochsen wurden dem Volksglauben nach durch das Kraut gutmütig und folgsam. Mancherorts wurde Blutweiderich der Eitelkeit zugeordnet. Man erzählt sich, dass jeder, der das „Gstried-Kräutl" frisch ins Haus mitnahm, streitsüchtig geworden sein soll.

◆

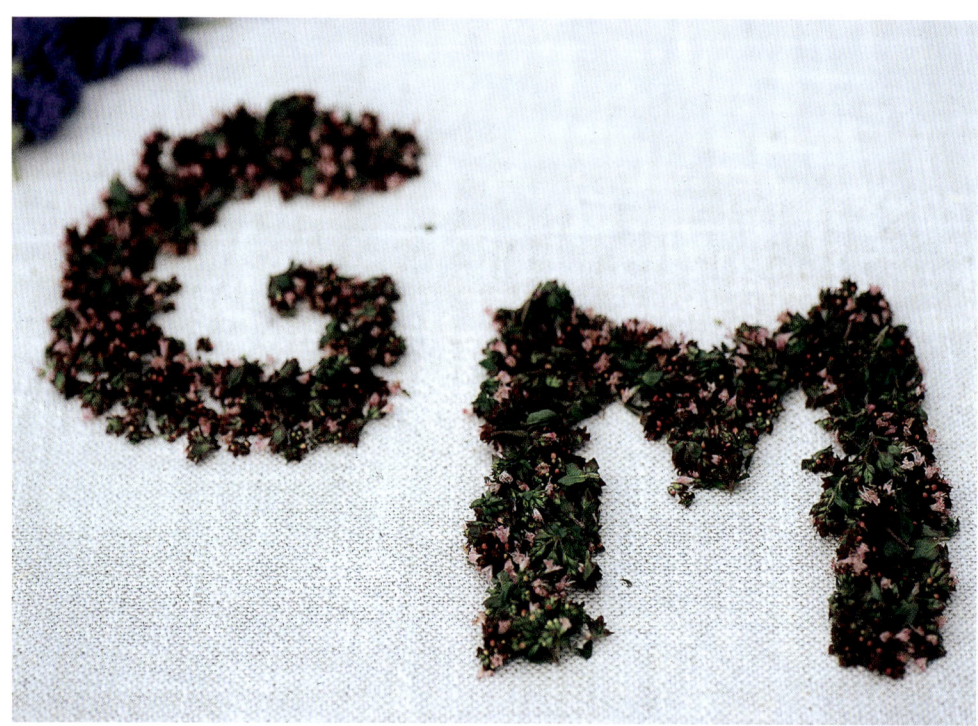

Oregano-Monogramm. Andere sticken gerne – ich sammle Kräuter.

Persönliche Anmerkungen

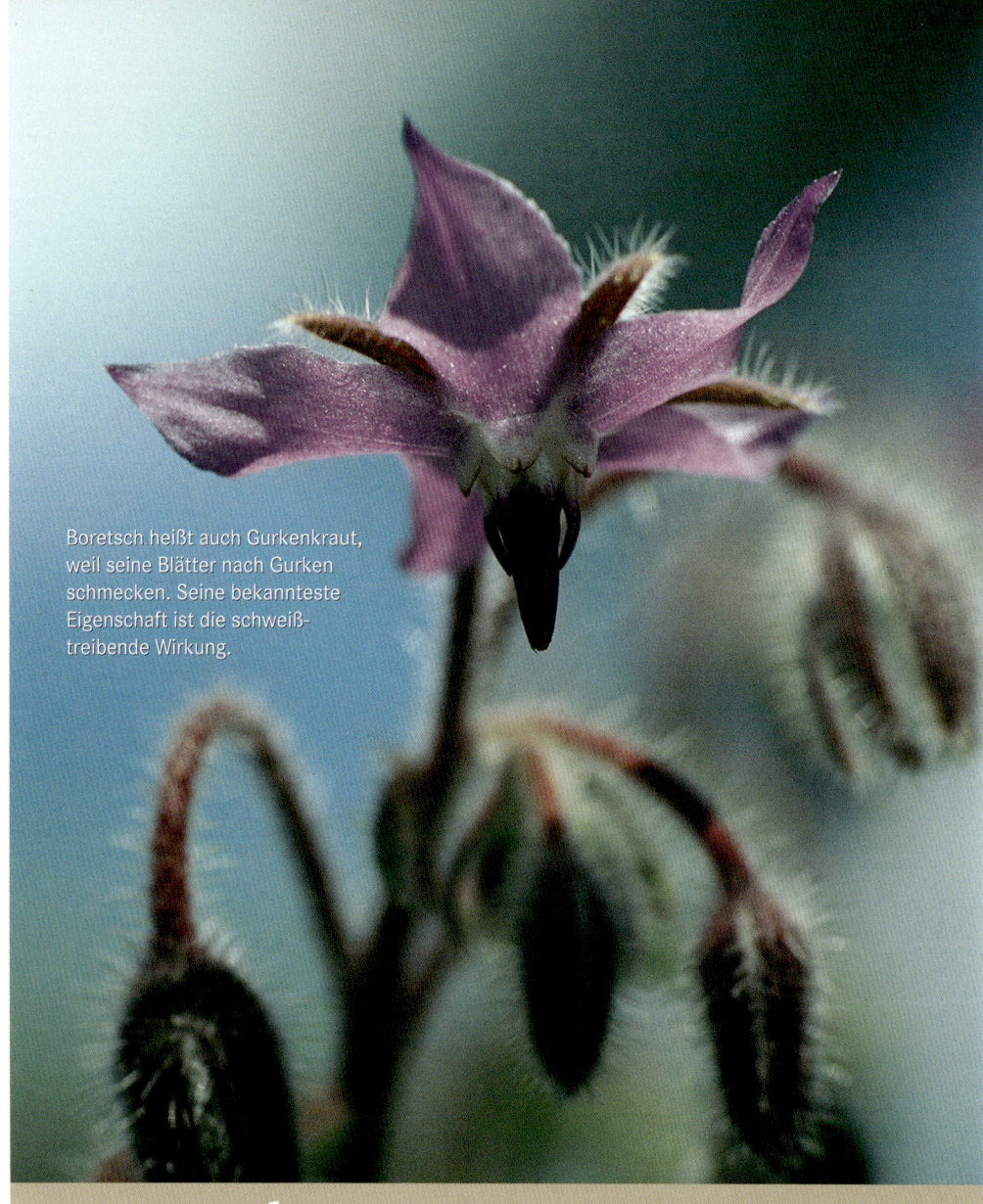

Boretsch heißt auch Gurkenkraut, weil seine Blätter nach Gurken schmecken. Seine bekannteste Eigenschaft ist die schweißtreibende Wirkung.

◆ Boretsch *(Borago officinalis)*

Ein besonderer Geheimtipp von mir: Die blauen Blüten des Boretsch sind eine wunderhübsche Dekoration auf Kuchen, wenn man sie in Zucker spinnt.

Andere Namen Borretsch, Blauauge, Blauhimmelstern, Borgelkraut, Herzblume, Herzfreund, Sternblümchen

Wo findet man ihn? Er wächst sehr häufig im Garten, kann aber durch Samen verwildern.

Wie erkennt man ihn?

Familie: Raublattgewächs, einjährig
Stängel: aufrecht, ästig, rauhaarig
Blätter: sitzen oder umfassen den Stängel,
zungenförmig, behaart, ganzrandig
Blüte: himmelblau, selten weiß
Höhe: 30 bis 80 cm

Was wird gesammelt? Blüten und Blätter
Blütezeit Juni bis August

Gesundheit

*Stoffwechselanregend, herzstärkend,
krebsabwehrend, blutreinigend, nervenstärkend,
harntreibend. Auch gut für die Atemwege.*

Tee 2 Teelöffel mit 1/4 Liter kochendem
Wasser übergießen, 5 Minuten ziehen lassen.
2 bis 3 Tassen schluckweise trinken. Wirkt
schweißtreibend.

Öl 80 g Boretschblüten mit 300 g Olivenöl
2 Wochen lang ziehen lassen, täglich wie bei
allen Ölen schütteln, in dunkle Flaschen
abfüllen und kühl lagern.

Bei Rheuma 2× täglich einreiben. Das Öl
wirkt stoffwechselanregend, kann aber auch
auf die Brust aufgelegt und bei Entzündungen angewendet werden.

Grünes Getränk Boretschblätter mit
1/4 Liter Wasser pürieren, abseihen und
das grüne Getränk trinken. Es enthält sehr
viel Sauerstoff und gibt diesen im Körper
als Chlorophyll ab. Dadurch wirkt dieses
Getränk krebsabwehrend und fördert auch
allgemein die Vitalität.

Wirkungen bei Tieren Bei Tieren wirkt
Boretsch wie beim Menschen herzstärkend.
Er erhöht die Leistungskraft, wenn man
blühendes Kraut verfüttert.

Tee als Tränke (2 Liter Tee mit 2 Liter
Wasser verdünnen) wirkt schleimlösend
und blutreinigend. Bei Schafen und Ziegen
wird 1 Liter Tee empfohlen, bei Hunden
1/4 bis 1/2 Liter.

Bei Wunden helfen Boretschbreiauflagen:
frische Blätter durch den Fleischwolf oder
eine Küchenmaschine drehen, mit Öl ver-
setzen und auflegen (ca. 6 Stunden auf
der Wunde belassen).

Homöopathie Borago D4–D6, 4×8 Tropfen
täglich. Besonders bei Venenerkrankungen,
Depressionen, schwachem Herzen, Herzklopfen. Wirkt blutreinigend, harntreibend,
und entzündungshemmend.

Küche

Salat Boretsch verleiht dem Salat einen
sehr guten Geschmack. Einfach Blätter,
Blüten, Jogurt und Gewürze zu einem
Salatdressing vermischen!

Spinat Als Spinatgemüse lässt es sich sehr
gut mit Kraut oder Kohl mischen.

Dekoration Die Blüte eignet sich wie
erwähnt gut zum Dekorieren von Kuchen:
Zu diesem Zweck die Blüte mit Eiklar
bestreichen und mit Staubzucker bestreuen.
Noch hübscher sieht das mit gesponnenem
Zucker aus: Man erhitzt Zucker in einer
Pfanne und fügt einen Tropfen Wasser
hinzu. Man kocht den Zucker so lange, bis er
flüssig wird, und lässt ihn etwas abkühlen.
Bevor er allerdings aushärtet oder zu sehr
auskühlt, zieht man die Blüten durch den
Zucker oder übergießt sie mit ihm.

Schönheit

Kosmetische Anwendung Das Kraut in
1 Liter Wasser 15 Minuten ziehen lassen und
an Füßen, Händen und Gesicht anwenden.
Auch zerquetschte Blätter sind eine ideale
Pflege für das Gesicht.

Alte Weisheiten
und Anwendungen

Boretsch wird auch Gurkenkraut genannt und passt gut zu Gurkenspeisen. Es ist angeblich ein wichtiges Herzkraut und soll traurige Menschen wieder aufheitern, ihnen Glück und Zufriedenheit verleihen. Diese Wirkung wird ihm nachgesagt, weil das Kraut dem Volksglauben zufolge die Jungfrau Maria verkörpert. Müttern wurde im Wochenbett gegen die typische Kindbettdepression Wein mit Boretschblüten gereicht.

Es war auch Brauch und Sitte, einen feierlichen Abend mit Boretsch zu dekorieren. Das Einstecken von Boretschzweigen in die Tasche soll einen guten Schulerfolg begünstigen. Schon von alters her ist bekannt, dass diese Pflanze aufgrund ihrer vielen enthaltenen Mineralsalze im Garten von Menschen, die salzfrei leben müssen, nicht fehlen sollte.

◆

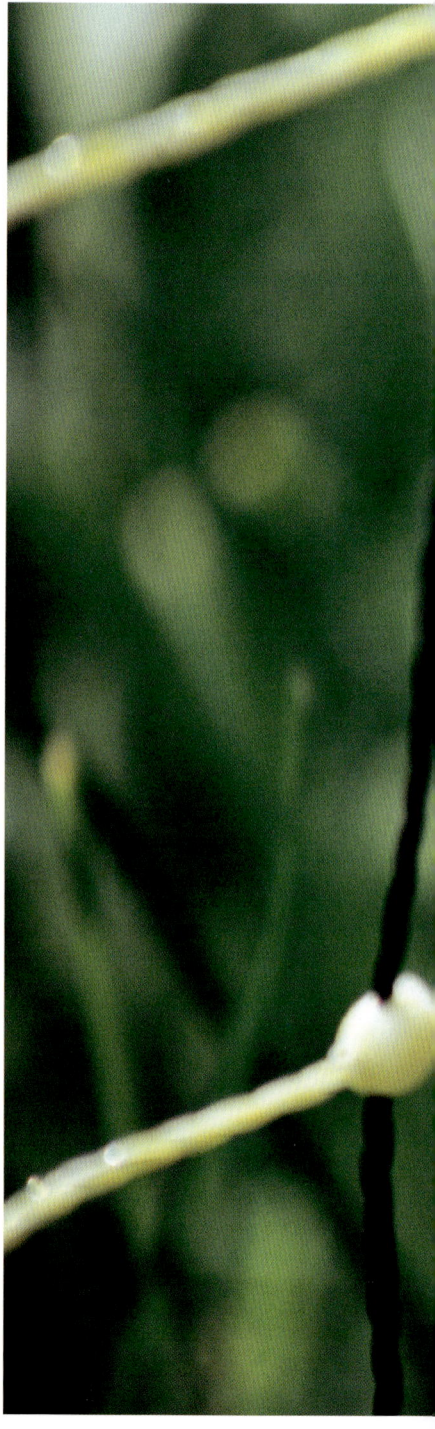

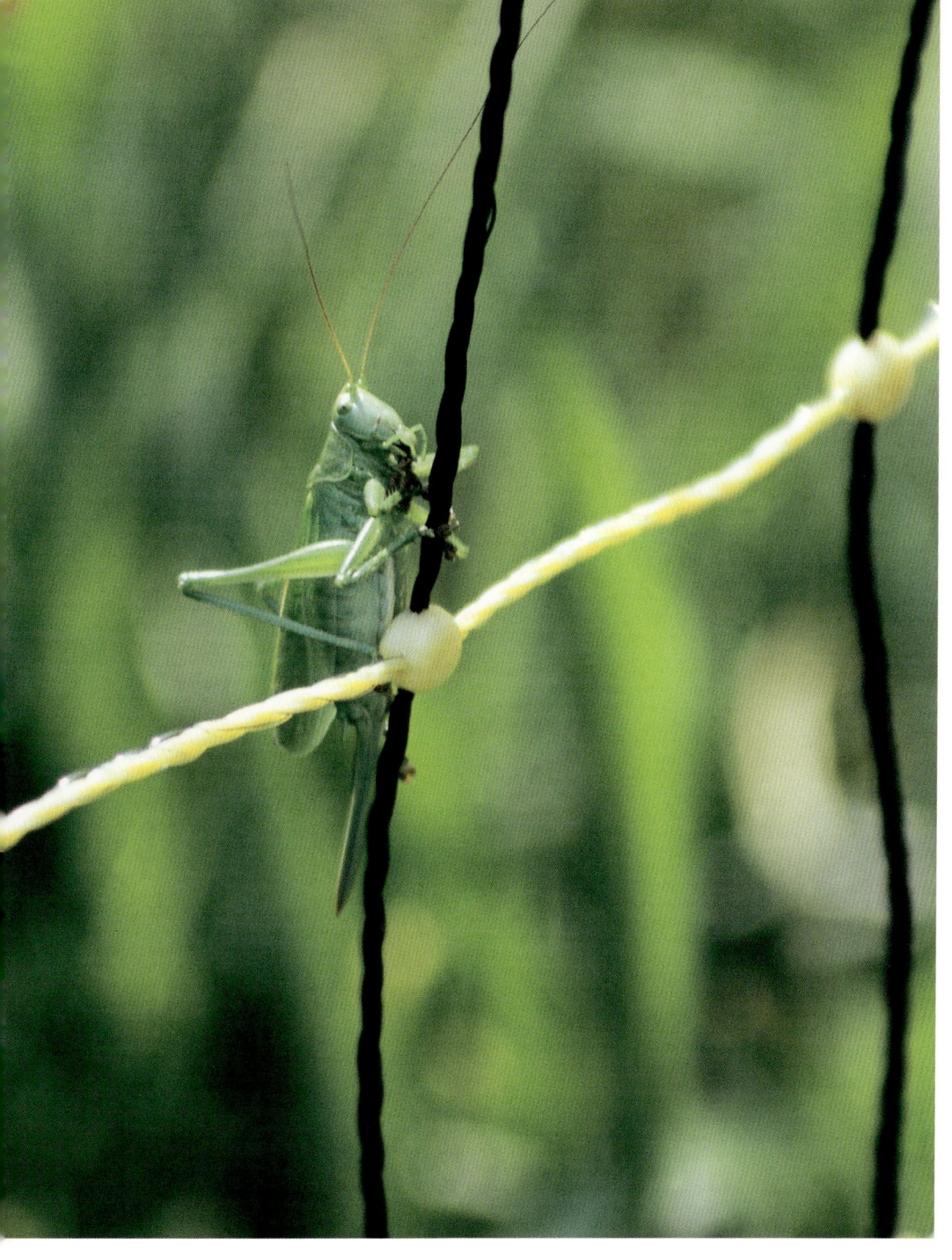

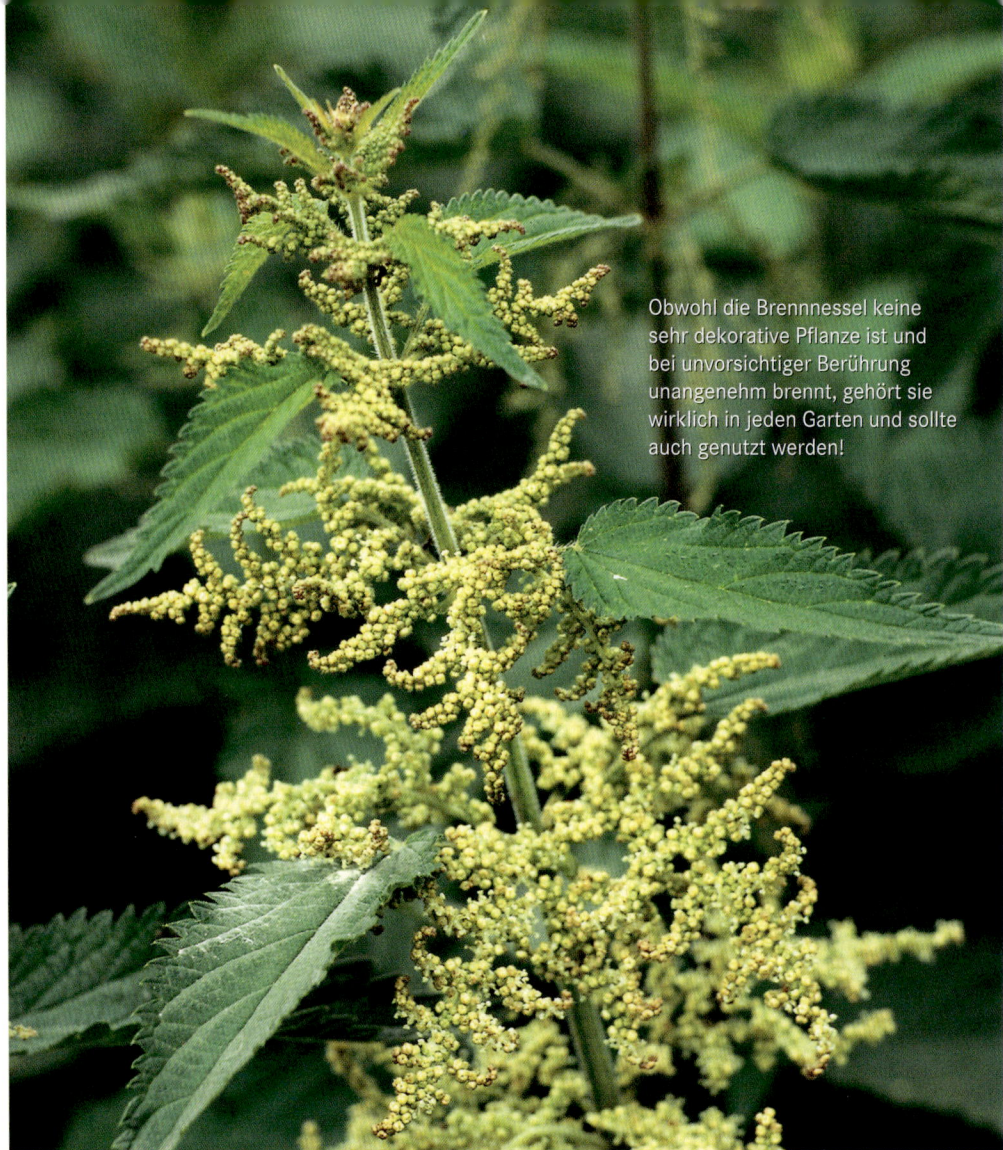

Obwohl die Brennnessel keine sehr dekorative Pflanze ist und bei unvorsichtiger Berührung unangenehm brennt, gehört sie wirklich in jeden Garten und sollte auch genutzt werden!

◆ Brennnessel *(Urtica dioica)*

Für mich persönlich ist die Brennnessel die wichtigste Pflanze überhaupt. Es ist absurd, dass viele Leute sie als Unkraut betrachten. Ob Heilen, Kochen, Schädlingsbekämpfung … alles lässt sich mit Brennnessel machen!

Andere Namen Saunessel, Hanfnessel, Donnernessel, Nessel, Sengnettel

Wo findet man sie? Überall. Besonders bevorzugt sie nährstoffreichen Boden. Am liebsten wächst sie in menschlicher Nähe und fühlt sich in sonniger bis halbschattiger Lage wohl.

Wie erkennt man sie?

Familie: Nesselgewächs, mehrjährig

Stängel: aufrecht, unverzweigt, vierkantig, oft bräunlich-rot

Blätter: gegenständig, gestielt, grob gezähnt, ei- bis herzförmig, lange Brennhaare

Blüte: unscheinbar, grünlich

Höhe: 1 bis 1 1/2 m

Was wird gesammelt? Junge Blätter, Wurzeln, Samen. Eigentlich das ganze Kraut.

Blütezeit Juni bis September

Gesundheit

Blutreinigend, blutbildend, stoffwechselanregend, hautreizend, blutdrucksenkend, wasserausleitend, allgemein stärkend. Durch diese Eigenschaften hat die Brennnessel positive Wirkung bei Ekzemen, Hautproblemen, Durchfall, Rheuma und Gicht (hier vorrangig das Kraut), Nierensteinen, Harngrieß, Prostatabeschwerden (hier nimmt man vor allem die Wurzel).

Vorsicht: Nicht trinken bei Stauungen und Wasseransammlungen infolge eingeschränkter Herz- und Nierentätigkeit!

Tee 2 bis 3 Teelöffel Blätter mit 1 Liter kochendem Wasser überbrühen, zugedeckt 5 Minuten ziehen lassen, abseihen. Am besten mit abnehmendem Mond beginnend 3 Wochen lang täglich 3 Tassen trinken. Der Tee ist am besten bei Rheuma und Gicht anzuwenden und wirkt außerdem schleimlösend.

Tinktur 1/3 getrocknetes oder frisches Kraut oder Samen in weithalsige Flasche geben und mit 2/3 Alkohol (45 %ig) ansetzen. 3 bis 4 Wochen stehen lassen. Abseihen. 3×10 bis 15 Tropfen einnehmen.

Es kann auch aus der Wurzel eine Tinktur hergestellt werden, und zwar folgendermaßen: 1 Hand voll Brennnesselwurzel waschen und schneiden, in 1 Liter Alkohol (60 %ig) oder Weinessig ansetzen und 3 Wochen ausziehen lassen. Zur Förderung des Haarwuchses und gegen Schuppenbildung verdünnt einreiben. Die Tinktur kann auch zur inneren Anwendung eingenommen werden.

Pulver Getrocknetes Kraut fein rebeln. Das Pulver ist gut für Blase und Niere. Mit gemahlenen Samen gemischt kann es zur Steigerung der körpereigenen Abwehrkräfte beitragen.

Sirup 25 g frische oder getrocknete Kräuter mit 75 g Honig in einen Tontopf geben, in den Keller stellen und aufbewahren. Man nimmt 20 g Sirup ein, wenn der Körper von Feuchtigkeit und Schleim gereinigt werden soll.

Wein In Wein gekochte Blätter trinkt man nach dem Essen, um den Bauch zu „erweichen". Er ist blähungswidrig und treibt den Harn.

Eine andere Variante: 1 Liter Wein mit 1 Hand voll getrockneten Brennnesselsamen aufkochen und lauwarm mit Honig süßen. Stamperlweise bis zu 3× am Tag einnehmen. Besonders bei Schwächezuständen und schlechter Regeneration.

Wirkungen bei Tieren Bei den Bergbauern galt die Pflanze immer als die Beschützerin des Hofes, und sie wurde lange Zeit in der Tiermedizin eingesetzt. Brennnesseltee wurde bei Koliken verabreicht, Brennnesselheu wurde den Kühen zur Steigerung der Milchproduktion und in der Pferdezucht für ein gesundes Äußeres der Tiere ins Futter gemischt. Sogar bei Rheuma von Tieren ist die Brennnessel einsetzbar.

Homöopathie *Urtica urens* D1–D3. 3×10 Tropfen täglich bei Steinleiden (bei Gallensteinen, Nierensteinen usw.), bei Nesselfieber, Ekzemen und Wunden.

Küche

Spinat Wird am besten zu Ostern gemacht, mit Vorliebe am Gründonnerstag, weil er das Mineralstoffdepot wieder auffüllen kann. Besonders reich an Vitamin C.

    Zubereitung: Brennnessel dünsten, mit Passierstab mixen, mit wenig Mehl stauben, mit Salz und Pfeffer würzen, zum Schluss mit Sahne abschmecken.

Suppe Junge Blätter in Wasser weich kochen, fein schneiden, mit Einmach aus Butter und Mehl anschwitzen, mit Suppe oder Wasser übergießen, mit Sauerrahm abschmecken und würzen.

Samen Brennnesselsamen sollten unbedingt gesammelt werden. Sie können frisch oder getrocknet auf den Salat gestreut oder als Beilage in den Topfen, in Suppen oder auf das Butterbrot gegeben werden. Brennnesselsamen verleihen Kraft und zeichnen sich besonders durch ihren hohen Eisengehalt aus. Sie wirken sehr vitalisierend und wurden auch als Sexualmittel verwendet.

Garten

Jauche Brennnessel in Wasser ziehen lassen (3 bis 5 Wochen). Steinmehl untermischen, um den Geruch zu binden. Die Jauche wird mindestens 1:5 verdünnt und über die Pflanze gegossen.

Haushalt

Färbemittel Beize von Weinstein, Eisen, Alaun und Brennnesselblättern zubereiten. Diese Mischung ergibt ein reines, schönes Grün.

Alte Weisheiten und Anwendungen

Die Brennnessel ist von alters her eine so genannte Universalpflanze und kann bei vielen Unpässlichkeiten eingesetzt werden. Als echte „Rosskur" gilt wohl, sich in die Nesseln zu setzen. Dabei peitscht man mit der Brennnessel die entzündete oder verspannte Stelle des Körpers am Rücken oder in den Gelenkspartien aus. Diese Form dient auch als gutes Rheuma- und Gichtmittel. Alte Bauersleute glauben noch zu wissen, dass man durch das Schlagen der Genitalien des Mannes mit frischen Brennnesseln das Liebesleben wieder feuriger und heiß macht. Mehr Lust auf den Beischlaf bewirkt auch der Samen als natürliches Nahrungsergänzungsmittel, da er wie erwähnt allgemein zur Kräftigung beiträgt.

Schmetterlingsraupen brauchen die Brennnessel als Nahrung, deshalb darf sie im Garten auf keinen Fall fehlen. Die Brennnessel liebt die von Menschen geschaffene Umgebung. Dort kann sie sehr viel verarbeiten, wie z.B. das Nährstoffüberangebot von Eisen im Boden. Die Brennnessel bevorzugt Wasseradernkreuzungen und kann mit negativen Strahlungen gut umgehen, so wie meiner Erfahrung nach alle Heilkräuter negative Energien im Boden umpolen und in positive Energien umwandeln können.

Der Brennnessel wird nachgesagt, dass sie schlechte Gedanken, Neid und Missgunst anderer Menschen abfangen kann. Aus diesem Grund wurde sie um den Hof herum ausgestreut. Wenn auf der Alm den Senner „das Gestell stark geschmerzt hat", wurde frisch geschnittene Brennnessel unter das Bettlager gelegt. Es soll ihm rasch geholfen haben und beschleunigte mit jeder weiteren Anwendung die Erholung. Eine mündlich überlieferte Geschichte handelt von einem alten Bauern, der glaubte, verwunschen worden zu sein. Die Großmutter nähte eine Stoffpuppe, die mit getrockneten Brennnesseln gefüllt war, und so sollen alle Verwünschungen gelöst worden sein.

◆

Persönliche Anmerkungen

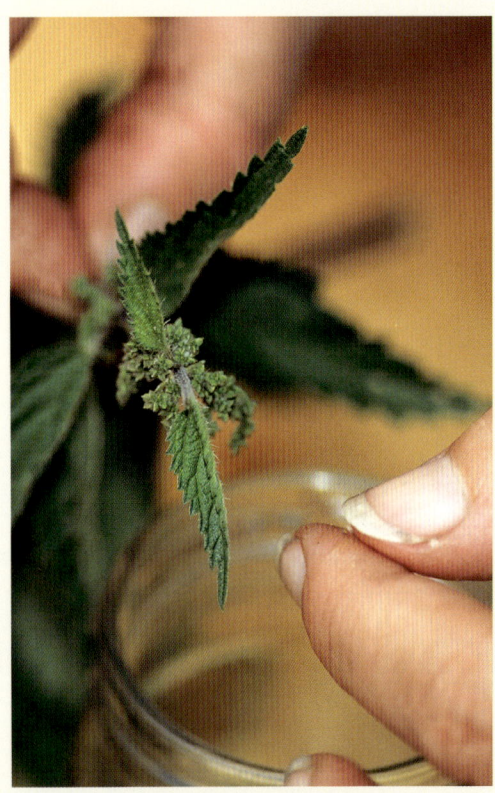

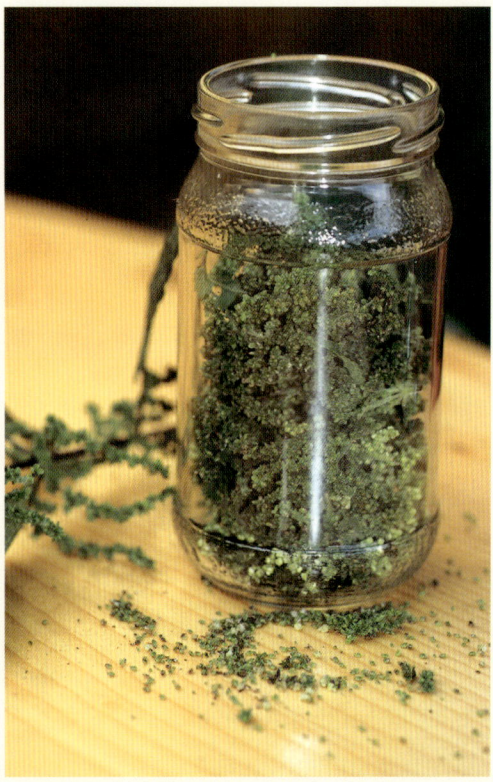

Die Samen sollen zu runden Kügelchen ausgebildet sein und können in grünem wie auch braunem Zustand geerntet werden. Das Zupfen des Samenstandes ist zwar etwas zeitaufwändig, aber es lohnt sich.

Die Brennnesselsamen, die bei der Verarbeitung nicht ins Glas fallen, werden aufs Butterbrot gestreut. Auch dort verleihen sie sehr viel Kraft.

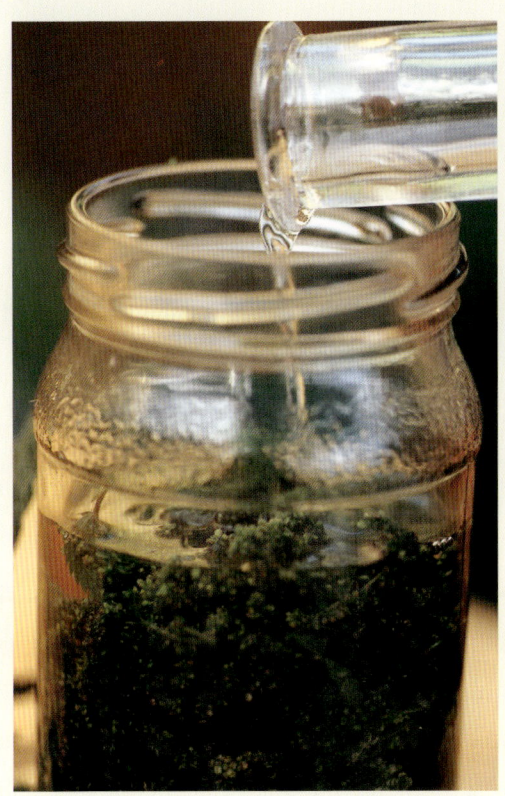

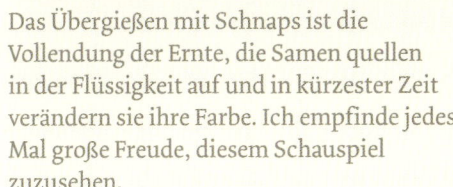

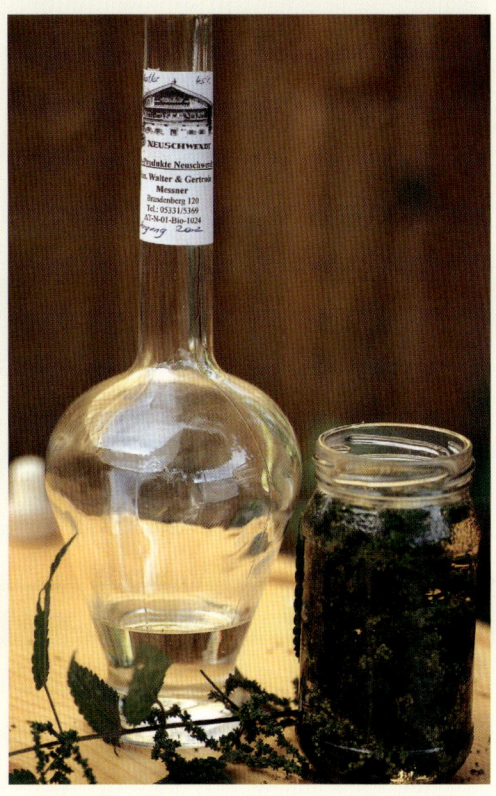

Das Übergießen mit Schnaps ist die Vollendung der Ernte, die Samen quellen in der Flüssigkeit auf und in kürzester Zeit verändern sie ihre Farbe. Ich empfinde jedes Mal große Freude, diesem Schauspiel zuzusehen.

Nach einer dreiwöchigen Reifungsperiode ist die Tinktur verwendbar. Nach alter Überlieferung ist eine Tinktur umso wertvoller, je länger sie reift. Bei kühler und dunkler Lagerung kann ein Ansatz bis zu zehn Jahre reifen.

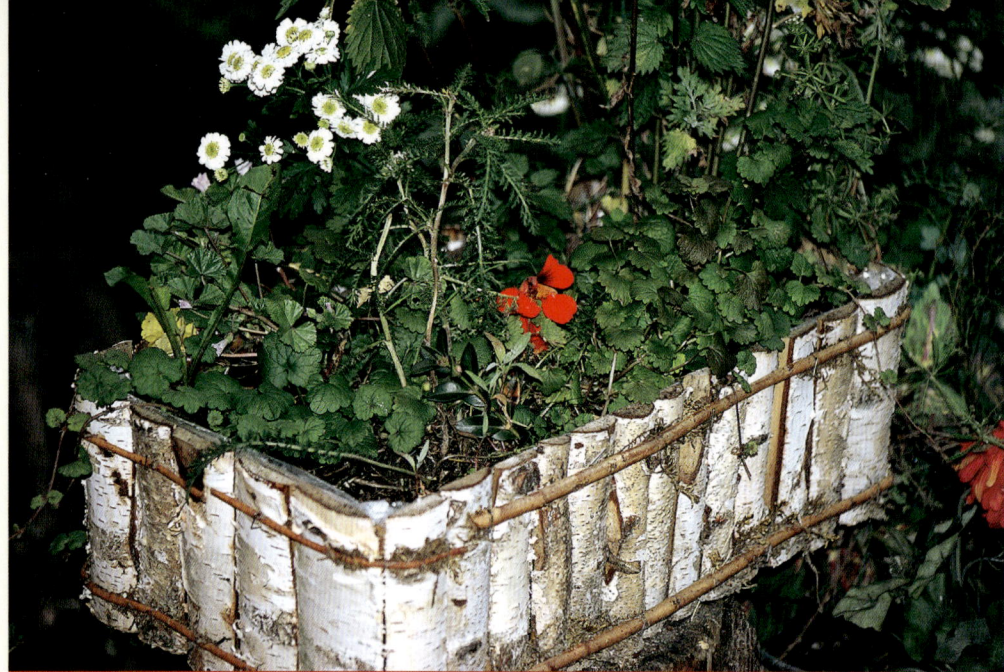

Der kleinste Kräutergarten

Man braucht nicht unbedingt viel Platz, ja nicht einmal einen eigenen Garten oder besonders viel Zeit, um sich selbst mit Kräutern versorgen zu können. Das möchte ich mit dem kleinsten Kräutergarten beweisen.

Ich kann immer wieder nur empfehlen, dass jeder selbst dafür sorgen sollte, seinen Eigenbedarf an Kräutern vor der Haustür zu decken, weil das Sammeln in der freien Natur recht mühselig ist und außerdem den Bestand gewisser Pflanzen bedrohen könnte. Die Naturschutzbestimmungen sind ja aus gutem Grund eingeführt worden. Deswegen möchte ich einige Hinweise geben, wie man selbst einen Kräutergarten anlegen könnte, und weil mir bewusst ist, dass (leider) nicht jede Leserin und jeder Leser einen Garten ihr Eigen nennen darf, habe ich auch und besonders an jene, die nicht viel Raum zur Verfügung haben, gedacht.

Der kleinste Kräutergarten ist selbstverständlich nicht nur in meiner Heimat, sondern in ganz Österreich und ohne Schwierigkeiten auch in Deutschland, eigentlich fast auf der ganzen Welt machbar.

Aufbau des Gartens

Man kann ausgehöhlte Holzstämme oder in Birkenäste eingefasste Kleingärten, Töpfe oder Blumentröge nach Lust und Liebe (auch aus Ton) verwenden. Sowohl selbst gebaute als auch in Gärtnereien gekaufte Gefäße kommen in Betracht.

Die Pflanzenerde besteht am besten aus Erde von Maulwurfshügeln (tirolerisch „Scherhaufen"), denn Maulwürfe fördern die mineralstoffreichste Erde von unten nach oben. Früher verwendeten Bäuerinnen fast ausschließlich diese Besonderheit als Blumenerde. Man kann dieses Ausgangsmaterial mit Kompost oder Mist mischen.

Meiner Meinung nach kommt man im Leben grundsätzlich mit nur drei Pflanzen aus, sodass man auch gar nicht viel Platz braucht und der kleinste Kräutergarten völlig ausreicht. Es handelt sich um die drei wichtigsten Pflanzen, die so genannten *Universalpflanzen*, die den größten Bereich unserer Gesundheitsvorsorge abdecken, nämlich um *Brennnessel*, *Schafgarbe* und *Ringelblume*. Sie sind leicht auch im Blumentopf zu kultivieren, mit einer kleinen Einschränkung bei Brennnessel, die innerhalb von 2 bis 3 Jahren auch im Blumentopf überhand nehmen und unkontrollierbar wuchern wird. Insofern würde ich empfehlen, die Brennnessel lieber aus der Natur zu holen, denn man findet sie praktisch überall. Man kann die Brennnessel im Blumentrog durch eine andere Pflanze ersetzen. Gut eignen sich *Gundelrebe*, *Beifuß* und *Kaspappel*.

Was macht man nun mit den ausgewählten Pflanzen? Am besten ist es, einfach Wildpflanzen zu nehmen und sie einzusetzen. Teilweise findet man sie auch in Gartengeschäften, wenn man Schwierigkeiten hat, sie in freier Natur aufzuspüren. Sich Samen zu besorgen ist natürlich auch eine Möglichkeit, aber das Einsetzen von Wildpflanzen ist immer die zu bevorzugende Methode (abgesehen von der Ringelblume, s.u.). Kaspappel ist nicht so leicht zu finden; sie wächst am liebsten auf Schutt, und ihr Lebensraum wird heutzutage durch die fortschreitende Asphaltierung immer stärker beschnitten. Man bekommt die Pflanze und weitere Informationen zu ihrer Pflege beispielsweise bei mir.

Wenn man die gewünschte Pflanze gefunden hat, entnimmt man sie mit der Wurzel, indem man sie vollständig ausgräbt, und zwar so unbeschädigt wie möglich. Man setzt sie im Kräutergarten ein, schneidet sie anschließend auf ca. 15 cm zurück und lässt sie neu austreiben. Bei der Ringelblume sollte man nur den Samen in die Erde stecken.

Pflege

Kräuter sind nur zu gießen, wenn sie sichtbar ausgetrocknet sind und es lange nicht geregnet hat. Auf keinen Fall darf man sie düngen, es sei denn, man verwendet reine Kräuterdüngemittel (z.B. Brennnesseljauche, s. Seite 84). Wenn, dann düngt man erst beim Umtopfen ein wenig. Viel effektiver ist es allerdings, jedes Jahr die Erde zu erneuern.

Auf diese Weise lässt sich auch auf dem Balkon eine große Bandbreite an Kräutern schaffen. Die Hinweise dieses Kapitels gelten praktisch für alle in diesem Buch genannten Kräuter, ausgenommen Alant, weil er zu groß wird, und Arnika, für deren Selbstanbau man eine Kulturpflanze, die so genannte Gartenarnika, benötigt.

Ich habe für dieses Buch grundsätzlich jene Pflanzen ausgewählt, die man am ehesten in der freien Natur findet. Sie sind bei uns heimisch und wachsen ohne Probleme, auch ohne Nachzuchtprobleme. Außerdem sind sie winterhart und verlangen keine größeren Zukäufe.

Mit diesen wenigen Pflanzen kann man sein Leben und die Probleme, die daraus auf gesundheitlicher Basis entstehen, fast vollständig abdecken. Mit dieser „kleinsten Pflanzenapotheke" soll gezeigt werden, dass man mit ganz wenigen Mitteln große Erfolge erzielen kann und nicht die kuriosesten Gewächse braucht. Auch mit den einfachsten Pflanzen erreicht man die größte Wirkung, wenn man täglich und konsequent etwas für sich tut. Einmal im Jahr eine Tasse Kräutertee zu trinken reicht natürlich nicht!

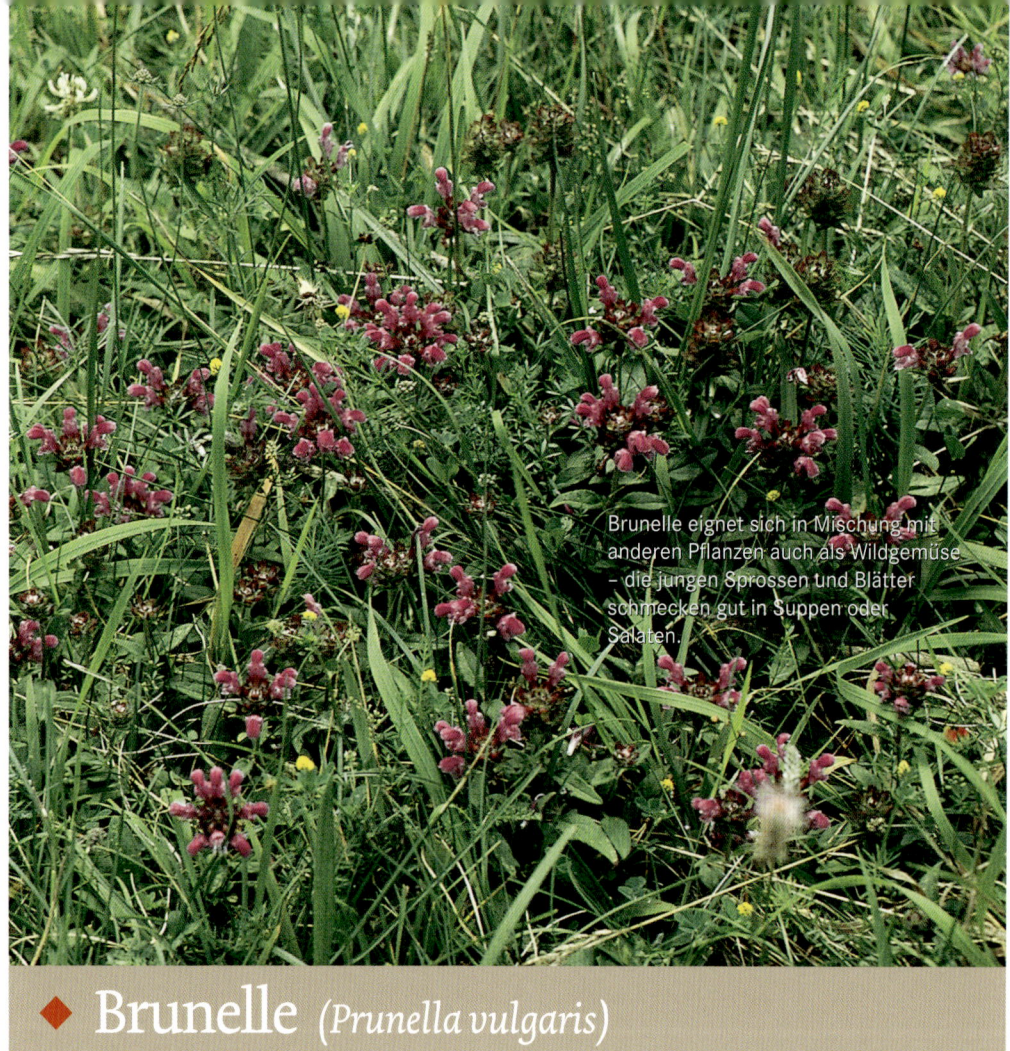

Brunelle eignet sich in Mischung mit anderen Pflanzen auch als Wildgemüse – die jungen Sprossen und Blätter schmecken gut in Suppen oder Salaten.

◆ Brunelle *(Prunella vulgaris)*

Brunelle ist das beste Mittel gegen Heiserkeit, das ich kenne. Es ist daher ein wichtiges Sängerkraut. Leider ist diese Wirkung nicht so bekannt.

Andere Namen Braunelle, Braunheil, blauer Kuckuck, Augenprökel, Mundfäulekraut, Gauchheil

Wo findet man sie? Brunelle wächst auf Wiesen und Weiden, an Wegrändern sowie auf Grasplätzen.

Wie erkennt man sie?
Familie: Lippenblütler, ausdauernd
Stängel: aufrecht oder aufsteigend, unverzweigt, mit Ausläufern
Blätter: gegenständig, gestielt, ganzrandig oder wenig gekerbt, länglich, eiförmig
Blüte: violett, selten weiß
Höhe: 5 bis 40 cm
Was wird gesammelt? Kraut und Blüte
Blütezeit Juni bis September

Gesundheit

Zur Verhinderung der Narbenbildung, wundreinigend und -heilend, adstringierend (zusammenziehend).

Tee 1 Teelöffel mit 1/4 Liter kochendem Wasser übergießen, 5 Minuten ziehen lassen. Der Tee wurde früher zum Gurgeln bei Halsschmerzen, Halsbräune, Mundfäule und Wunden im Hals verwendet, und man sollte dieser Anwendungsmöglichkeit heute wieder mehr Aufmerksamkeit schenken. Durch die Gerb- und Bitterstoffe, die in der Brunelle enthalten sind, hat sie eine antibiotische Wirkung. Daher eignet sie sich besonders gut zur Behandlung von Entzündungen und Wunden.

Tinktur 1/3 Pflanzen mit Blüte mit 2/3 Alkohol (45%ig) ansetzen, 3 Wochen stehen lassen, abseihen und 3×10 bis 15 Tropfen einnehmen. Sehr wirksam bei Heiserkeit und Problemen mit der Stimme.

Pulver Getrocknete Brunelle zermahlen und mit Essig und Rosenöl vermischen. Bei Kopfschmerzen auf die Stirn reiben.

Küche

Salat Die Blätter können frisch gegessen werden, ansonsten eignet sich die Brunelle auch als Gewürz. Gerne nahm man früher die jungen Blätter für Salat.

Alte Weisheiten und Anwendungen

Die Brunelle ist eine sehr bekannte und alte Heilpflanze, die nicht nur in Europa, sondern auch in China und Nordamerika wächst und überall für gesundheitliche Zwecke und in der Küche eingesetzt wird.

Es wurde erzählt, dass der Name Brunelle von der dunklen Farbe des Kelchs und der Blüten her stammt. Im Mittelhochdeutschen bedeutete „brun" nämlich nicht nur braun, sondern auch allgemein „dunkelfarbig". Die Anwendung gegen Halsbräune erfolgte erst später, und zwar aufgrund des Namens. Viele ältere Menschen kannten die Pflanze wegen seiner heilsamen Kraft, Wunden zu trocknen und zu säubern, als „Gottheil". Mit Brunelle soll man dem Herrgott sehr nahe sein.

Brunelle, in Wasser oder Wein gesotten, vertreibt geronnenes Blut, stillt hitzige Schmerzen und lindert Verwundungen des Leibes.

◆

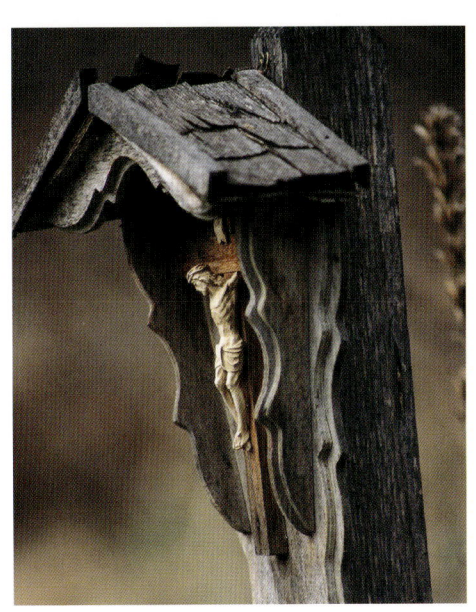

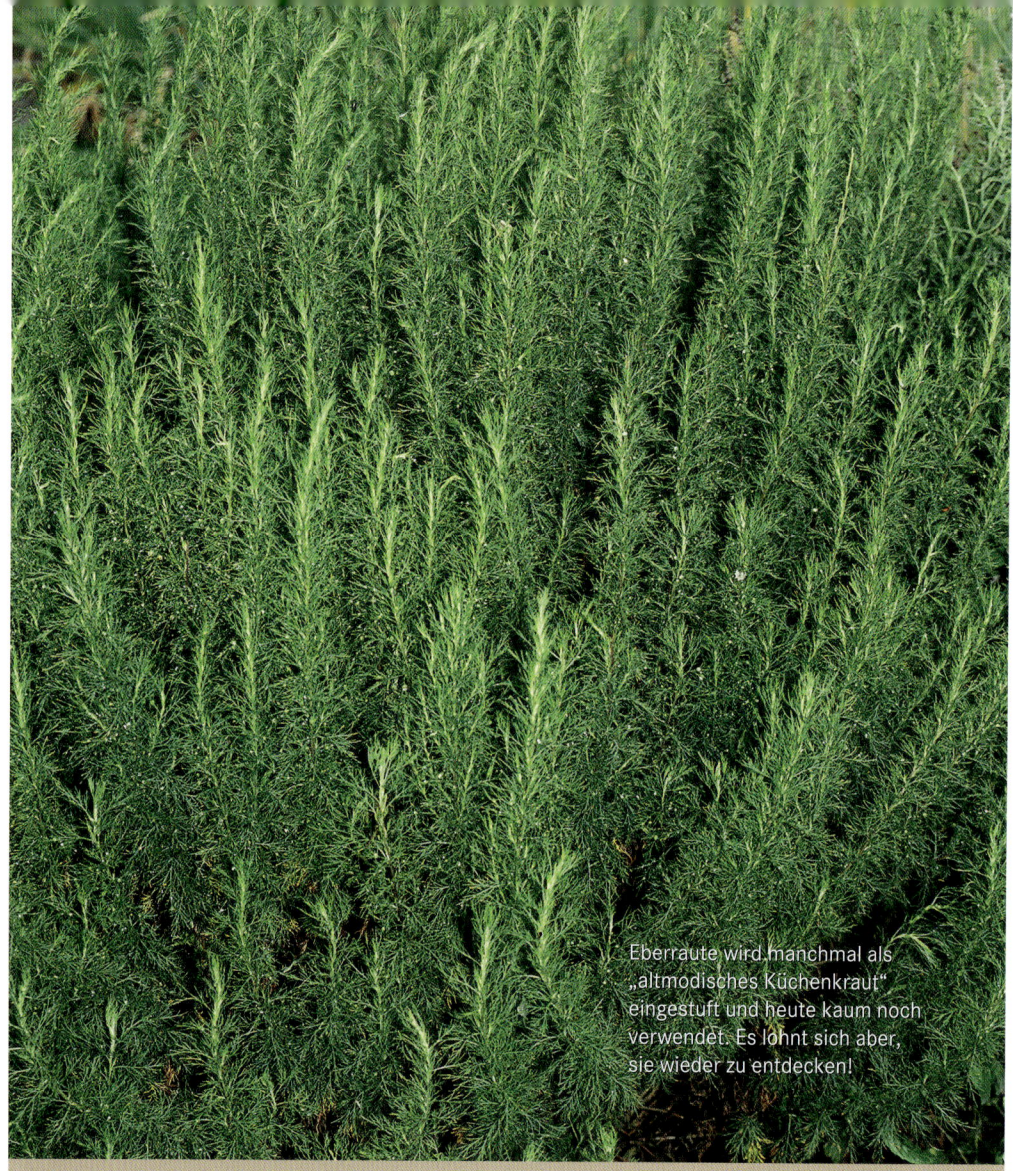

Eberraute wird manchmal als „altmodisches Küchenkraut" eingestuft und heute kaum noch verwendet. Es lohnt sich aber, sie wieder zu entdecken!

◆ Eberraute *(Artemisia abrotanum)*

Wenn feine Damen, Gräfinnen oder Königinnen in Ohnmacht fielen, hielt man ihnen Riechsalz und Eberraute unter die Nase. Es ist eine sehr aromatische Pflanze, deren ätherisches Öl Stirn- und Kopfpartie angenehm frei macht.

Andere Namen Zitronenkraut, Gartenhahn, Garthold, Heil aus dem Grund, Kindelkraut, Stabwurz, Hexenkraut, Stallwurz, Herrgottshölzl

Wo findet man sie? Hauptsächlich in Bauern- und Klostergärten.

Wie erkennt man sie?
Familie: Korbblütler, mehrjährig
Stängel: aufrecht, ästig verzweigt,
am Grund verholzt
Blätter: wechselständig, fein gefiedert,
silbrig behaart
Blüte: klein, unscheinbar, aber
aromatischer Duft
Höhe: 50 cm bis 1 m
Was wird gesammelt? Oberer Teil
des Krautes
Blütezeit Juli bis Oktober

Gesundheit

*Verdauungsförderung und appetitanregend.
Zur Anregung von Magen und Galle. Bei chronischer Bronchitis, Katarrhen, Verschleimung,
Husten, Infektionskrankheiten. Außerdem hat
die Eberraute eine fiebersenkende Wirkung.*

Tee 10 bis 20 g mit 1/4 Liter siedendem
Wasser aufgießen, 10 Minuten ziehen lassen.
Schluckweise über den Tag verteilt trinken.
Räucherungen Getrocknet wurde es früher
als Weihrauch eingesetzt. Heute ist diese
Funktion in Vergessenheit geraten.

Küche

Spitzen Eberrautenspitzen können im Salat
oder getrocknet als Gemüse sehr schmackhaft sein. Wunderbar ist Eberraute als Zusatz
in der Gänsefüllung.
Essig Um einen besonderen Essig herzustellen einfach einige Triebspitzen in
einem Glas mit Apfelessig übergießen und
3 Wochen stehen lassen. Der Geschmack ist
dann ausgereift.

Alte Weisheiten und Anwendungen

*Früher hieß es unter Männern, dass man
Eberraute bei sich tragen muss, wenn man die
Liebe eines Mädchens gewinnen will. Man kann
das Kraut auch im Schlafzimmer platzieren,
um die Lust im Bett wieder zu wecken. Eberraute
unter dem Bett fördert angeblich die Potenz
und die Liebeskünste des Mannes.*

*Geräuchert vertreibt die Eberraute Schlangen.
Als Tee auf den Kopf aufgetragen soll die Glatzen-
bildung verhindert werden. Außerdem soll
Eberraute Motten vertreiben (deshalb nannte
man sie auch „Wächter der Wäsche"), und zwar
indem man entweder das Kraut zwischen die
Wäsche legt oder den Kasten mit einem Teeauf-
guss einreibt. Dies riecht übrigens auch sehr gut.
Unter dem Kopfpolster von Kindern beruhigt
Eberraute diese und lässt sie gut schlafen.*

*Aus dem Stängel der Eberraute gewann man
früher eine gelbe Farbe.*

◆

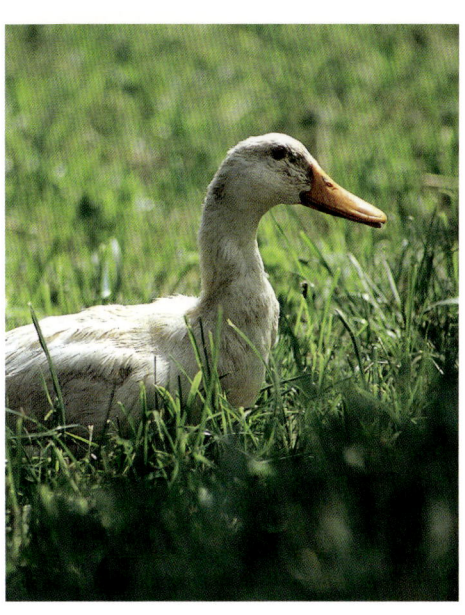

Wenn Hausenten Hunger haben, fressen sie auch
Nacktschnecken.

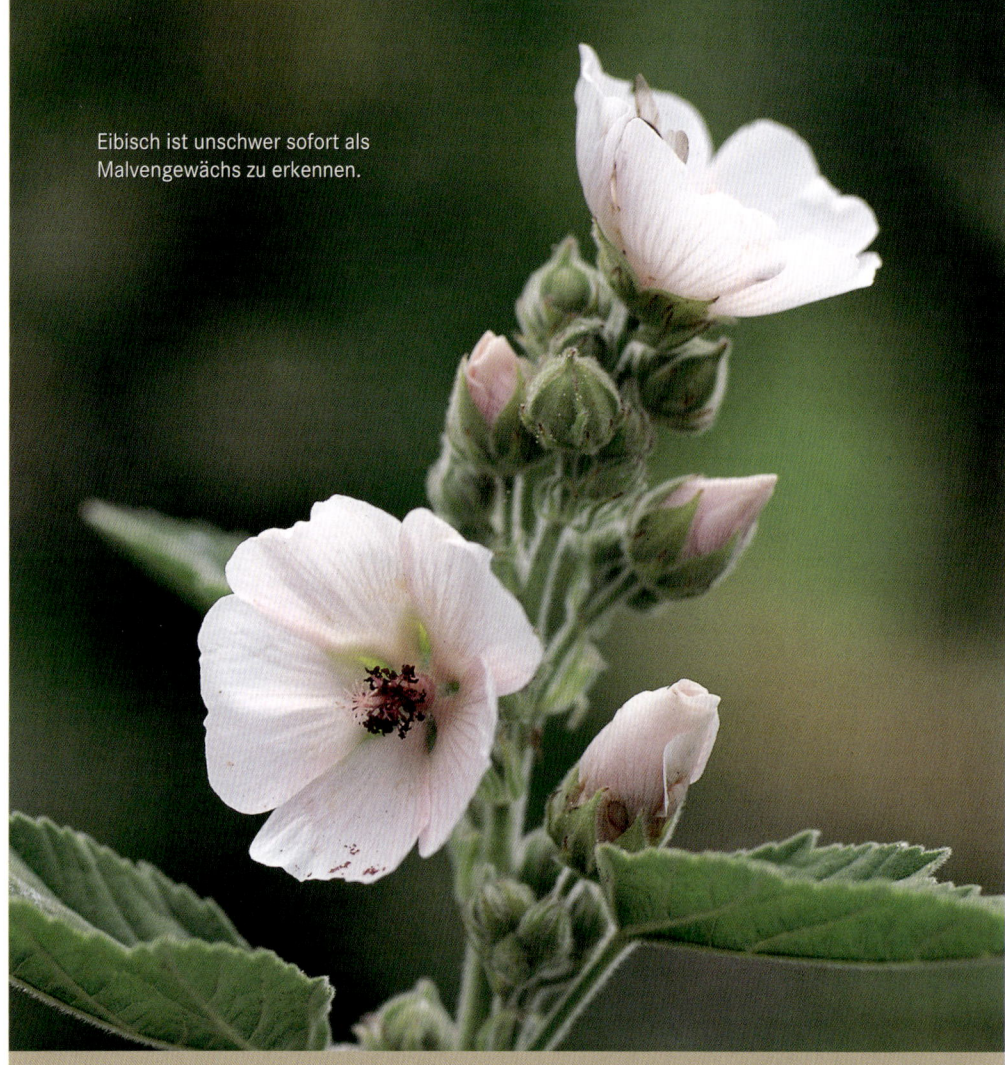

Eibisch ist unschwer sofort als Malvengewächs zu erkennen.

◆ Eibisch *(Althaea officinalis)*

Gut bei Husten, Bronchitis und für den Magen. Besonders gerne essen viele Leute die Samen im Salat.

Andere Namen Heilwurz, Hustenwurz, Wildes Malvenkraut, Eibscher, Heil-Hilf-wurz, Samtpappel

Wo findet man ihn? Meistens nur im Garten kultiviert; eigentlich bevorzugt die Pflanze salzige Böden.

Wie erkennt man ihn?
Familie: Malvengewächs, ausdauernd
Stängel: aufrecht, wenig verzweigt, filzig behaart, holzig oder krautig
Blätter: drei- bis fünflappig, unten herzförmig oder zugespitzt, samtig behaart
Blüten: fünfblättrig, blassrot-weiße Farbe
Höhe: 1,5 m

Was wird gesammelt? Die jungen Blätter, die Blüte und im Herbst die Wurzel.

Blütezeit Juli bis September

Gesundheit

Schleimlösend, krampflösend, reizlindernd, entzündungshemmend, beruhigend.

Tee Die Mischung aus Blüte, Blättern und Wurzel (ca. 2 Teelöffel) mit 1/4 Liter kaltem Wasser ansetzen, am besten über Nacht stehen lassen und am Morgen erwärmen, 3 Minuten ziehen lassen. Stündlich einen Schluck des Tees trinken. Insgesamt sollte man aber mindestens 1 bis 3 Tassen täglich trinken.

Tinktur 150 g Wurzel mit 1/2 Liter Alkohol (45 %ig) ansetzen und 3 Wochen stehen lassen. Bei Bedarf 3×10 Tropfen täglich einnehmen. Besonders bei Husten lindernd.

Sirup 30 ml der Tinktur mit 1/4 kg Rohrzucker oder normalem Zucker und mit 1/2 Liter Wasser aufkochen. Gut bei Reizhusten.

Bäder und Waschungen Die Abkochung der Wurzel ist ein erweichendes Mittel und auch zum Gurgeln oder für das Klistieren geeignet (als Einlauf war es früher in jedem Haushalt Standardausrüstung).

Wein oder Honig Wein oder Honigwasser, mit Eibischwurzel gesotten und getrunken, unterstützt die Lunge. Beides eignet sich auch nach Durchfall oder für eine Darmsanierung.

Wirkungen bei Tieren Bei Euterverhärtungen sind warme Auflagen aus den frischen Blättern und Blüten ratsam. Eibischtee wird Rindern bei Darmerkrankungen, Durchfall, Koliken, Milzbrand, Husten und Lungenentzündung eingeflößt. Bei Geschwüren und Abszessen kann mit einem Umschlag aus Eibischkaltansatz geholfen werden.

Homöopathie *Althaea officinalis* D1. 3×10 Tropfen täglich. Hilft bei Husten und Heiserkeit.

Schönheit

Maske Eibischwurzelpulver mit warmem Wasser zu einem zähen Brei vermischen, etwas Zitronensaft oder Molke und einen Esslöffel Honig hinzufügen. Auf das Gesicht aufpinseln, 1 Stunde ziehen lassen und mit warmem Wasser abwaschen. Diese Maske sollte 6× wiederholt werden, da die Schleimstoffe des Eibisch nur langsam in die Haut eindringen und ihre Wirkung zeigen. Die Maske kann auch mit Eiklar und Eibischpulver hergestellt werden.

Alte Weisheiten und Anwendungen

Eibisch ist angeblich in der Lage, die psychischen Kräfte zu stimulieren.

Die sonnenhafte Pflanze gehört am 15. August (Mariä Himmelfahrt) unbedingt in den Kräuterbuschen gebunden, und zwar mit mindestens 9 Pflanzen oder mit bis zu 77 Kräutern. Den Buschenmittelpunkt bildet die Königskerze, darum gruppiert man Oregano, Wermut, Mutterkraut, Odermennig, Guten Heinrich, Echten Speik, Eberraute und Pestwurz. Diese neun Pflanzen waren früher bei allen Heilkundigen Standardausrüstung. Um den Kräuterbuschen rankt sich ein uraltes bäuerliches Schutzritual: Er wird in der Kirche geweiht und daheim auf einem Stecken zum Schutz für Haus, Garten und Acker aufgestellt. Zu Weihnachten verbrennt man ihn und den Osterstrauß im Ofen. Durch den Rauch bleibt das Haus bis Ostern (dann wird der Osterbuschen zusammengestellt) geschützt. Bitte beachte auch das von mir selbst verfasste Gedicht über den Kräuterbuschen auf der nächsten Seite.

Man kann mit Eibisch Gewebe aufweichen, das durch Infektionskrankheiten verhärtet oder angeschwollen ist. Wenn die Wurzel in Wasser gesotten und das mehlige Nebenprodukt auf der Wasseroberfläche abgeschöpft wird, kann man es bei Psoriasis (Schuppenflechte) als Seifenersatz verwenden. Wenn Kinder nicht gerne Zähne putzten, gab man ihnen die Wurzel zu kauen.

◆

Zu Mariä Himmelfahrt war im ganzen Land
der Brauch des Kräuterbuschen beliebt und bekannt.
Die Kräuter haben zu dieser Zeit die dreifache Kraft.
Der Volksmund weiß genau, wer dieses Wunder schafft:
Die Tage zwischen 15. August und 8. September
bezeichnet man als Frauendreißiger im Kalender.
Sammle am ersten Tag Kräuter in Garten und Wald,
nimm sie mit Ehrfurcht und bring sie heim möglichst bald.
Die heiligen Zahlen musst du dabei stets im Kopf behalten,
denn nur 7, 9, 33, 77 oder 99 Pflanzen werden ihre Wirkung entfalten.
Auch die Anordnung der Kräuter entscheidet viel,
mit folgenden Anweisungen gelangst du zum Ziel:
Steck die gelbe Wetterkerze stets in die Mitte,
damit ihre königliche Schönheit alle Beschwerden kitte.
Die Schafgarbe binde gegen Krankheiten rundherum,
üble Mächte können dir dann nichts mehr tun.
Auch Unserer lieben Frauen Bettstroh muss sich um die Mitte ranken,
für das Tausendguldenkraut wird sich deine Leber bedanken.

Der Kräuterbuschen

Vom Garten nimm Petersilie, Maggikraut und noch so allerlei;
hol Wiesenknopf, Witwenblume und Spitzwegerich vom Felde herbei.
Beifuß, Goldraute, Rainfarn nehme aus der Natur,
denn sie gedeihen dort am besten für unsere Kur.
Erhelle dein Leben mit Johanniskraut,
das überall aus dem Walde schaut.
Binde die Kräuter mit Bedacht zusammen,
damit deine Lieben ihre Wirkung empfangen.
Trag den Buschen in die Kirche für den göttlichen Segen,
so schützt er am besten vor des Schicksals harten Schlägen.
Danach hänge den Buschen daheim zum Trocknen auf
und seine schützenden Mächte nehmen ihren glücklichen Lauf.
Vergiss nicht, ihn über der Tür anzubringen,
damit seine Kräfte sich fest um alles Böse schlingen.
Ebenso in den Herrgottswinkel gehört der gesegnete Strauß,
er treibt dann das Böse umso mächtiger aus.
Am besten wär's, wenn er unterm Dachboden auch noch hinge,
damit Schutz für Mensch, Tier und Haus er bringe.
Zu Weihnachten wird der Buschen im Ofen verbrannt,
der Rauch wirkt bis Ostern wie eine schützende Hand.
Dies alles tat ich freudig über den Kräuterbuschen kund,
trage das Wissen weiter und bleibe gesund.

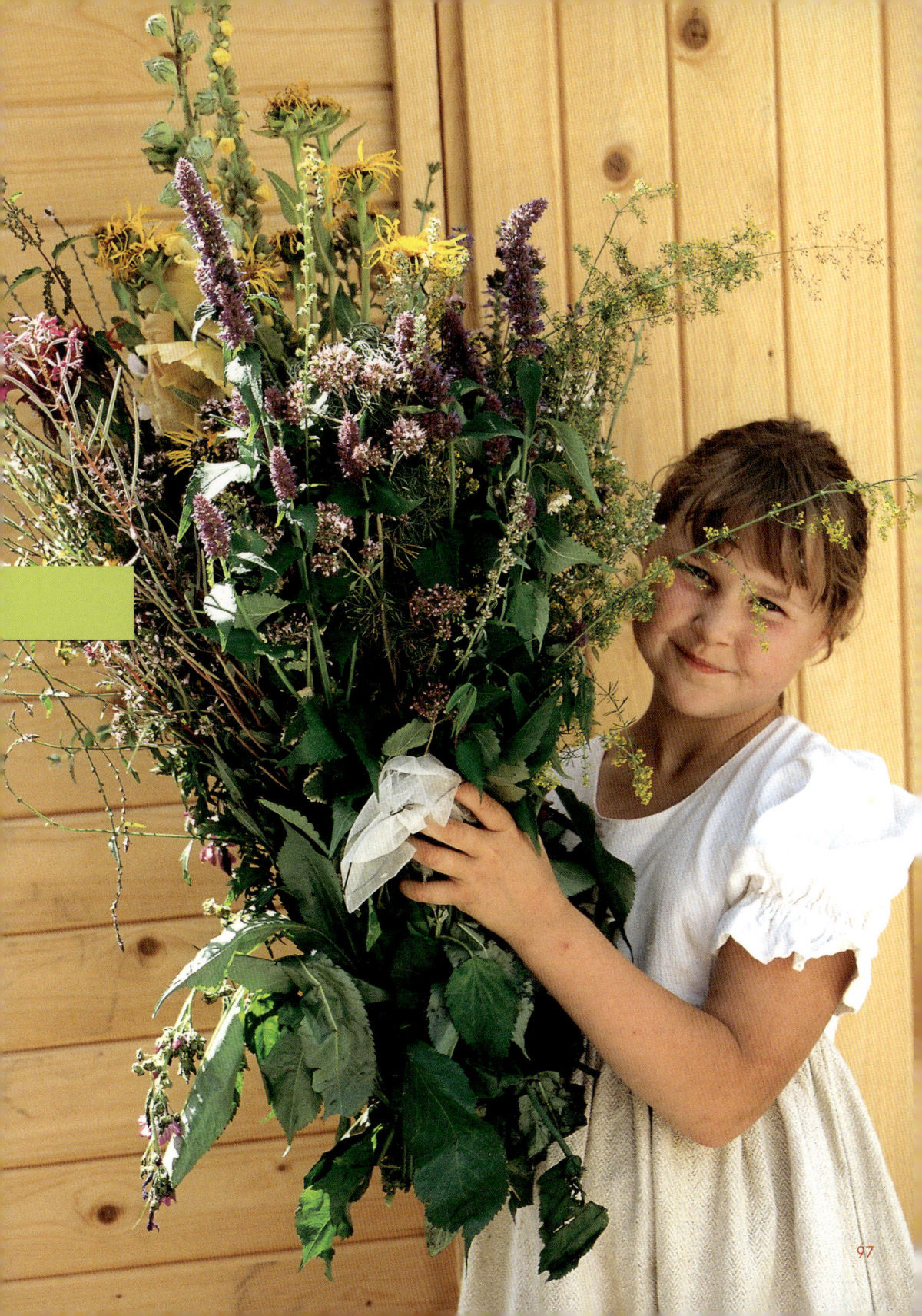

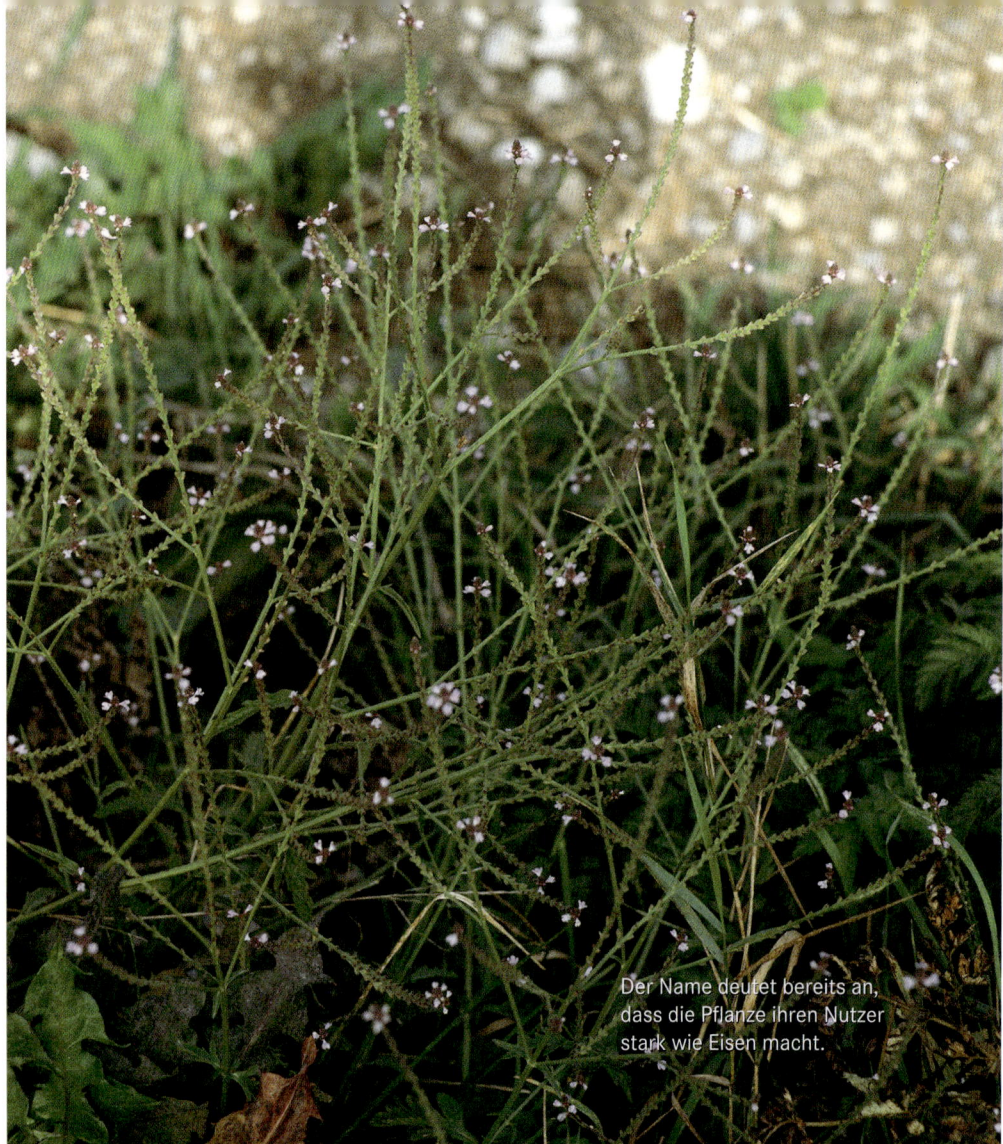

Der Name deutet bereits an, dass die Pflanze ihren Nutzer stark wie Eisen macht.

◆ Eisenkraut *(Verbena officinalis)*

Eisenkraut macht so sympathisch, dass die Männer Schlange stehen. Mit Eisenkraut kann man andere Menschen über den Tisch ziehen, allerdings nur in positiver Weise und Absicht und ohne schlechtes Gewissen.

Andere Namen Wunschkraut, Eisenhart, Eisenreich, Isenkraut, Stahlkraut, Taubenkraut, Teufelswurz, Druidenkraut, Richardskraut, Sagenkraut

Wo findet man es? Sehr häufig am Straßenrand, auf Feldwegen und neben Hecken.

Wie erkennt man es?

Familie: Eisenkrautgewächs, ausdauernd
Stängel: aufrecht, wenig verzweigt, am
Grunde leicht verholzt
Blätter: gegenständig, gekerbt, kurzhaarig,
etwas runzelig, gesägt; die mittleren Blätter
sind fiederspaltig oder dreilappig mit
größeren Mittellappen.
Blüte: klein und lilafarbig
Höhe: etwa 40 cm
Was wird gesammelt? Kraut
Blütezeit Juni bis August

Gesundheit

Reinigende Wirkung auf Leber und Galle, wundheilend, blutreinigend, fiebersenkend, milz- und nierenanregend, steinlösend, appetitanregend.

Tee 2 Teelöffel des Krauts mit 1/4 Liter
kochendem Wasser übergießen, zugedeckt
5 bis 8 Minuten ziehen lassen. 2 bis 3 Tassen
trinken. Grundsätzlich ist aber bei der innerlichen Anwendung von Eisenkraut Vorsicht
geboten! Bei einer Überdosierung kann es
Erbrechen auslösen. Von einer Einnahme
während der Schwangerschaft ist abzuraten.
 Der Tee, maßvoll genossen, fördert die
Verdauung und wirkt gegen Krämpfe.
Er ist auch als beruhigender Einschlaftee
besonders nach nervöser Erschöpfung
wirksam. Mundspülungen helfen bei Zahnzerfall, Zahnfleischerkrankungen, Hals- und
Mandelentzündungen sowie bei Mundgeruch. Der Tee beruhigt Gesichtsneuralgien,
Asthma und Keuchhusten.

Creme Salbengrundlage mit 2 Teilen Beifuß,
2 Teilen Rosmarin, 1 Teil Eisenkraut so lange
schmelzen, bis Farbe und Geruch in die
Salbengrundlage übergegangen sind.
Abseihen und abfüllen. Sie dient als Schutzsalbe und ist gut für die Haut.

Kompressen mit Eisenkrauttee

1 bis 2 Esslöffel mit 1/4 Liter kochendem
Wasser übergießen, 15 Minuten ziehen
lassen. Den Tee legt man als Kompresse
bei müden Augen oder bei entzündeten
Augenlidern auf.

Schönheit

Haarfestiger Eine Mischung von
Eisenkraut- und Rosmarintee ergibt einen
besonders guten Haarfestiger.

Küche

Die Römer verwendeten Eisenkraut gerne
als Liebeskraut im Essen und in Likören.
In Pulverform auf das Brot gestreut stärkt
es die Lernleistung. Aber auch hier muss von
übermäßigem Genuss unbedingt abgeraten
werden!

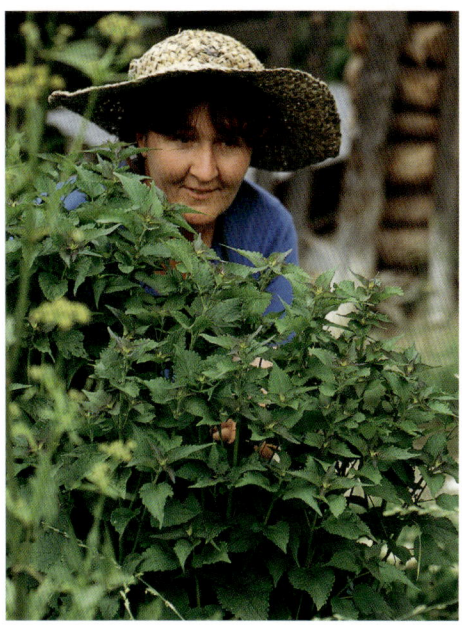

Anisysop wird gerne mit Eisenkraut als
Liebeskraut verwendet.

Alte Weisheiten und Anwendungen

Eisenkraut war schon immer eine wichtige Zauberpflanze, und zwar sowohl in der römischen als auch in der keltischen und germanischen Kultur. Die Pflanze wurde eingesetzt, wo diplomatisches Geschick vonnöten war. Gerne hat man es auch zur Beseitigung von Entscheidungsschwäche verwendet. Folglich war es für alle in Führungspositionen tätigen Menschen ein wichtiges Kraut. Auch heute könnte es für diesen Zweck gut zum Einsatz kommen. Eisenkrautöl (als ätherisches Öl) fördert die Konzentration von Schülern und allen anderen, die sehr viel geistig arbeiten müssen.

Wer das Kraut in der Tasche trägt, hat angeblich die Möglichkeit, sich besonders sympathisch erscheinen zu lassen. Selbstverständlich wird Eisenkraut auch nachgesagt, dass es das andere Geschlecht anziehen soll und dass von ihm eine besondere Liebeskraft ausgeht.

Eine alte Wetter- und Ernteregel besagt, dass Eisenkraut, direkt neben dem Acker wachsend, reiche Ernte und das Ausbleiben von Wetterschäden anzeigt.

Eisenkraut soll schöne Träume garantieren, wenn man es unter das Bett legt oder trinkt.

Will man eine Wurzel als Schutzamulett verwenden, muss man nach ihr mit einem goldenen und silbernen Arbeitsgerät (mit Messer und Gabel) am Johannistag (24. Juni) oder am 15. August (Mariä Himmelfahrt) graben. Anschließend lässt man die Wurzel bis zum Morgentau liegen und bleibt am Ausgrabungsort. Wenn so ein Amulett getragen wird, ist man angeblich nicht mehr müde und schützt sich vor allem Unheil. Im Haus aufgehängt wenden das Kraut oder die Wurzel Schäden durch Stürme und Blitzschlag ab.

Verstreut man das getrocknete Eisenkraut im Haus, neutralisiert es negative Energien. Nach einem Streit soll man es im Raum verteilen, da es angeblich Harmonie und Frieden bringt. Dasselbe gilt auch für das Räuchern. Man erzählt sich, dass Eisenkraut das Kraut der Sänger und Dichter sei und bei Vorführungen getragen werden soll, um das Können und die Fantasie zu steigern. Wer Eisenkraut bei sich trägt, wird schließlich stark wie Eisen und ausdauernd.

◆

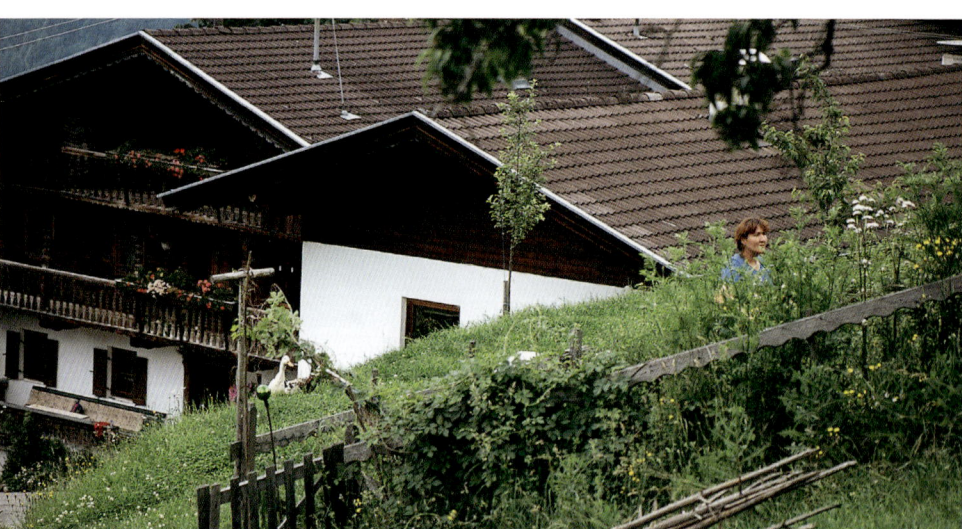

Unsere Vorfahren wussten genau, wo man das Bauernhaus hinstellen soll.

Persönliche Anmerkungen

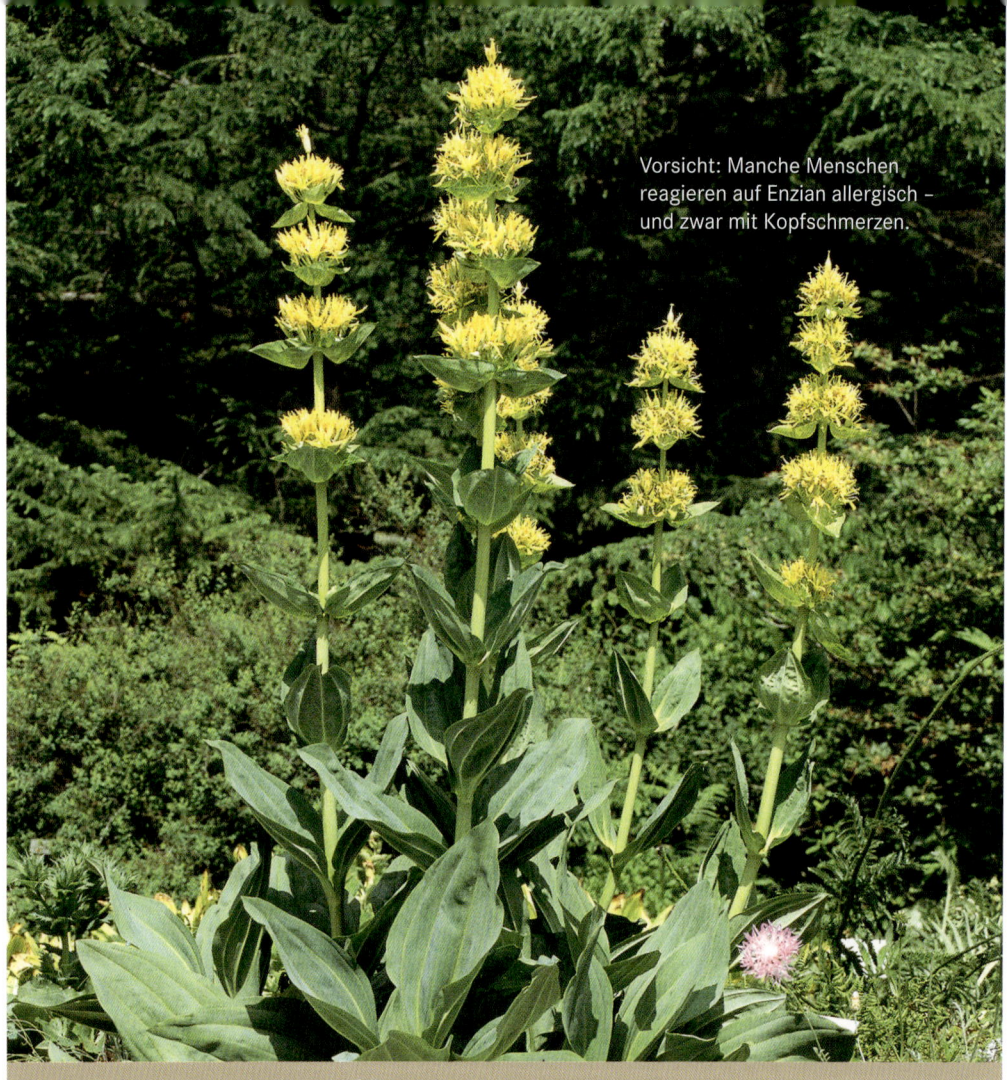

Vorsicht: Manche Menschen reagieren auf Enzian allergisch – und zwar mit Kopfschmerzen.

Enzian, Gelber *(Gentiana lutea)*

Sein Bitterstoff verleiht dem beliebten Enzianschnapserl die Kraft, fast alle Wehwehchen zu lindern.

Andere Namen Berfieberwurzel, Bitterwurzel, Darmwurz, Ritterwurz, Gelbsuchtwurz, Sauwurz, Heil aller Schäden

Wo findet man ihn? Enzian ist eine typische Gebirgspflanze und ist demnach auf Bergwiesen und Almen zu finden. Der Gelbe Enzian gedeiht sehr gut im Gartenboden, die Wurzeln können dort bis zu einem Meter lang werden. Der Boden darf jedoch nicht gedüngt werden!

Wie erkennt man ihn?
Familie: Enziangewächs, ausdauernd
Stängel: aufrecht, unverzweigt, kräftig
Blätter: gegenständig, eiförmig, zugespitzt, ganzrandig, untere Blätter gestielt, obere sitzend, bläulich-grüne Farbe, stark hervortretende Nerven

Blüte: gelb bis rot gefleckt,
drei bis zehn pro Blattachsel
Höhe: bis zu 1,5 m
Was wird gesammelt? Wurzeln
Blütezeit Juni bis August

Gesundheit

Magenstärkend, schleimlösend, appetit-anregend, harntreibend, verdauungsanregend, beruhigend, gärungswidrig. Hilft bei Blähungen und Problemen mit der Galle.

Tee 1 Teelöffel Enzianwurzel mit 1/4 Liter kochendem Wasser übergießen, ziehen oder über Nacht stehen lassen und am Morgen kurz aufkochen. Der Tee wird bei Verdauungsstörungen und Sodbrennen sowie zur Stärkung des Magens verwendet.

Tinktur 30 g Wurzeln zerkleinern, mit 3/4 Liter Alkohol (75%ig) übergießen, 2 Wochen stehen lassen. Mit destilliertem Wasser verdünnen. Die verdünnte Tinktur wird stamperlweise getrunken oder in einer Dosierung von 35 Tropfen eingenommen. Man kann sie auch mit Honig aromatisieren. Geschwächte Menschen werden dankbar sein.

Wein 1 Liter Portwein, 10 g Enzianwurzel, 5 g Kalmuswurzel und 2 g Anis ansetzen und 2 Wochen ziehen lassen. Ca. 2×1 Stamperl (das sind je 20 Tropfen) täglich einnehmen.

Pulver Es lässt sich auch nur Enzianpulver in Wein verrühren. So getrunken wirkt es besonders gut bei Atemstörungen und Keuchen. Es werden dadurch auch Würmer abgetötet. Der Trank regt außerdem die Nieren an und reinigt sie, fördert die Monatszyklen der Frau und beeinflusst auch positiv die Zusammensetzung der roten und weißen Blutkörperchen.

Wirkungen bei Tieren Pferden und Kühen gibt man in Pulverform 3×15 g (bei kleineren Tieren täglich 5 g). Enzian wirkt verdauungsfördernd und hilft bei schlechter Kotabsetzung.

Gut bewährt hat sich Enzian auch als schleimlösend und säureaufsaugend. Früher wurde gelber Enzian in industriell herge-stellte Mast beigefügt. Die Bitterstoffe von Enzian beugen Leber-Galle-Problemen vor, die durch das Mastfutter entstehen könnten. Auch in Milchpulver, das man Kälbern gibt, ist oft Enzian enthalten.

Homöopathie *Gentiana lutea* D1–D3. Bei Bedarf 10 bis 25 Tropfen 2 bis 3× täglich. Zur Verbesserung der Verdauung, bei Appetitlosigkeit und Völlegefühl.

Alte Weisheiten und Anwendungen

Schon früh war der Enzian sehr beliebt und geschätzt. Bei den Bauern wurde er zu Enzian-schnaps gebrannt. Am Johannistag ausgegraben und gebrannt genoss er auch einen guten Ruf als Liebestrank. Oft hört man, dass in jedem noch so kleinen Garten ein Enzianstock, ein Salbeistock und ein Wermutstock angesetzt werden sollen. So hat man gleich eine kleine Apotheke bei der Hand.

Früher stellte man sirupähnliche Säfte her, die bei empfindlichem Magen gegeben wurden. Enziansirup wirkt abführend, entwässernd, reizend und vertreibt böse Säfte aus dem Körper. Enzian ist eine Bitterdroge (Amara) und muss unbedingt eine Stunde vor dem Essen genommen werden.

Allen Bergführern war früher bekannt, dass bei Hochgebirgstouren Ermattung, Hunger und Kälte durch einen Schluck Enzian beseitigt werden können, denn er regt die Muskeln an und stärkt den Magen. Enzian sollte allerdings nicht von Personen eingenommen werden, die Magenblutungen oder Nasenbluten haben. Auch bei erhöhtem Blutdruck und am Beginn der Schwangerschaft sollte man keinen Enziansaft trinken. Es ist bekannt, dass manche Menschen auf Bitterstoffe sogar allergisch reagieren. Das deutliche Symptom dafür sind Kopfschmerzen.

◆

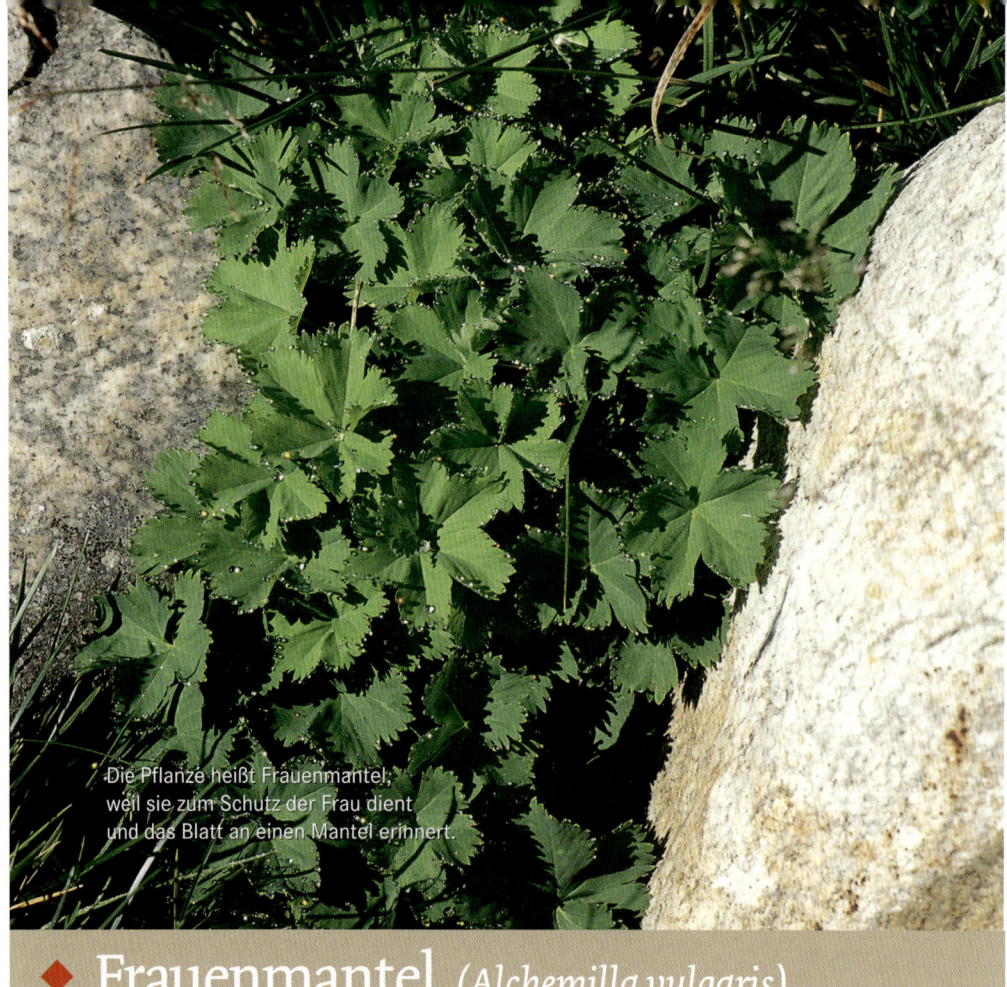

Die Pflanze heißt Frauenmantel, weil sie zum Schutz der Frau dient und das Blatt an einen Mantel erinnert.

◆ Frauenmantel *(Alchemilla vulgaris)*

Der Tautropfen vom Frauenmantel beruhigt ungemein. Früher gab ich mir drei, vier Tropfen auf die Schläfen, wenn meine Kinder lautstark stritten. Plötzlich kehrte innere Ruhe ein, sodass mir nichts mehr etwas anhaben konnte.

Andere Namen Alchimistenkraut, Frauentrost, Trauermantel, Jungfernwurz, Silberkraut, Johannisblume, Gänsefuß, Frauenhilf, Frauenrock, Perlkraut

Wo findet man ihn? Er ist auf Wiesen, an Bach- und Straßenrändern, in Wäldern, eigentlich sehr häufig in der freien Natur zu finden.

Wie erkennt man ihn?
Familie: Rosengewächs, ausdauernd
Stängel: Wurzelstock kräftig, verholzt, Stängel aufrecht oder aufsteigend
Blätter: Unterseite weißlich behaart, fünf- bis neunlappig
Blüte: klein, hellgrün bis gelblich
Höhe: 10 bis 50 cm

Was wird gesammelt?
Junge Blätter und blühendes Kraut

Blütezeit Mai bis September

Gesundheit

Entzündungshemmend, blutreinigend, harntreibend, magenstärkend, menstruationsregulierend, milchfördernd. Aufgrund dieser Eigenschaften ist Frauenmantel vielseitig anwendbar, etwa zur Unterstützung der Wundheilung, bei Quetschungen, Blutergüssen, Erkältungen, Grippe, in den Wechseljahren, nach einer Geburt und gegen Sterilität.

Tee 1 Esslöffel Kraut mit 1/4 Liter kochendem Wasser übergießen, mit einem Teller oder Deckel bedecken, 8 Minuten ziehen lassen, danach den Beschlag am Teller oder Deckel wieder in den Tee streifen, denn hierin sind die wertvollen ätherischen Öle enthalten, die sich leicht verflüchtigen und wieder zurück in den Tee sollten. Täglich 1 bis 2 Tassen trinken.

Tinktur 1/3 Blätter mit 2/3 Alkohol (40%ig) übergießen, 2 Wochen stehen lassen. Die Wirkungen sind gleich wie beim Tee, aber die Einnahme ist einfacher.

Öl 1 Hand voll Kraut in 3/4 Liter Olivenöl einlegen und 2 Wochen ziehen lassen. Man verwendet es zum Einreiben für Gesicht und Hände, besonders bei entzündlichen Prozessen.

Badezusatz Einen Aufguss mit dem ganzen Kraut und 3 Liter kochendem Wasser zubereiten, ca. 15 Minuten ziehen lassen und als Unterleibsbad in der Badewanne verwenden. Auch Gesichtsdampfbäder mit Frauenmantel sind sehr angenehm.

Wirkungen bei Tieren Muttertiere kommen nach der Geburt schneller wieder zu Kräften und geben besser Milch, wenn man ihnen Frauenmanteltee verabreicht. Gleich nach der Geburt den mit erwärmtem Wasser verdünnten Tee in einem Kübel zu trinken geben! Frauenmantel allgemein ist für die Gesundheit der Tiere sehr wichtig.

Im Laufe eines Sommers auf der Alm, wo die Tiere viel Frauen- und Silbermantel zu fressen finden, erhöht sich die Immunstärke der Tiere für den Rest des Lebens.

Homöopathie *Alchemilla* D2. 3×10 bis 15 Tropfen täglich bei Blutarmut, Arterienverkalkung, Rheuma, Gicht und Frauenkrankheiten einnehmen.

Küche

Junge Blätter Als Salat lassen sich junge Frauenmantelblätter im Frühling mit Löwenzahnblättern und Kartoffeln abrunden (die wertvollen Bitterstoffe werden für den Geschmackssinn neutralisiert, sind aber im Salat enthalten). Auch als Zugabe in Suppen und für Gemüse zu verwenden.

Schönheit

Haut Ideal für entzündete oder unreine Haut: eine Gesichtskompresse (ein feuchtes warmes oder kaltes, in Tee getränktes Tuch) oder ein Dampfbad mit heißem Tee.

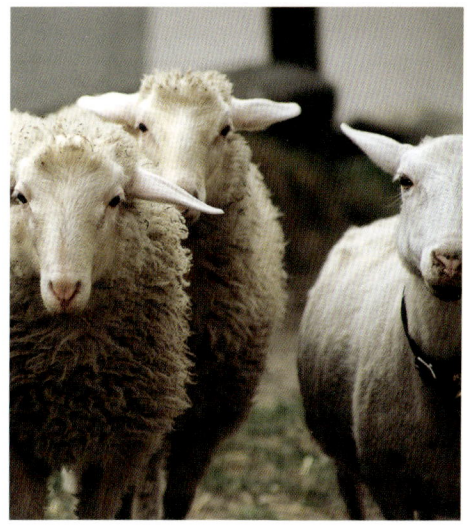

Das sind Krainer Steinschafe, eine Milchschafrasse.

Alte Weisheiten
und Anwendungen

Besonders beliebt war der Tautropfen, der sich auf den Blättern in der Mitte sammelt (nicht aber Regentropfen!). Kinder werden nur durch die Berührung der Schläfe mit dem Tautropfen ruhiger, aber auch bei Erwachsenen soll diese Methode Wirkung zeigen. Es ist gut, wenn man im Garten seine Runden macht, um solche Besonderheiten zu sammeln. Natürlich ist es sehr mühsam (muss mit der Pipette abgesammelt werden), aber es zahlt sich aus. Man nannte den Frauenmanteltautropfen auch den Königstropfen.

Frauenmantel wird nachgesagt, als Zutat in allen magischen wie auch in sonstigen Mixturen und in Teemischungen deren Kraft und Wirksamkeit zu verstärken. Gerne wurde Frauenmantel als Liebeszauber in Wein gekocht, zu diesem Zweck auch in Leinensackerl oder als Amulett verwendet. Früher wurde das Kraut bei dem beliebten Fruchtbarkeitszauber eingesetzt, und zwar für die Räucherung. Alchimistenkraut wird Frauenmantel deshalb genannt, weil früher Goldmacher in den kleinen Wassertröpfchen an den Blattzähnen eine Möglichkeit zur Golderzeugung sahen.

Meine Großmutter erzählte mir, dass man bei ansteckenden Krankheiten ein Stoffsackerl mit Knoblauch oder Frauenkraut gefüllt um den Hals trug. Ein alter Senner wiederum meinte mir gegenüber, dass das Kauen von frischem Kraut bei Zahnschmerzen gut tut. Das Kraut und die Wurzel werden für Wunden gebraucht. Früher wurde es nicht nur für Tee verwendet, sondern auch zu Pulver, Pflaster und Salben verarbeitet. Bei Osteoporose sollte man Frauenmantel als Naturmittel nicht vergessen.

◆

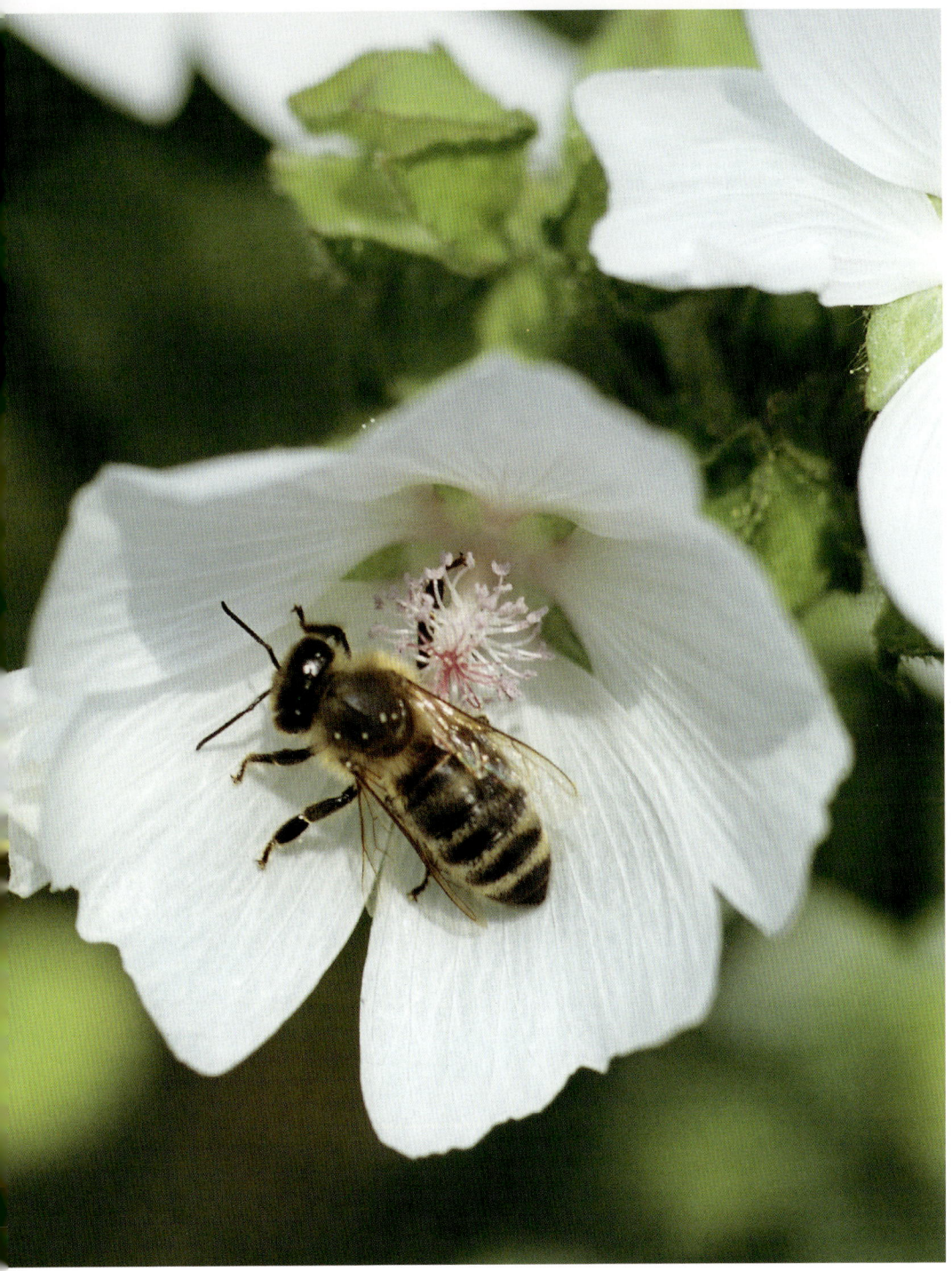

Die Biene nascht an der Stockrose, die es in verschiedenen Farben gibt.

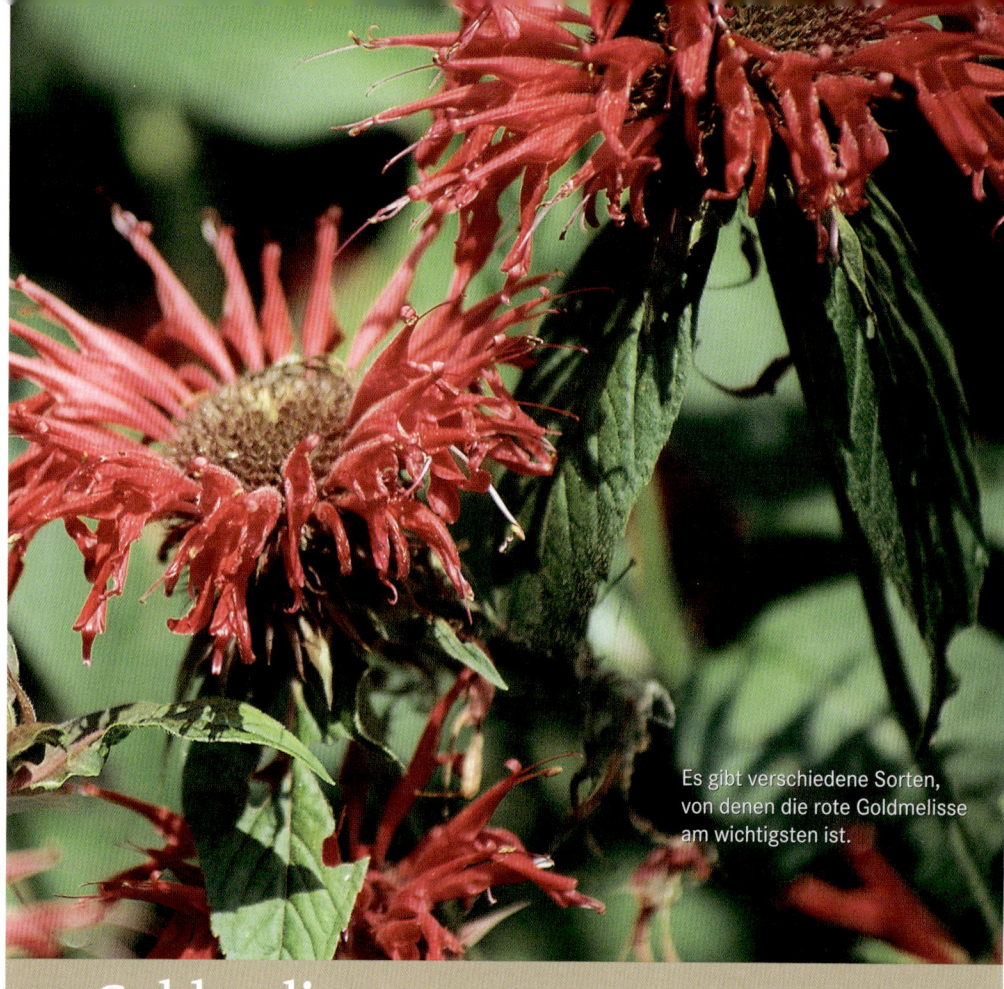

Es gibt verschiedene Sorten, von denen die rote Goldmelisse am wichtigsten ist.

◆ Goldmelisse *(Monarda didyma)*

Goldmelisse lässt sich gut als Kindertee einsetzen. Auch der Sirup beruhigt und stärkt die Nerven, wird aber nur selten hergestellt. Viele Leute wissen gar nicht, dass Goldmelisse, die in vielen Gärten wächst, eine so gut gegen Krankheiten einsetzbare Pflanze ist.

Andere Namen Melisse, Bergamotte, Indianernessel, Oswegothe, Etagenblume

Wo findet man sie? Auf sonnigen bis halbschattigen, humosen, lockeren Böden, an Plätzen mit genügend Feuchtigkeit, aber meistens im Garten.

Wie erkennt man sie?
Familie: Lippenblütler, ausdauernd
Stängel: kantig, verzweigt, oft rötlich überlaufen
Blätter: eiförmig, lanzettlich gezähnt mit parallel laufenden Nerven
Blüte: groß, hell scharlachrot bis purpurrot
Höhe: 60 bis 80 cm
Was wird gesammelt? Blüte und Blätter
Blütezeit Ende Juni bis Ende Oktober

Gesundheit

Auf folgende Organe wirkt Goldmelisse positiv: Verdauungsapparat (Magen, Darm), Nerven, Gebärmutter, Atemwege. Goldmelisse findet auch Anwendung bei Wunden. Sie ist eine so genannte Schmuckdroge (d.h. sie verleiht dem Endprodukt eine zusätzliche optische Eigenschaft) und wird als Farbe im Tee oder auch als Schwarztee-Ersatz eingesetzt.

Tee Teelöffel mit 1/2 Liter kochendem Wasser überbrühen, 3 bis 5 Minuten zugedeckt ziehen lassen.
Beliebt bei Depressionen, Stimmungsschwankungen und Nervenanspannungen. Vor dem Schlafengehen 1 Tasse zu trinken entspannt das Gesicht und macht es frisch.

Tinktur 1 Hand voll Blüten und Blätter mit 1/2 Liter Alkohol (50%ig) ca. 3 Wochen stehen lassen. Tropfenweise einnehmen bei Aufregung und allgemein zur Entspannung.

Öl Olivenöl mit Blüten und Blättern einlegen und 2 Wochen stehen lassen. Dieses Öl wirkt reinigend, erfrischend sowie stärkend und eignet sich für Gesicht, Körper und sogar für Babys.

Creme Salbengrundlage mit Blüten ziehen lassen, ausschmelzen und abfüllen. Die Creme findet bei allen schmerzenden oder alten Wunden Verwendung.

Wirkungen bei Tieren Besonders bei Zuchttieren, die trächtig sind, ist der Tee sehr beruhigend. Bei Vögeln und Hühnern 2 Teelöffel mit 1/4 Liter kochendem Wasser übergießen und 15 Minuten ziehen lassen. Immer verdünnt geben. Bei größeren Tieren ist es möglich, getrocknetes Kraut oder nur die Blüten unter das Futter zu mischen.

Homöopathie *Monarda* Urtinktur mit frischen Blüten. 3×15 Tropfen einnehmen, und zwar bei Verdauungsproblemen, starker Bronchitis, unregelmäßiger Regelblutung und zur Beruhigung der Nerven.

Küche

Frische Goldmelisse Frisches Kraut oder Blüten können beliebig verwendet werden. Goldmelisse schmeckt frisch aromatisch in Obstsalaten, Salaten sowie in Gemüse- und Fleischgerichten.

Sirup In einem Gefäß ca. 1/2 Liter Blüten sammeln und mit 5 Liter kochendem Wasser übergießen. Über Nacht stehen lassen. Am nächsten Tag 50 g Zitronensäure und 5 kg Zucker aufgelöst dazugeben. Nochmals aufkochen und in Flaschen abfüllen.

Frischteesaft In einen 5-Liter-Krug gibt man 1 Hand voll Blüten und ca. 3 Liter warmes Wasser. Mit 1/2 kg Rohrzucker oder Bienenhonig (sehr gut ist Blütenhonig) süßen und 2 Tage warm stehen lassen, 50 g Zitronensäure dazu und wieder etwas stehen lassen. Abfüllen und verdünnt trinken.

Essig In 1 Liter Weinessig 25 g Blüten einlegen (weithalsige Flasche) und 6 Wochen bei Zimmertemperatur stehen lassen. Auch als Badezusatz und für Waschungen, aber immer gut verdünnt! Einige Tropfen auf einem Braten verleihen diesem einen leckeren Geschmack.

Alte Weisheiten und Anwendungen

Dem einfachen Volk war Goldmelisse schon immer als „Honigbiene" bekannt. Auch die Indianer Nordamerikas schätzten sie als „Rote Nessel" (daher der Name „Indianernessel"). Lagert man sie länger als ein Jahr, verschwinden ihre stimulierenden Wirkungen, die Ärzte früher für den gesamten Organismus genutzt haben. In der Volksheilkunde wurde Goldmelisse sogar als wurmtreibendes Mittel verwendet, und so fehlte die Pflanze in keinem Bauerngartl. Heute ist sie beinahe vergessen; allerdings zu Unrecht, denn Goldmelisse ist eine Wohltat für die Nerven und hat auch viele weitere positive Wirkungen.

◆

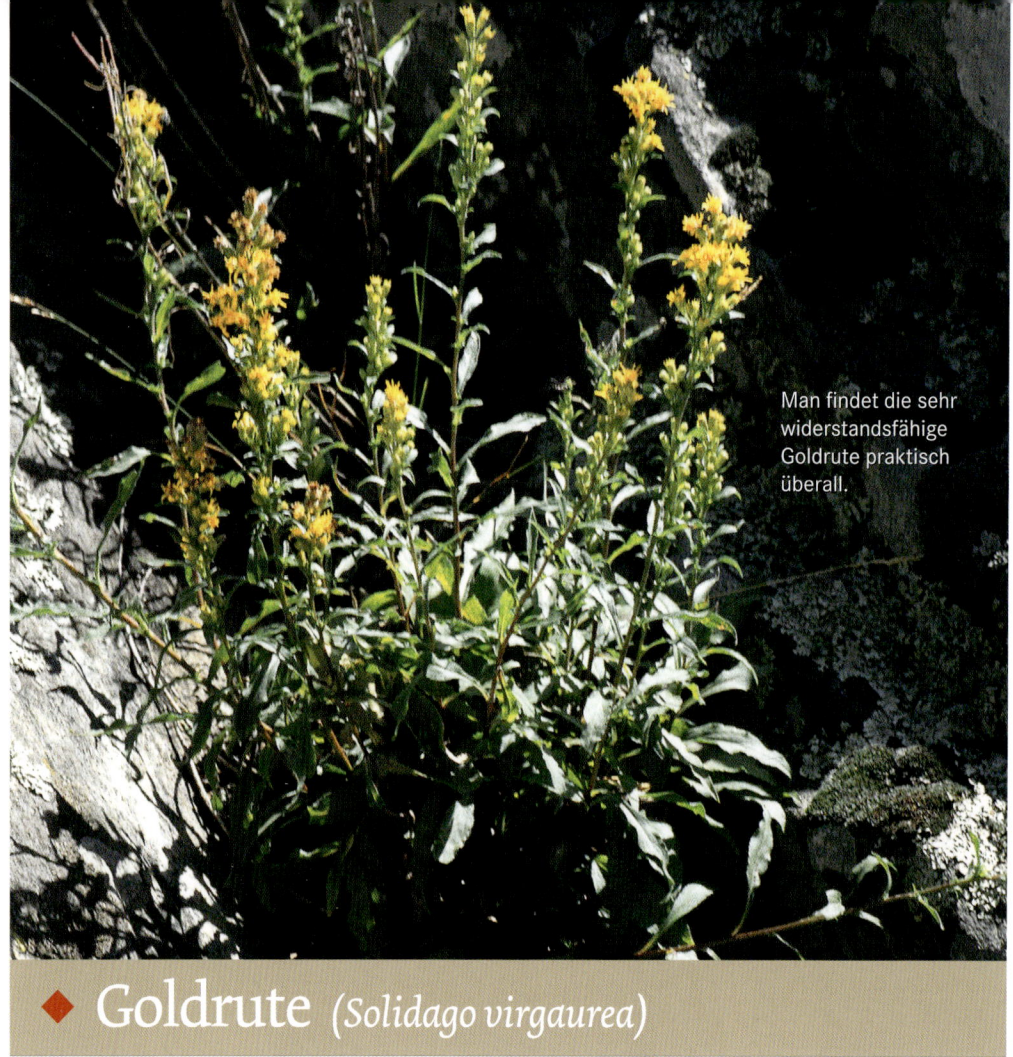

Man findet die sehr widerstandsfähige Goldrute praktisch überall.

◆ Goldrute *(Solidago virgaurea)*

Die Goldrute ist so robust, dass sie sogar mit den Umweltgiften der Autobahn fertig wird. Sie ist eine der wichtigsten Pflanzen für eine Ausleitungstherapie.

Andere Namen Wundkraut, Zahnwehkraut, Bettstroh, Goldwundkraut, Güldenwundkraut, Stockschwung, Schoßkraut, Waldkraut

Wo findet man sie? In lichten Wäldern, am Waldrand, an Wiesenrändern, auf Weiden, neben Felsen und Hecken, auf bis zu 2.500 m Höhe.

Wie erkennt man sie?
Familie: Korbblütler, mehrjährig
Stängel: kurz, aufrecht, nur im Blütenstand verzweigt, oben flaumig behaart, oft rötlich-braun gefärbt
Blätter: wechselständig, unten elliptisch, zugespitzt und gesägt, oben lanzenähnlich und ganzrandig
Blüten: goldgelb, in aufrechter Traube oder Rispe
Höhe: 40 cm
Was wird gesammelt? Blühendes Kraut.
Blütezeit Juli bis Oktober

Gesundheit

Nierenanregend, schleimlösend, wund-
heilend, wassertreibend, stoffwechselanregend.
Hilft bei Gicht, Rheuma, Problemen der Haut
und Atemwege. Allerdings nicht verwenden
bei Ödemen und bei eingeschränkter Herz- bzw.
Nierentätigkeit!

Tee 2 Teelöffel Goldrutenkraut und 1/4 Liter
Wasser über Nacht stehen lassen, am
Morgen erhitzen, 5 bis 8 Minuten ziehen
lassen. In Thermoskannen füllen und bis zu
3 Tassen am Tag trinken. Ab 15 Uhr sollte
man aber lieber keinen Goldrutentee mehr
trinken. Er ist ein wichtiger Rheuma-,
Nieren- und Blutreinigungstee.

Tinktur 30 g Goldrutenkraut mit 3/4 Liter
Alkohol (45%ig) übergießen, 6 Wochen
ziehen lassen. Bei Blasen- und Nierenerkrankungen 3×10 Tropfen einnehmen.

Wein 10 g Goldrute und 100 ml Wein ansetzen, 10 Tage stehen lassen. Nach dem
Mittagessen 1 Teelöffel des Weins einnehmen. Dieser Wein wirkt sich positiv
auf Nieren, Prostata und Blase aus.

Badezusatz 60 g Kraut mit 1 Liter Wasser
abkochen und 10 bis 15 Minuten ziehen
lassen. 3 Liter Goldrutentee in ein Vollbad
gießen. Mit entsprechend weniger Wasser
kann man auch sehr wohltuende Fußbäder
machen.

Öl 150 g getrocknetes oder frisches Goldrutenkraut in 1 Liter Olivenöl ansetzen,
2 Wochen lang stehen lassen. Dann wieder
100 g Kräuter dazugeben und nochmals
2 Wochen stehen lassen. Anschließend abseihen und kühl lagern. Man kann es bei
unreiner Haut, Ekzemen und anderen Hautproblemen verwenden.

Wirkungen bei Tieren Zur Anwendung
bei Rindern 1 Teelöffel Kraut mit 1/8 Liter
Wasser einige Zeit kalt ansetzen, erhitzen
und 5 Minuten ziehen lassen. Bei Pferden
wirkt es als Futtergift, d.h. wenn sie zu viel
davon fressen, wirkt es leicht giftig. Deshalb
ist es besser, ihnen Goldrute nur in kleinen
Dosen oder nur homöopathisch zu verabreichen!

Homöopathie *Solidago* D1–D2–D4 hat sich
besonders gut bewährt: 2×8 bis 10 Tropfen
öfters am Tag einnehmen. Bei Blasenleiden,
für Nieren, Prostata und allgemein für die
Ausscheidung.

Alte Weisheiten und Anwendungen

Schon die Germanen verwendeten es als
Wundkraut und bei Blasenleiden. Harngrieß
soll Überlieferungen zufolge nach spätestens
9 Tagen ausgeschieden worden sein. Auch bei
Wundrose und Rotlauf wurden ihre positiven
Wirkungen erwähnt.

Im Bauernstand wurde das Kraut immer
mit Krankheiten in Verbindungen gebracht,
die man dem Bösen zugeschrieben hatte (daher
der Name „Ungesegnetkraut"). Goldrute wurde
auch „Dichtmacher" oder „Zusammenfüger"
genannt.

Im Mittelalter verwendete man die Goldrute
als Orakel oder Wünschelrute, um Goldschätze
und verlorene Gegenstände wieder zu finden.
Für Menschen, die unter Bindungsangst leiden,
ist Goldrute alten Geschichten zufolge die Pflanze
der Wahl. Goldrute wächst immer dort, wo
schöne, angenehme Naturwesen sind, von
denen man früher viele Sagen und Geschichten
erzählte. Auch die Goldrute hat eine Schutz-
wirkung.

◆

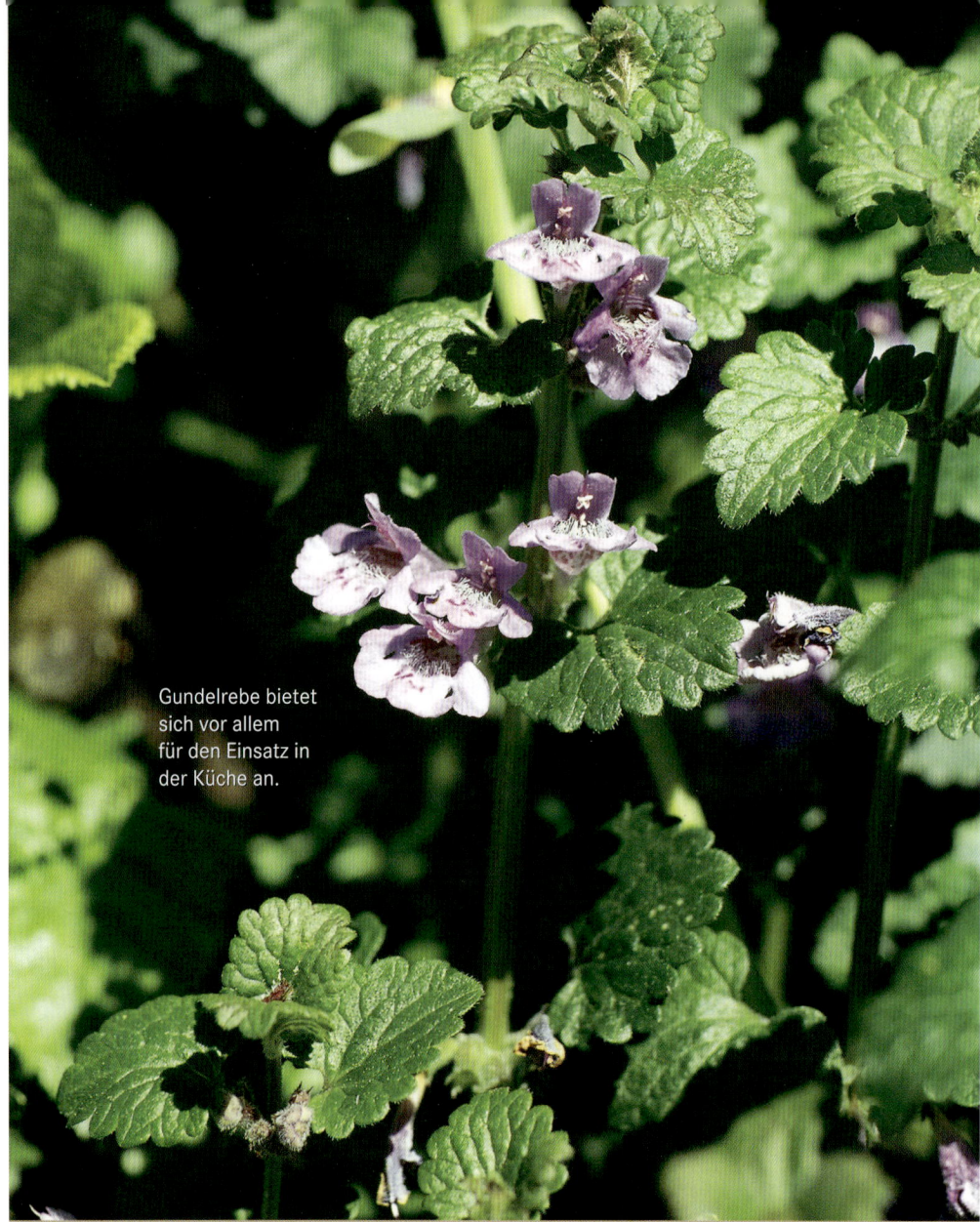

Gundelrebe bietet sich vor allem für den Einsatz in der Küche an.

◆ Gundelrebe *(Glechoma hederacea)*

Ein Gourmettipp für die Feinschmecker unter meinen Leserinnen und Lesern: Genau drei Blätter in einer Rahmsoße ergeben ein herrliches Aroma!

Andere Namen Gundermann, Donnerrebe, Katzenminze, Efeu-Gundermann, Huder, Blauhuder, stinkiger Abbatz, Heilrauf, Udrang

Wo findet man sie? Sie ist sehr häufig überall dort anzufinden, wo sie den Boden bedecken kann. Bevorzugt im Garten, unter Hecken, von Sonne bis Halbschatten.

Wie erkennt man sie?
Familie: Lippenblütler, ausdauernd
Stängel: niederliegend, behaart, kantig
Blätter: kreuzgegenständig, gestielt, nieren- bis herzförmig mit gekerbtem Rand
Blüten: blau bis violett
Höhe: 20 cm
Was wird gesammelt? ganzes Kraut
Blütezeit April bis Juli

Wirkungen bei Tieren Das Kraut wurde der Überlieferung zufolge gerne Pferden mit Feifel gegeben. Feifel ist ein uralter tirolerischer Volksname für eine Pferdekrankheit, über deren Symptome ich leider auch nichts Näheres weiß. Wenn jemand unter den Leserinnen und Lesern genau weiß, um welche Krankheit es sich tatsächlich handelt, soll diese Person sich bitte bei mir melden!

Gesundheit

Harnsäurelösend, blutreinigend, harntreibend, zusammenziehend, wundheilend. Zur Anregung des Gesamtstoffwechsels, bei Bronchialerkrankungen, Asthma und für Frühjahrskuren.

Tee 2 Teelöffel pro Tasse mit kochendem Wasser übergießen, zugedeckt 2 bis 3 Minuten ziehen lassen. Täglich 2 Tassen trinken.

Presssaft Die Blätter in der Küchenmaschine mit etwas Wasser mixen und auspressen. 1 Esslöffel 3 bis 4× täglich mit heißem Wasser wie einen Tee trinken. Bei Husten, Asthma, Reizungen, Krankheiten der Atemwege, Magen- und Darmstörungen, Blasenleiden und Katarrhen.

Tinktur Blätter in einem Glas mit Alkohol (45%ig) übergießen (Verhältnis 1:3), 3 Wochen stehen lassen, umfüllen und in dunklen Flaschen lagern. Drei Wochen lang täglich 3×20 Tropfen verwenden.

Wein Gundelrebe soll den Harn schneller bewegen, Würmer abtöten und durch den Schweiß das Gift ausleiten, wenn man sie in Wein kocht und diesen danach trinkt. Der Wein öffnet Leber und Milz, wirkt bei Gelbsucht und Hüftschmerz.

Küche

Suppe Die Blätter von Gundelrebe, Melde, Gänseblümchen und Spitzwegerich zu gleichen Teilen mit fein geschnittenen Zwiebeln in Fett andünsten, salzen, mit Wasser oder Brühe aufgießen und abschmecken. Abschließend wird die Suppe mit Rahm verfeinert.

Soße Einige Blätter der Gundelrebe werden in Rahm- oder sonstige Soße gegeben. Das schmeckt herrlich, allerdings nur bei vorsichtiger Dosierung, denn Gundelrebe hat einen sehr starken Geschmack. Auch als Gewürz in Fleischlaibchen oder Eierspeisen schmeckt Gundelrebe sehr gut.

Brotaufstrich Junge Blätter von der Gundelrebe mit Schafgarbe oder anderen Kräutern fein hacken. Etwas Schnittlauch und Petersilie dazugeben und mit Speisetopfen und Joghurt oder nur mit Butter verrühren.

Gründonnerstagsgemüse Gemeinsam mit Brennnessel, Schafgarbe und Spitzwegerich gehört Gundelrebe zu jenen Pflanzen, die das ganze Jahr Gesundheit bringen, wenn man sie am Gründonnerstag isst. Man nennt sie hauptsächlich deswegen „Gründonnerstagsgemüse", weil sie rund um Ostern zu ernten sind. Die Blätter werden einfach in wenig Butter oder Olivenöl gedünstet und nach Belieben gewürzt.

Alte Weisheiten
und Anwendungen

Über Gundelrebe sagt man, dass sie Gund (Eiter, giftiges Körpersekret) ausleitet und Blei aus dem Körper schwemmt. Daher auch der Name „Gundkraut". Die Pflanze unterstützt deswegen die Ausheilung von eitrigen Haut- und Lungenleiden.

Gundelrebe ist ein Bodendecker, der den Boden nicht austrocknen lässt und in jedem Garten toleriert werden sollte. Da die Gundelrebe als erste im Frühjahr wächst, ist sie ein wertvolles milchförderndes Viehfutter.

Gundelrebensaft, in die Nase aufgesogen, soll Kopfweh nicht nur lindern, sondern sogar verschwinden lassen.

Bei Wunden hat man das frische Kraut zerquetscht aufgelegt oder in Pulverform verwendet.

◆

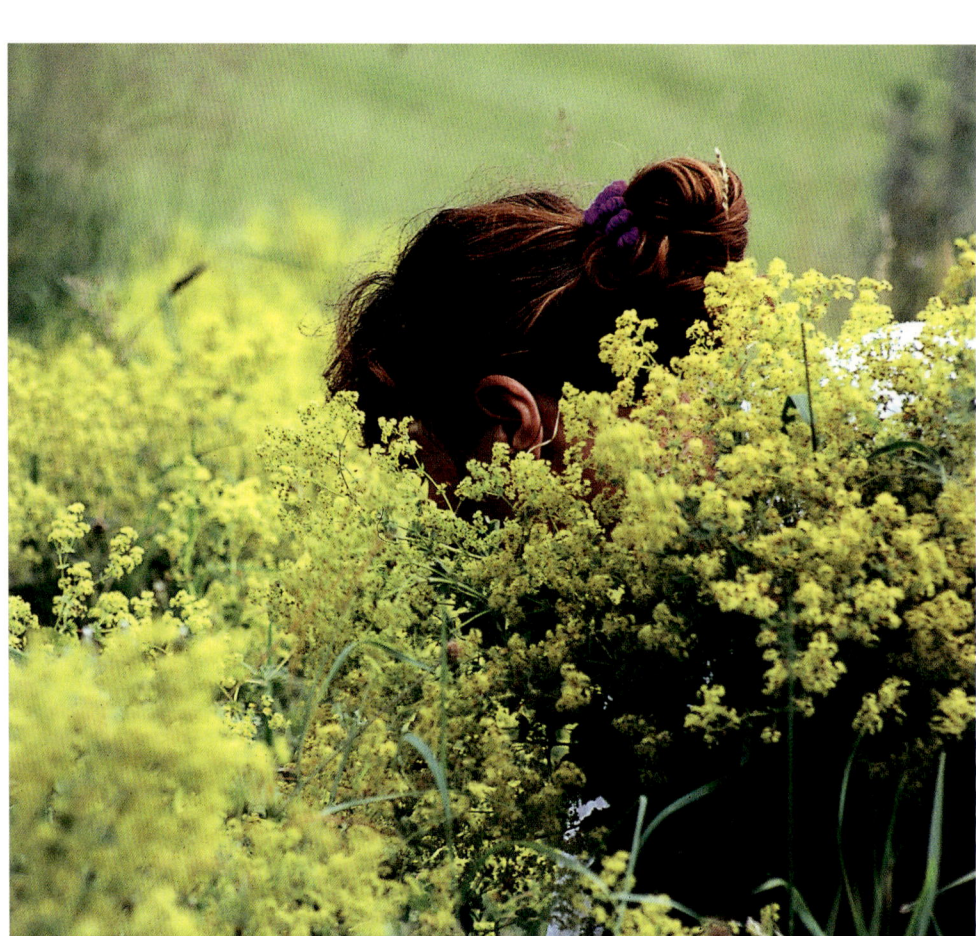

Beim Sammeln habe ich das Gefühl, mit dem Kräutergarten eine Einheit zu bilden.

Persönliche Anmerkungen

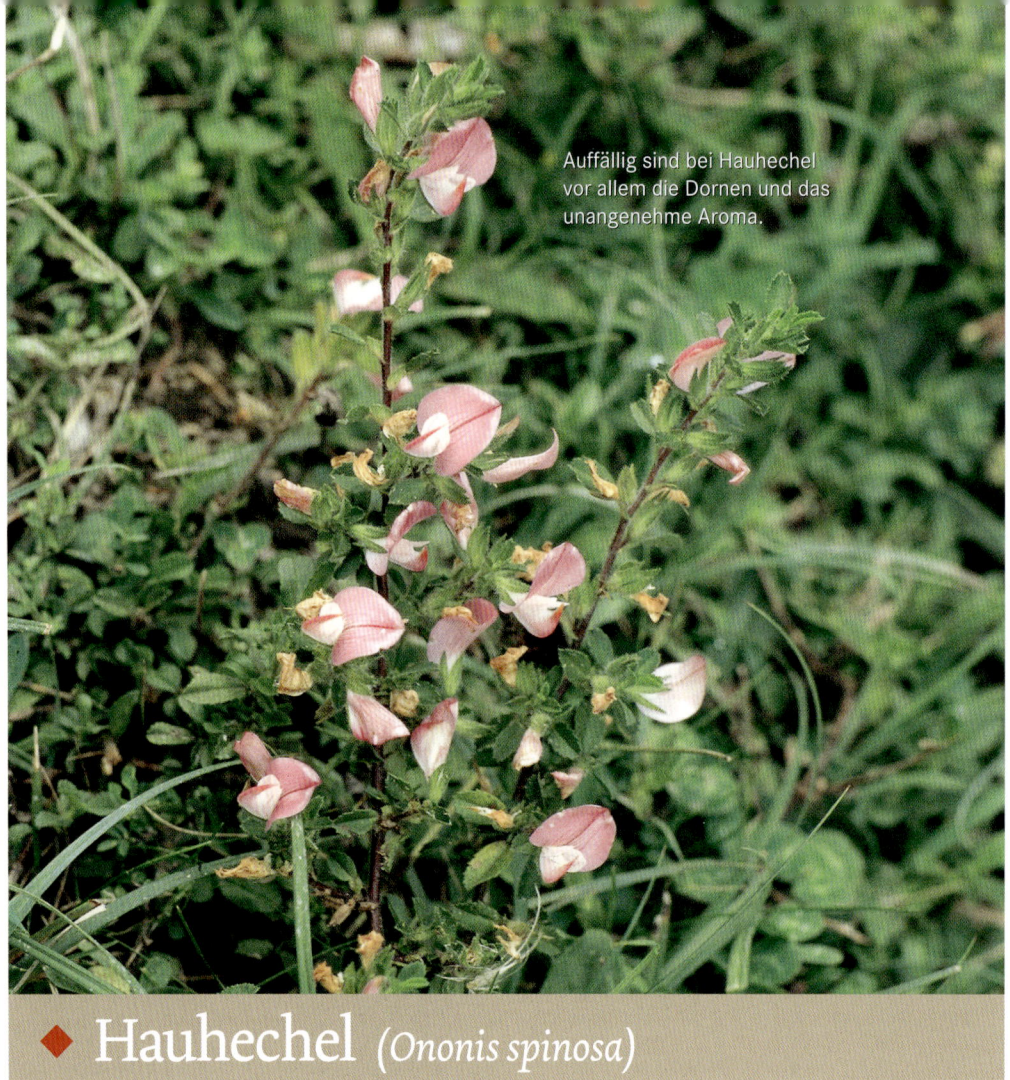

Auffällig sind bei Hauhechel vor allem die Dornen und das unangenehme Aroma.

◆ Hauhechel *(Ononis spinosa)*

Hauhechel sollte man sich um den Hals hängen, wenn man seinem Gedächtnis auf die Sprünge helfen und seine Energie wieder herstellen möchte.

Andere Namen Eindorn, Frauenstreit, Kreuzwurz, Kinderzahnkraut, Weiberkrieg, Stachelkraut, Katzenspeer, Heudorn

Wo findet man ihn? Hauhechel bevorzugt Lehm- und Kalkböden und wächst gern auf mageren, trockenen Weiden, auf Wiesen, an Wegrändern und in Brachland.

Wie erkennt man ihn?
Familie: Schmetterlingsblütler, ausdauernd
Stängel: ästig, rötlich, verzweigt, unten verholzt
Blätter: untere Blätter dreizählig, obere einfach, länglich-oval, gezähnt, dunkelgrüne Teilblättchen
Blüte: rosarot, seltener bläulich, mit breiter aufgerichteter Fahne
Höhe: 30 bis 50 cm
Was wird gesammelt? Wurzel und Kraut
Blütezeit Juni bis September

Gesundheit

Harntreibend, stoffwechselfördernd, antiseptisch, adstringierend, schweißtreibend, blutreinigend. Hauhechel wirkt gut bei Rheuma und Gicht.

Tee 2 Teelöffel Wurzeln mit 1/4 Liter kochendem Wasser übergießen und 1/2 Stunde ziehen lassen. Davon 2 Tassen trinken.

Tee aus Hauhechel allein sollte man nur wenige Tage anwenden. Für eine langfristigere Behandlung wählt man besser eine Mischung wie die folgende:
2 Teile Brennnessel
2 Teile Hauhechelwurzel oder -kraut
3 Teile Petersilienwurzel
3 Teile Zinnkraut
2 Teelöffel dieser Mischung mit 1/2 Liter Wasser 5 Minuten ziehen lassen. 3 Tassen täglich trinken. Die Blätter und Blüten wirken als Blutreinigungstee und bei Hautproblemen, der Sud lässt sich aber auch als Auflage oder für Waschungen verwenden.

Tinktur 100 g Wurzeln oder Kraut mit 3/4 Liter Alkohol (65%ig) übergießen und ca. 3 Wochen stehen lassen. Eignet sich für Einreibungen der Haut bei Akne, Hautjucken und leichten Hautausschlägen.

Essig Die Wurzel in Apfelessig kochen. Den warmen Absud in den Mund geben und einige Zeit halten, was besonders gut gegen Zahnschmerzen wirkt.

Wirkungen bei Tieren Hauhecheltee findet bei Tieren eine wichtige Anwendung in der Blutreinigung. Besonders bei Hautausschlag, Unreinheiten und Jucken ist Hauhechel hilfreich. Der Tee muss aber bei Tieren länger angewendet werden.

Homöopathie *Ononis spinosa* Urtinktur 3×10 Tropfen täglich. Die Dosis unbedingt genau einhalten! Das Mittel eignet sich bei Wasseransammlungen, Harnverhaltungen, Nierengrieß und Steinbildungen.

Küche

Garnierung Hauhechelblüten lassen sich vor allem als Garnierung einsetzen.

Alte Weisheiten und Anwendungen

Dornen sind ein Symbol für Hindernisse und die Eigenschaft „wehrhaft". Schon die Volksnamen zeigen diese Stärke an, die man für Ausleitungen und zur Blutreinigung nutzen kann. Man sagte auch, dass das häufige Trinken von Hauhechel Harnsteine verkleinert oder verschwinden lässt. Insbesondere die Hauhechelwurzel wurde häufig mit der Ablösung von Blasen- und Nierensteinen in Verbindung gebracht. Diese Wirkung ist aber nicht eindeutig nachweisbar.

Abgesehen von diesen medizinischen Wirkungen versprach man sich von Hauhechel Schutz vor Räubern und Dieben.

◆

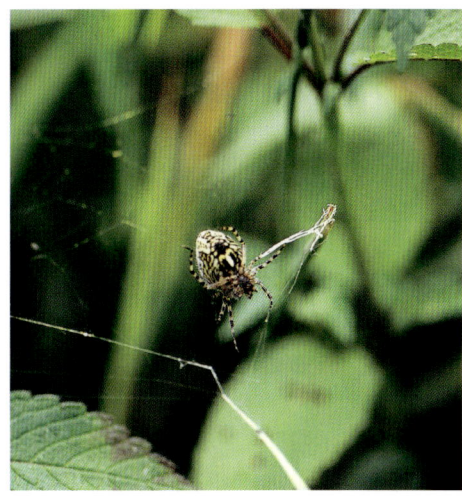

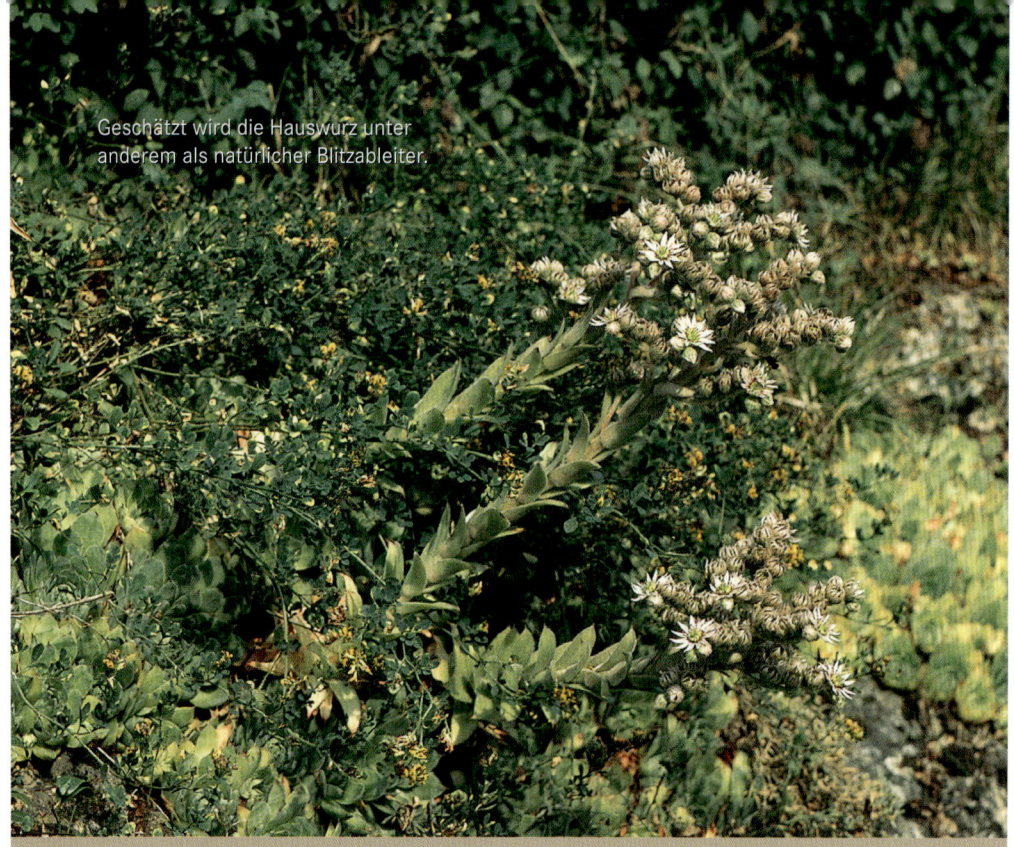

Geschätzt wird die Hauswurz unter anderem als natürlicher Blitzableiter.

◆ Hauswurz *(Sempervivum tectorum)*

Die Hauswurz ist für mich persönlich die Aloe der Alpen. Sie hat nicht die gleichen Inhaltsstoffe, aber eine ähnliche Wirkung und den Vorteil, dass sie vor Ort nutzbar ist. Die Pflanze spielt seit jeher eine große Rolle in der Volksmedizin und im Volksglauben. Vor allem zur äußeren Anwendung bei Wunden, Verbrennungen und Hautproblemen ist sie nach wie vor zu empfehlen. Es lohnt sich, sie anzupflanzen.

Andere Namen Hauswurzel, Dachwurz, Donnerwurz, Brennwurzel, Scherzenkraut, Rampfe, Zitterichkraut

Wo findet man sie? In der Wildnis eher selten, obwohl die Pflanze sehr genügsam ist. Sie mag geschützte, steinige Plätze und gedeiht sogar auf dem Dach zwischen den Schindeln.

Wie erkennt man sie?
Familie: Dickblattgewächs, ausdauernd
Blätter: Rosettenblätter an der Spitze mit langen, spinnwebenartigen Haaren, länglich-oval, an der Spitze rotbraun
Höhe: 15 bis 20 cm

Was wird gesammelt? Dickblätter

Blütezeit Juli bis September

Gesundheit

Schmerzstillend, krebsfeindlich, haut-freundlich, wurmtreibend, entzündungs-hemmend. Gut zur Wundheilung.

Tee Einige Blätter aufkochen und den Sud trinken. Besonders gute Wirkung hat dieser Tee bei Übelkeit, Angina und Mundkrank-heiten.

Wundauflage Das frische Blatt gilt wie erwähnt als die „Aloe der Alpen". Die Haut des Blattes wird abgezogen, und der Rest wird auf die Wunden gelegt. Auf diese Weise wird einer Blutvergiftung vorgebeugt. Schon früher kam die Hauswurzel als Erste-Hilfe-Kraut zum Einsatz.

Salbe Blätter in der Küchenmaschine mixen, etwas Alkohol beigeben und abseihen, in die Salbengrundlage mischen.

Tinktur Weingeist und den gemixten Haus-wurzelsaft vermischen. Dies ergibt eine dick-flüssige Grundlage, die bei Sommersprossen verwendet werden kann.

Wein In der Küchenmaschine gemixte und mit Wein vermischte Hauswurzel treibt Spulwürmer heraus.

Küche

Salat Die dicken Blätter können auch in den Salat gemischt werden.

Alte Weisheiten und Anwendungen

Die Pflanze ist ein Symbol für ewiges Leben. Sie leistete Dienste als Blitzschutzpflanze und bewahrte Häuser angeblich vor Feuer. Mittler-weile ist die Forschung zu dem Schluss gekom-men, dass an diesem vermeintlichen Aberglauben tatsächlich etwas dran ist. Pflanzt man Haus-wurz auf dem Dach, haben ihre weit verzweigten

Wurzeln eine ähnliche Schutzwirkung wie ein Blitzableiter. Schon Karl der Große erließ eine Verordnung, dass auf Hausdächern und auf den Almen Hauswurzel angepflanzt werden musste. Man tat dies mithilfe von Holzblumen-kisten oder Dachplatten.

Eher zum Bereich wirklichen Aberglaubens sind folgende Behauptungen zu rechnen: Wenn die Hauswurzel blüht, ist dies der Überlieferung zufolge ein Zeichen dafür, dass jemand im Haus auszieht, heiratet oder stirbt. Blüht sie weiß, ist der Tod gemeint. Blüht sie rot, bedeutet es Glück. Verdörrt sie, wird sich im Haus alles ändern.

Die Bauersleute schätzen die Pflanze sehr. Zerquetschte Blätter finden vielfältige An-wendungsmöglichkeiten: gegen Warzen und Hühneraugen, bei Bienenstichen, Rotlauf, Hauterkrankungen. Schließlich wirkt sie sogar als Aphrodisiakum. Hinter vorgehaltener Hand flüsterte man, dass Hauswurzel vor Impotenz schützte. Die Hausfrauen mischten ihrem Mann gerne Hauswurzel ins Essen.

Am Stalldach gepflanzte Hauswurzel verhalf den Bauern zu Glück und reicher Milch-schwemme. Auf der Alm wurden den Kühen 3 Blätter zu fressen gegeben; so fanden die Tiere angeblich leichter wieder zum Stall zurück.

◆

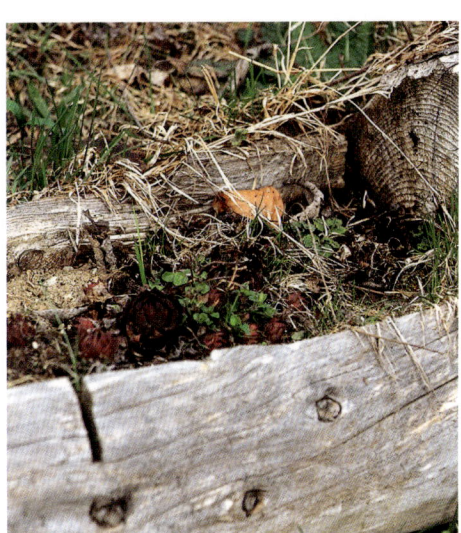

Auch Holztröge bieten der Hauswurzel einen schönen Lebensraum.

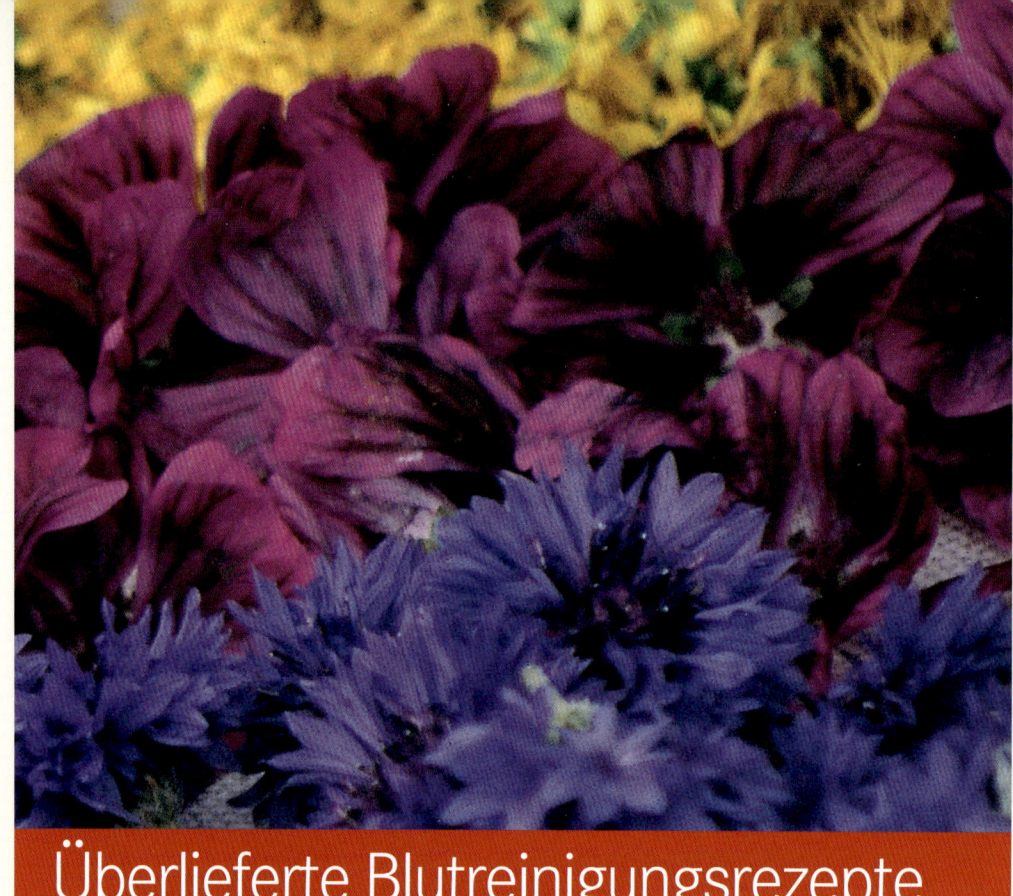

Überlieferte Blutreinigungsrezepte

Regelmäßiges Entgiften verbessert den Gesundheitszustand und verlängert das Leben. Ich empfehle gelegentliche Kuren mit Tinktur oder Tee, um den Körper zu reinigen. Die hier vorgestellten Rezepte sind nicht sehr aufwändig, aber die Durchführung der Blutreinigung erfordert Konsequenz.

Ich möchte kurz erklären, was ich unter dem Begriff „Blutreinigung" verstehe. Es handelt sich um ein uraltes Wort mit vielen Interpretationsmöglichkeiten. Jedenfalls ist es kein medizinischer Ausdruck, denn man kann das Blut nicht wirklich reinigen; das, was wir unter Blutreinigung verstehen, findet eigentlich in der Niere statt. Kräuter wirken teilweise auf die Nieren, aber trotzdem möchte ich keine Missverständnisse aufkommen lassen. Für mich ist Blutreinigung einfach ein schöner, alter Begriff, den jeder auf seine persönliche Weise versteht. Es ist ein Volksausdruck, da es sich um ein Mittel für das Volk, nicht für die Ärzte handelt.

Entgiften kann man über den Harn, den Stuhl, die Menstruation, die Lunge, den Schweiß und die Galle. Also muss man einige Körperfunktionen anregen, um den Körper wieder ins Gleichgewicht zu bringen. Je schneller man für seinen Körper Vorbeugung betreibt, desto besser geht es ihm.

Tinkturmischung

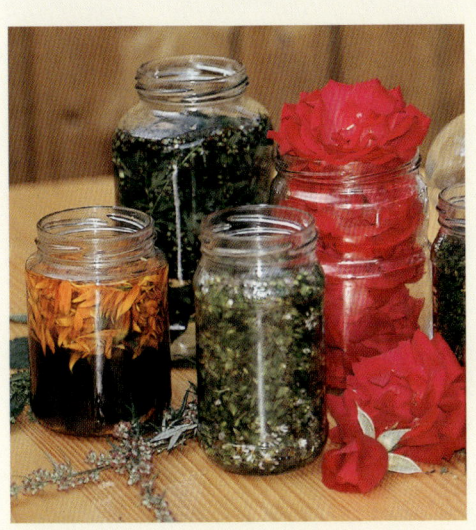

▶ **Zutaten**: 20 ml Kerbeltinktur, 20 ml Wegwartentinktur, 20 ml Brunnenkressetinktur, 20 ml Löwenzahnwurzeltinktur, 20 ml Bachehrenpreistinktur.
   Natürlich können die Zutaten selbst gesammelt werden, es ist jedoch einfacher, sie vom Apotheker zusammenmischen zu lassen. Sonst vermengt man selbst alles Genannte.

▶ **Zubereitung**: Dieses Rezept wurde nur mündlich überliefert. Man nimmt 1 Teelöffel dieser Tinktur 2× täglich in warmem Wasser zu den Mahlzeiten ein. Diese Mischung wirkt auf die Darmflora, aktiviert den Stoffwechsel und regt die Säfte von Leber und Bauchspeicheldrüse an. Man sollte die Tinktur auch zur Linderung jedweder Nahrungsunverträglichkeit ausprobieren.

Teemischung

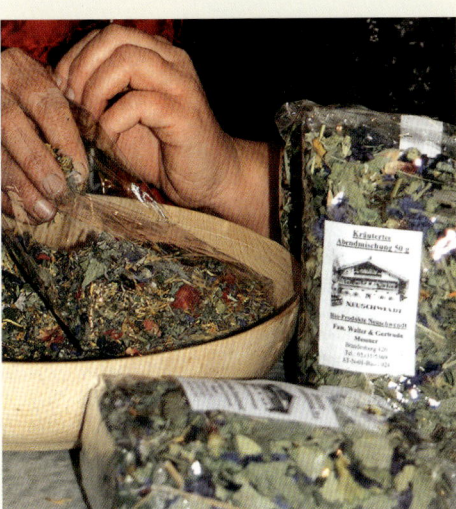
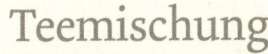

▶ **Zutaten**: Es sollen mindestens 5 der folgenden Kräuter gemischt werden.
1 Teil Salbei
2 Teile Käsepappel
1 Teil Löwenzahnwurzel
1 Teil Wermut
1 Teil Tausendguldenkraut
2 Teile Brennnesselblätter
2 Teile Ringelblumen
1 Teil Walnussblätter

▶ **Zubereitung**: 1 Teelöffel der Mischung mit 1/4 Liter kochendem Wasser überbrühen. Man muss den Tee jedes Mal frisch zubereiten. 3 bis 6 Wochen lang 3 Tassen am Tag trinken.

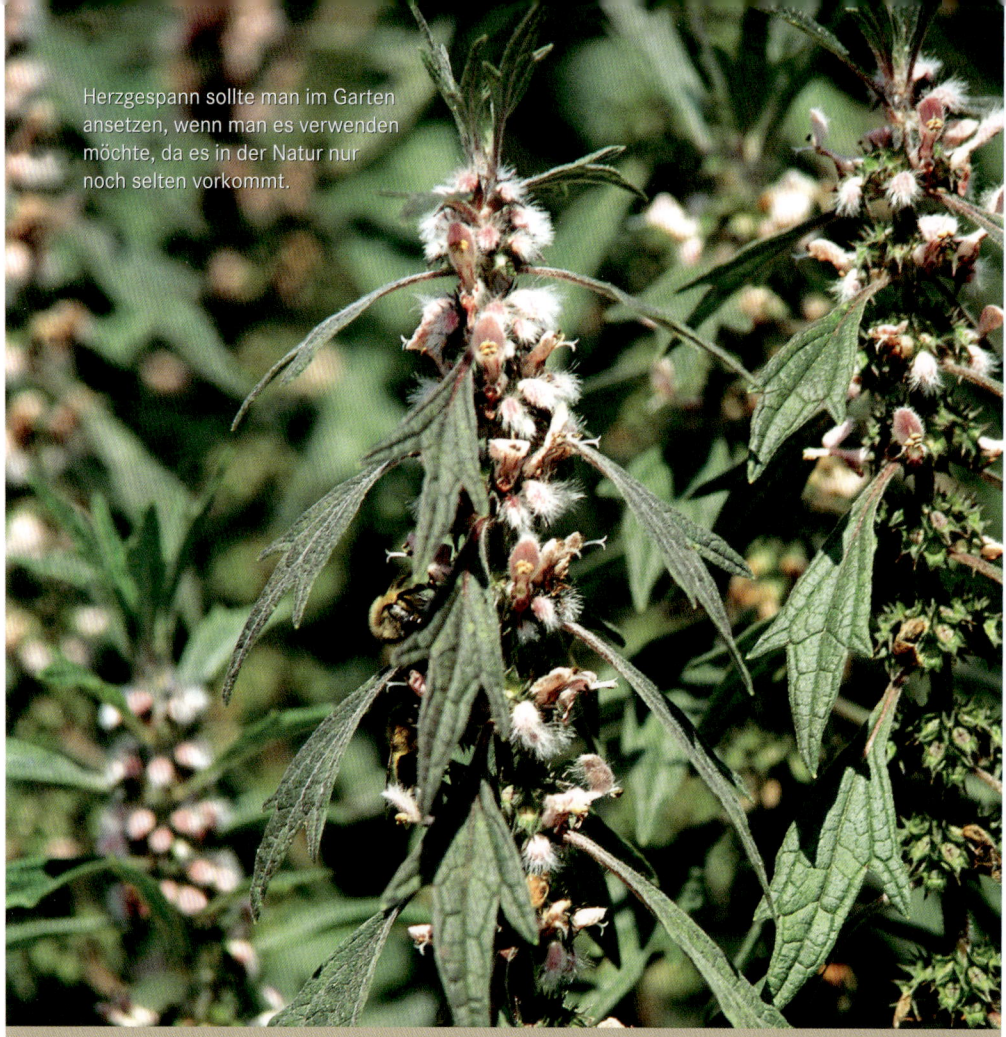

Herzgespann sollte man im Garten ansetzen, wenn man es verwenden möchte, da es in der Natur nur noch selten vorkommt.

◆ Herzgespann *(Leonurus cardiaca)*

Ein sehr einschneidendes Erlebnis hatte ich, als eine gute Freundin auf meinem Hof Herzbeschwerden bekam. Sie war nicht dazu zu bewegen, zum Arzt zu gehen, also blieb mir nur übrig, ihr einen Tee mit Pfefferminze und Herzgespann zu schenken. Innerhalb von zwei Tagen lösten sich ihre Beschwerden auf. Diese persönliche Erfahrung hat mich sehr erfreut, aber ich möchte doch jedem raten, im Zweifelsfall bei Herzproblemen zum Arzt zu gehen.

Andere Namen Mutterkraut, Löwenschwanz, Wolfskraut, Herzheil, Herzgold
Wo findet man es? Sehr selten wild zu finden, außer vom Garten ausgewildert. Meistens jedoch nur im Garten.

Wie erkennt man es?

Familie: Lippenblütler, mehrjährig
Stängel: aufrecht, kaum verzweigt,
oft rötlich überlaufen
Blätter: langgestielt, gegenständig,
oben dreiteilig, dicht behaart und gesägt
Blüte: klein, blassrosa
Höhe: etwa 1 m

Was wird verwendet? Blühendes Kraut
Blütezeit Juni bis September

Gesundheit

*Schleimlösend, blutdrucksenkend,
krampflösend, herzstärkend. Bei funktionellen
Herzbeschwerden (z.B. Herzklopfen), bei
Beklemmungszuständen und klimakterischen
Beschwerden mit Hitzewallungen (besonders
im Liegen).*

Tee 2 Teelöffel mit 1/4 Liter kaltem
Wasser über Nacht ansetzen und am
Morgen erwärmen, bis der Tee lauwarm ist.
Er hat eine dunkelgrüne Farbe. 3 Tassen
pro Tag trinken (2 bis 4 Wochen lang).
Diese Anwendung kann die Durchblutung
des Herzens fördern.
Andere Anwendungsbereiche deckt
folgende Teemischung ab:
3 Teile Herzgespann
1 Teil Johanniskraut
1 Teil Weißdornblüten
2 Teile Melissenblätter
1 Teil Baldrianwurzel
Von dieser Mischung 2 Teelöffel mit
1/4 Liter kochendem Wasser überbrühen
und 5 Minuten ziehen lassen. Der Tee ist gut
geeignet als Schlaf- und Beruhigungstee
sowie zur Linderung von Angstzuständen.

Tinktur 40 g Kräuter mit 200 ml Alkohol
(45%ig) ansetzen und 2 Wochen stehen
lassen. Bei Herzbeschwerden teelöffelweise
einnehmen.

Pulver Getrocknetes Kraut fein zermahlen. Man nimmt wenig ein, wenn
man unter verschiedenen nervösen
Herzstörungen oder unter einem Kropf
leidet. Es empfiehlt sich allerdings
allgemein, nicht zu viel Herzgespann
zu sich zu nehmen.

Badezusatz 5 Esslöffel Kraut mit 3 Liter
Wasser überbrühen, 15 Minuten ziehen
lassen und ins Badewasser geben. Ein solches
Bad ist besonders bei Wechselbeschwerden
zu empfehlen.

Wirkungen bei Tieren Nervösen Tieren
gibt man Herzgespann in die Tränke.
Das Kraut wirkt auch sehr gut bei Hunden.

Homöopathie *Leonurus* D1–D2. 3×10
Tropfen täglich. Bei Wechselbeschwerden,
Blähungen, Anämie, Angina pectoris,
Unruhe.

Alte Weisheiten und Anwendungen

*Die Pflanze wurde früher gerne zum Wohl-
fühlen verwendet. Das Wort „gespann" bedeutete
im Mittelalter so viel wie Krampf. Herzgespann
soll schon immer als magisches Herzmittel verwendet worden sein. Die Volksheilkunde schreibt
dem Tee positive Wirkung bei Magenbeschwerden, Kropf, Hysterie, allgemein bei nervösen
Beschwerden wie z.B. auch Unruhe, übler Laune
und Schlaflosigkeit zu. Auch sagt man dem
Herzgespann nach, bei Delirium tremens
(Alkoholdelirium, „Säuferwahnsinn") recht
gut zu wirken. Unruhe und Zittern werden
gemildert. Das Blatt, als Amulett um den Hals
getragen, schützt bei Herzklopfen und Herzleiden. Kocht man das Kraut mit Bier, ist es
bei Geschwülsten gut. Das Herz wird gestärkt.*

◆

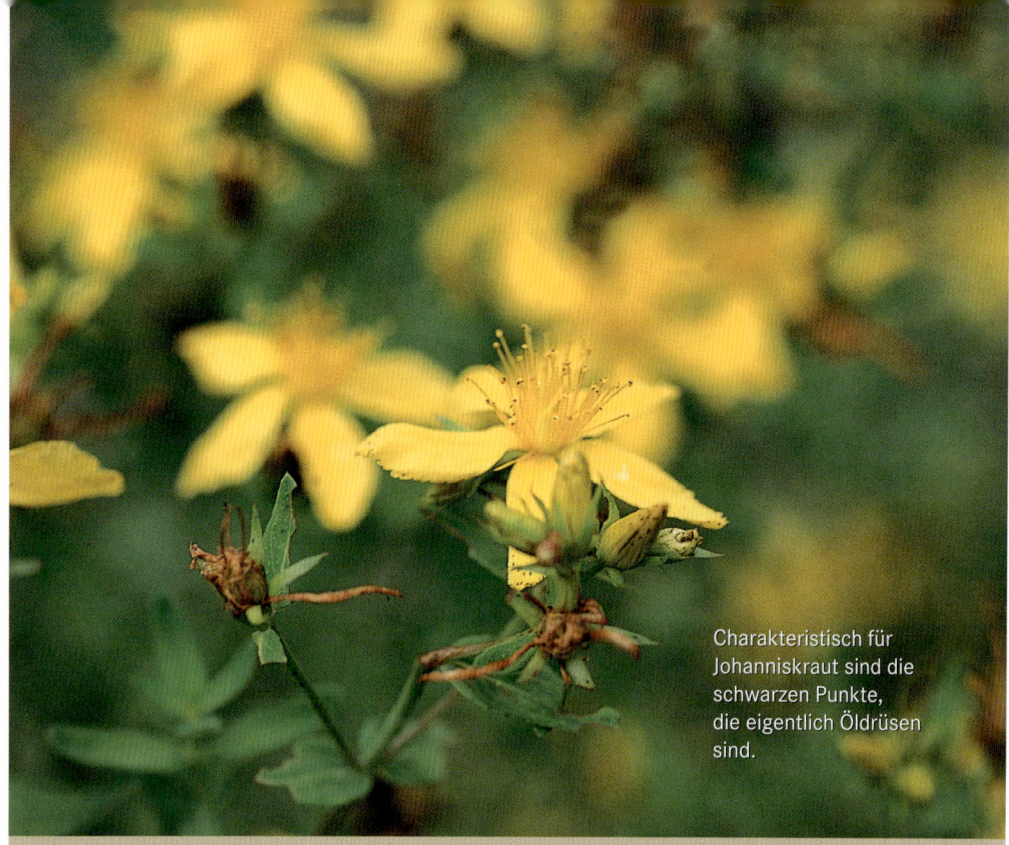

Charakteristisch für Johanniskraut sind die schwarzen Punkte, die eigentlich Öldrüsen sind.

◆ Johanniskraut *(Hypericum perforatum)*

Johanniskraut wurde früher sehr gerne als Sympathie- und Liebesmittel verwendet. Heute sind eher seine antidepressiven Eigenschaften bekannt und geschätzt.

Andere Namen Echtes Johanniskraut, Tüpfelkraut, Sonnwendkraut, Unser lieben Frau Gras/Bettstroh, Hexenkraut, Hartheu, Manneskraft, Teufelsflucht, Bettstroh, Frauenkraut, Blutkraut

Wo findet man es? An trockenen Stellen wie Wiesen, Hängen, Weg- und Waldrändern, im Unterholz, an Brachen und Kahlschlägen.

Wie erkennt man es?
Familie: Johanniskrautgewächs, ausdauernd, mehrmals blühend
Stängel: aufrecht, zweikantig, verzweigt
Blätter: gegenständig, eiförmig bis schmal-länglich, durchscheinend punktiert, am Rand (und oft auch auf der Fläche) mit auffälligen schwarzen Drüsenpunkten
Blüte: gelb; beim Zerteilen tritt ein dunkler, blutroter Saft aus
Höhe: 30 bis 80 cm

Blütezeit Ungefähr 24. Juni (Johannistag) bis September

Was wird gesammelt?
Blüte und Kraut

Gesundheit

Nervenstärkend, entzündungshemmend, blutverbessernd, krampflösend, verdauungsregulierend. Grundsätzlich wird das Kraut innerlich angewendet, während die Blüten nur zur äußerlichen Behandlung eingesetzt werden. Bekannt ist Johanniskraut vor allem für seine stimmungsaufhellende Wirkung, die es zu einem natürlichen Antidepressivum macht. Die Anwendung empfiehlt sich bei leichten bis mittelschweren depressiven Verstimmungen, nervöser Unruhe, Schlafstörungen oder auch in den Wechseljahren. Johanniskraut regt den Kreislauf wie ein Tonikum an.

Äußerlich angewendet unterstützt Johanniskraut die Wundheilung.

Tee 2 Teelöffel Johanniskraut mit 1/4 Liter kaltem Wasser über Nacht ansetzen und am Morgen erwärmen. 3 Tassen trinken. Bei nervösen Störungen, Depressionen und als Auflage bei Gicht.

Tinktur 10 g Blüte in 50 g Alkohol (45 %ig) einlegen, 3 Wochen an der Sonne aufstellen und ziehen lassen und danach abseihen. Kindern, die nachts ins Bett machen, gibt man 15 Tropfen täglich, man kann sie auch vor dem Schlafengehen mit Öl einreiben. Die Tinktur hilft in der gleichen Dosierung auch bei Leberleiden, Schwindel, Zittern, bei einem nervösen Herz und dient zur Wunddesinfektion.

Öl Blüten und Knospen in Olivenöl einlegen und 3 Wochen in der Sonne stehen lassen. Immer wieder schütteln. Man verwendet das Öl zum Einreiben bei Nervenschmerzen (z.B. Ischias, Trigeminus), Rückenschmerzen, Verbrennungen, Verstauchungen, Quetschungen und Krampfadern.

Zur inneren Anwendung kann man 2 Teelöffel mit einem Stück Weißbrot einnehmen; es hat positive Wirkung bei Gastritis, Koliken, als Nervenmittel und besonders bei Störungen im Klimakterium.

Likör 30 g Blüten mit 1/2 Liter Schnaps übergießen und 20 Tage lang an die Sonne stellen. Abseihen, 60 g Zucker hinzufügen. Man kann auch Gewürze wie Nelke und Zimt dazugeben. Den Likör sollte man bei Unruhe jedweder Ursache einnehmen.

Wirkungen bei Tieren Der Tee hilft gut bei Harnwegsinfekten. Bei Tieren, die sich überfressen haben, kann der Sud Wunder wirken. Johanniskrautöl ist zum Einreiben bei Wunden und Geschwüren geeignet. Achtung: Wenn die Tiere zu viel Johanniskraut fressen (besonders hellhäutige Tiere) und unter starker Sonneneinwirkung stehen, können sich schwere Hautausschläge entwickeln.

Homöopathie *Hypericum* D1. Es ist ein mildes Schlafmittel, nervenberuhigend und wirksam gegen Depressionen. In der Wundbehandlung eingesetzt kann es Schmerzen lindern.

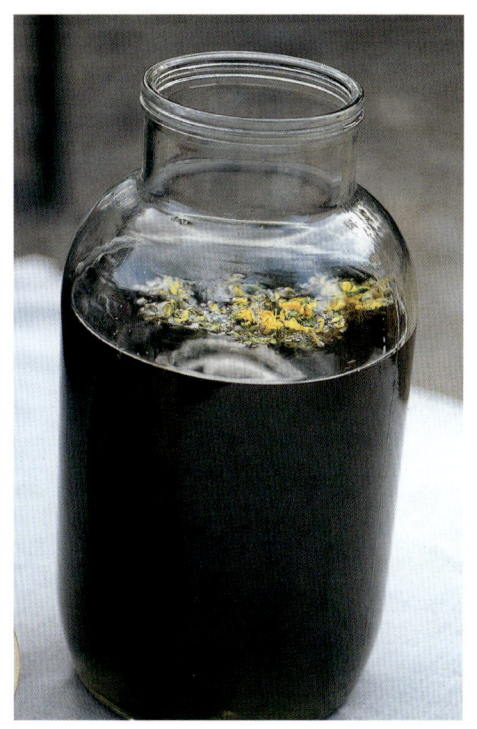

Johanniskrautöl

Alte Weisheiten
und Anwendungen

Da Johanniskraut eine sehr weit verbreitete und für ihre Heilkraft berühmte Pflanze ist, gibt es zahlreiche Sagen und andere Geschichten darüber. Unter den Jägern etwa war bekannt, dass mit Johanniskraut eingeriebene Gewehrläufe zu höherer Treffsicherheit verhalfen (ein lange sorgfältig gehütetes Geheimnis). Bereits im Mittelalter wurde Johanniskraut für medizinische Zwecke eingesetzt, und der Volksname „Teufelsflucht" gibt darüber Auskunft, dass man die Pflanze als Schutz vor üblen Mächten schätzte. Einer Sage zufolge entstanden die auffälligen schwarzen Punkte auf den Blättern (botanisch gesehen Öldrüsen) dadurch, dass der Teufel aus Wut über die Heil- und Schutzkräfte des Johanniskrauts die Blätter zerstochen haben soll. Die offizielle Namensgebung erscheint etwas durchsichtiger, ist aber auch nicht eindeutig: Da die Pflanze am 24. Juni in voller Blüte steht und dieser Tag der Geburtstag von Johannes dem Täufer ist, wurde die Pflanze wahrscheinlich nach ihm benannt. Andere Quellen sind der Meinung, dass das Kraut seinen Namen vom Johanniterorden bekam, der die Pflanze während der Kreuzzüge zur Behandlung von Wunden einsetzte.

Nun jedoch zu den nachweisbaren medizinischen Wirkungen von Johanniskraut. Eine eher negative Eigenschaft der Pflanze sollte man bei der Anwendung immer im Hinterkopf haben: Mit Johanniskraut behandelte Menschen sollten nicht ungeschützt in die pralle Sonne gehen und Höhensonne sowie das Solarium meiden, weil es sehr lichtempfindlich macht. Bei Sonnenbrand mag Johanniskraut ein altes Hausmittel sein,

aber hier ist Vorsicht geboten! Es können schwere Hautirritationen auftreten, wenn man sich mit Johanniskrautöl einreibt und danach ungeschützt ins Freie geht. Insbesondere hellhäutige Personen sollten bei der Anwendung von Johanniskraut aufpassen. Bei ihnen können sich auch nur durch die Einnahme von Johanniskrautpräparaten sonnenbrandähnliche Entzündungen entwickeln, wenn sie sich zu sehr der Sonne aussetzen. Auch beim Sammeln der Pflanze bei starkem Sonnenschein können Hautausschläge auftreten.

Johanniskraut wird auch „Arnika der Nerven" genannt. Bereits nach 4 bis 6 Wochen hellen Tabletten oder Tropfen das Gemüt deutlich auf. Johanniskraut ist ganz besonders für jene Menschen geeignet, denen vor dem Winter graut (Stichwort: Winterdepression); in diesen Fällen soll es kurmäßig den ganzen Winter eingenommen werden. Man gibt Johanniskraut auch bettnässenden Kindern, denn diese Störung hat oft seelische Ursachen. Die Anwendung empfiehlt sich auch bei allgemein geschwächten Menschen. Sogar zum Waschen von Neugeborenen darf es eingesetzt werden.

Johanniskraut wird gerne als pflanzliches Antidepressivum dargestellt, und zwar zu Recht, denn diese Wirkung ist in zahlreichen klinischen Studien bestätigt worden. Allerdings sollte man Johanniskraut, obwohl es selbst in Kapselform rezeptfrei in der Apotheke zu beziehen ist, langfristig nicht ohne Rücksprache mit einem Arzt einnehmen; auch auf Wechselwirkungen mit anderen Medikamenten ist zu achten.

◆

Persönliche Anmerkungen

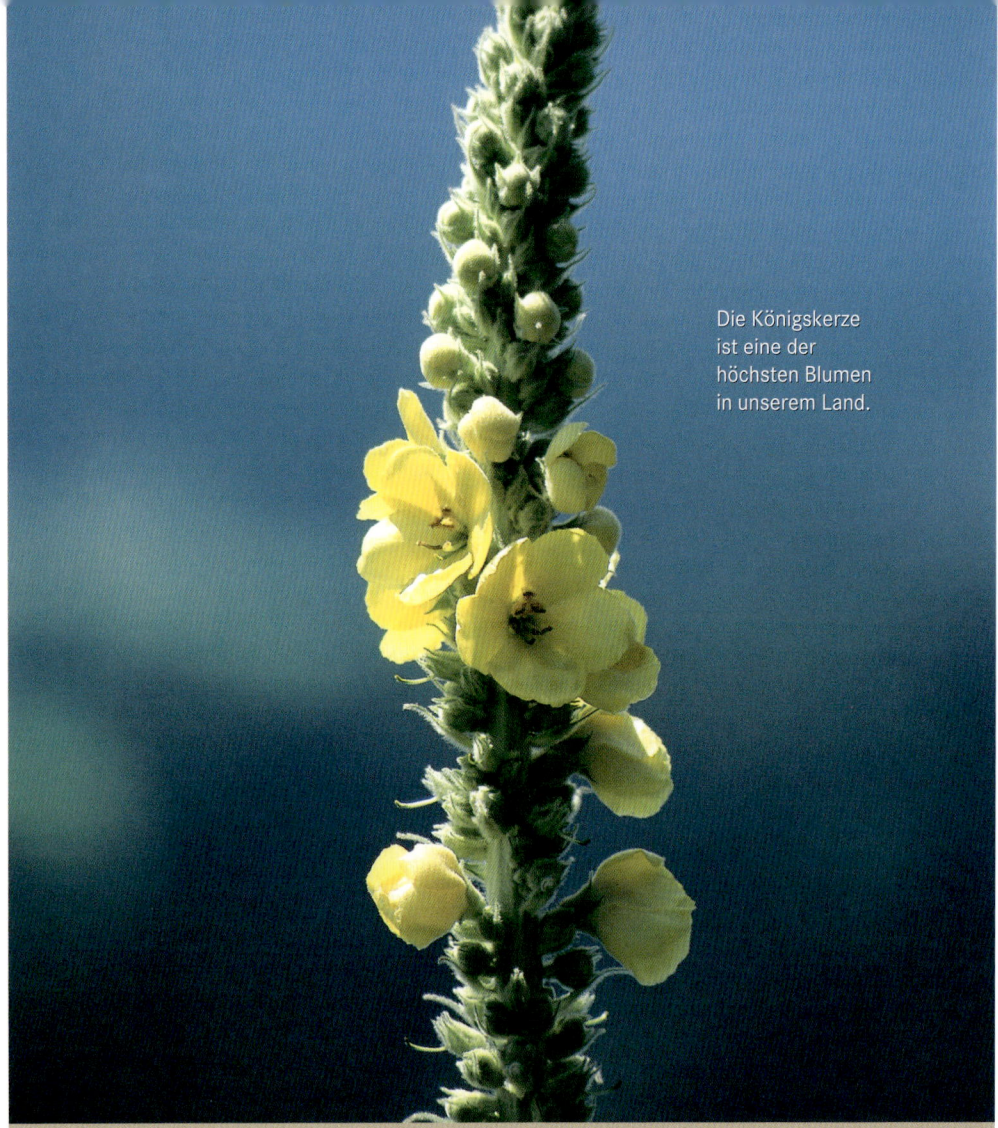

Die Königskerze ist eine der höchsten Blumen in unserem Land.

◆ Königskerze *(Verbascum thapsiforme)*

Will man die Schneemenge für den Winter erfassen, muss man den Himmelbrand beobachten. Viele meinen, dass man das an der Höhe der Pflanze ablesen kann, dabei gilt es in Wirklichkeit, den Blütenkranz zu beachten. Man betrachtet den Blütenstand von unten nach oben. Stehen die Blütenkränze tief am Stängel, wird es frühen Schnee geben. Wenn der Abstand zum nächsten Blütenkranz groß ist, wird es lange nicht mehr schneien. Auf diese Weise soll man ablesen können, wie oft, wann und wie viel Schnee zu erwarten ist.

Andere Namen Marienkerze,
Johanniskerze, Wetterkerze

Wo findet man sie? An sonnigen Plätzen
und Wegrändern sowie auf Schutthaufen.

Wie erkennt man sie?
Familie: Braunwurzgewächs, zweijährig
Stängel: aufrecht, dicht behaart,
erst im Blütenstand verzweigt
Blätter: wechselständig, beidseitig
filzig behaart, länglich bis eiförmig,
ungeteilt, gekerbt
Blüten: hell- bis goldgelb
Höhe: bis zu 2 m

Was wird verwendet? Die Blüten,
und zwar ohne den Kelch und die Blätter.

Blütezeit Ende Juni bis Ende September

Gesundheit

*Hustenlindernd, auswurffördernd,
krampflösend, beruhigend, harntreibend,
leicht schweißtreibend, blutreinigend.*

Tee 1 Teelöffel Blüten mit 1/4 Liter kochendem
Wasser aufgießen. 5 Minuten ziehen lassen.
Man trinkt bei Husten 3 Tassen am Tag.
Zur äußeren Anwendung kocht man einen
starken Tee auf und macht bei Geschwüren
der Augen oder des Afters sowie bei Gliederschmerzen einen Umschlag.

Öl 1 bis 2 Teile Königskerzenblüten ohne
Kelch (da die Härchen reizend wirken,
besonders im Tee) in 3 Teile Olivenöl geben
und 14 Tage ziehen lassen. Das Öl eignet
sich zum Auflegen auf die Brust bei Husten
und bei „krachenden" Gelenken.

Tinktur 1/3 Blüten mit 2/3 Alkohol
(40%ig) 3 Wochen stehen lassen. 15 Tropfen
einnehmen. Auch die Tinktur hilft gegen
Husten, ist allgemein für die Atmungs-
organe gut und kann sogar bei Rheuma
angewendet werden. Äußerlich ist es gut
für Brusteinreibungen.

Wirkungen bei Tieren Blätter und
Blüten kurz aufkochen und in den Tränker
geben. Das wirkt schleimlösend. Für Hunde
und Katzen sollte Königskerze mit Milch
statt mit Wasser aufgekocht werden. Hier
wirkt das Mittel besonders bei Katarrhen
und Husten.

Homöopathie *Verbascum* Urtinktur.
10 Tropfen mehrmals am Tag, besonders
bei neuralgischen Gesichtschmerzen,
bei Erkältungen und Gastritis. Die Potenzen
D1–D3 bieten sich besonders bei Wunden an.

Schönheit

Badezusatz Die Pflanze ist sowohl für
Fuß- als auch für Vollbäder geeignet.
2 Esslöffel Blüten mit 2 1/2 Liter Wasser
aufkochen. 10 Minuten ziehen und ins Bad
oder Fußbad geben. Als Badezusatz wirkt
die Königskerze schlaffördernd und als ent-
spannendes Schönheitsmittel.

Alte Weisheiten
und Anwendungen

*Die Königskerze sollte beim Wandern nicht
fehlen, denn sie verleiht angeblich Mut und
bietet Schutz vor wilden Tieren. Bauern wussten
früher, dass man Königskerze immer bei sich
tragen oder an der Tür befestigen soll, da sie
vor allem Bösen schützen soll. Sie vertreibt der
Überlieferung zufolge auch alles Negative und
Dämonische auf dieser Welt. Einige Blätter,
in den Schuhen getragen, beugen Erkältungen
vor.*

*Lustig dürfte es werden, wenn man sich Blätter
in die Tasche schiebt, um das andere Geschlecht
damit anzuziehen. Ein medizinisch sinnvoller
Zweck ergab sich dadurch, dass frische Blätter
gerne als Wundauflage verwendet wurden.*

◆

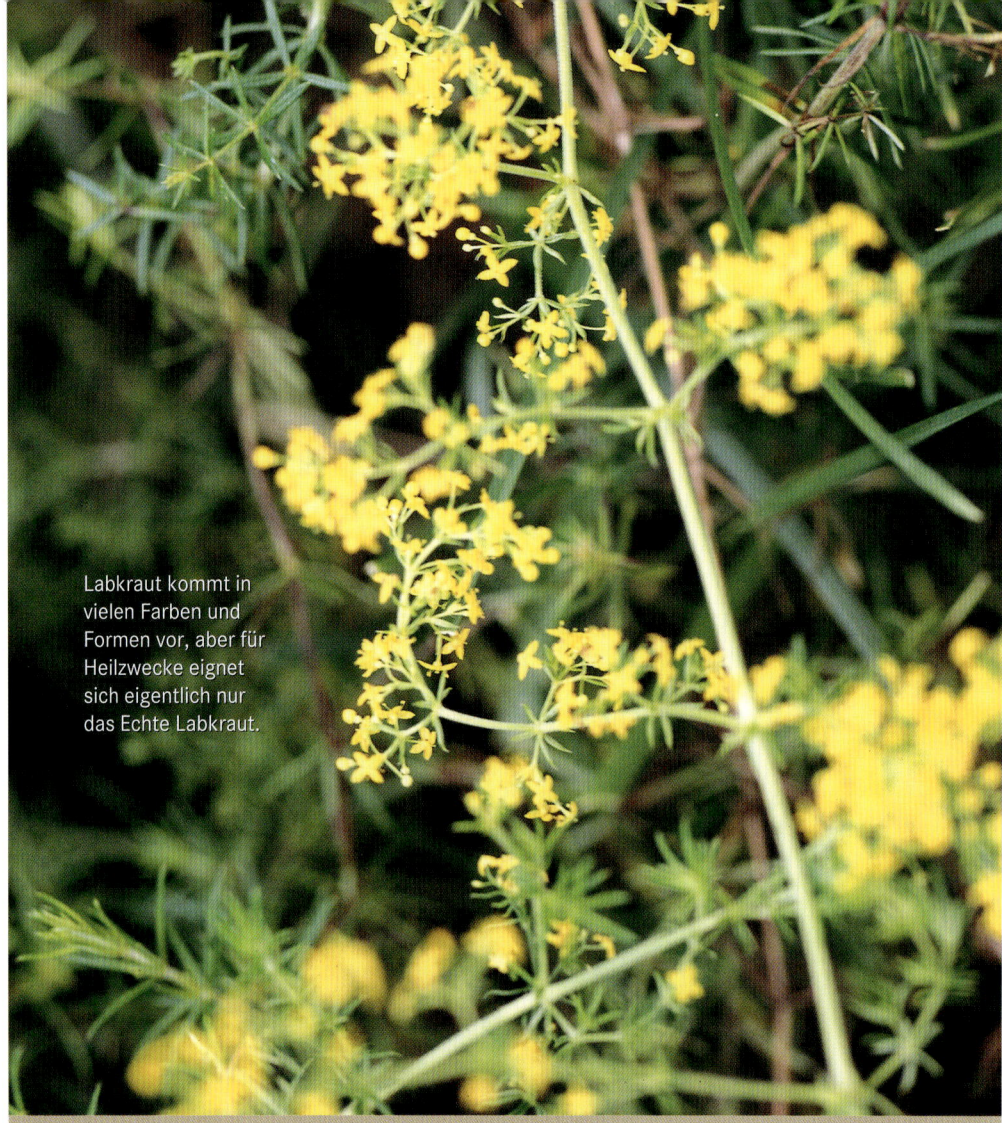

Labkraut kommt in vielen Farben und Formen vor, aber für Heilzwecke eignet sich eigentlich nur das Echte Labkraut.

◆ Labkraut *(Galium verum)*

Ich kenne Labkraut noch von der Käseherstellung, wo es wegen eines Enzyms, das Milch zum Gerinnen bringt, verwendet wurde. Früher legte man Gebärenden ein mit Labkraut oder anderen Kräutern gefülltes Kissen unter. Dadurch soll die Geburt erleichtert werden.

Andere Namen Unserer lieben Frau, Unser-Frauen-Bettstroh, Wegstroh, Milchgerinnkraut, Blutstill, Käselabkraut, Gliederkraut, Gelber Butterstiel, Hagerkraut

Wo findet man es? An trockenen sonnigen Wiesen, Feldrainen, Böschungen. Die Pflanze mag sonnige und halbschattige Plätze.

Wie erkennt man es?

Familie: Lippenblütler, ausdauernd
Stängel: rundlich, verzweigt
Blätter: quirlständig, Unterseite weißlich, weich behaart
Blüten: klein, zitronengelb leuchtend
Höhe: 25 bis 80 cm

Was wird gesammelt? Blühendes Kraut
Blütezeit Juni bis August

Gesundheit

*Hautreinigend, wundheilend, blut-
reinigend, krebsfeindlich. Labkraut wird
vor allem mit Kehlkopf, Magen Darm, Leber,
Niere und Drüsen in Verbindung gebracht.*

Tee 1 bis 2 Teelöffel pro Tasse mit kochendem Wasser überbrühen, 2 Minuten ziehen
lassen, täglich 2 Tassen trinken. Besonders
zur Unterstützung bei Gelbsucht, Wassersucht, Magen- bzw. Unterleibsbeschwerden
und Hauterkrankungen sowie als Umschlag
bei schlecht heilenden Wunden und Sonnenbrand.

Äußerliche Anwendung Labkraut
zerquetschen und bei Nasenbluten und
blutenden Wunden verwenden (in die Nase
stopfen bzw. auf die Wunde legen). Ein
starker Aufguss kann bei Schürfwunden,
Verbrennungen oder Hautentzündungen
aufgelegt werden.

Tinktur 1/3 Pflanzenteil geschnitten
mit 2/3 Schnaps (45%ig) übergießen und
3 Wochen ziehen lassen. Die Einnahme von
2×10 Tropfen täglich fördert das Aushusten,
den Magen, den Darm und die Leber.

Likör 300 g Labkraut mit 1 Liter Weingeist
oder Obstbrand (70%ig) ansetzen, 14 Tage
stehen lassen. Danach fügt man 1/2 Liter
abgekochtes Wasser, 300 g Zucker und
Gewürze wie Zitronenschale, Kümmel,
Anis usw. hinzu.

Labkraut-Sauermilch-Trunk 1 Teelöffel
zerkleinerte, getrocknete Blüten in 1 Glas
Sauermilch mischen, zugedeckt 15 Minuten
stehen lassen. Der Geschmack von Labkraut
ist etwas sauer (es wirkt zusammenziehend),
aber es ergibt ein sehr gesundes Getränk.

Duftsackerl Gemeinsam mit Waldmeister
eignet sich Labkraut sehr gut dafür.

Deodorant Leidet man unter starkem
Achselschweiß, kann folgendes Rezept
Abhilfe schaffen: Einen starken Tee zube-
reiten und 10 Minuten ziehen lassen.
Ca. 80 ml Labkrauttee mit ca. 35 ml
Weingeist (90%ig) übergießen und mit
Salbeiöl aromatisieren. Es ist 5 Monate
haltbar und kann in eine Flasche mit
Zerstäuber eingefüllt und so äußerlich
wie ein Deodorant angewendet werden.

Badezusatz 4 Händevoll Labkraut mit
3 Liter Wasser aufkochen und 10 Minuten
ziehen lassen. Müde Beine werden so wieder
munter. Babys werden darin bei Bauchweh
und rauem Grind gebadet.

Wirkungen bei Tieren Für den Imker
ist Labkraut eine sehr interessante Pflanze,
und sie sollte auf der Bienenweide nicht
fehlen. Sie enthält nämlich sehr viel Nektar.

Wenn man es Rindern, Schafen und
Ziegen ins Futter mischt, wirkt Labkraut
milchtreibend. Für Pferde ist die Pflanze
allerdings nicht zu empfehlen, denn sie soll
leberschädliche Stoffe bilden. Eine Labkraut-
Abkochung kann Kälbern mit Durchfall
gegeben werden.

Homöopathie *Galium album* D4
(Achtung: das ist Wiesenlabkraut) wird
häufig verwendet bei bösartigen Geschwüren
sowie bei skrofulösen Drüsenschwellungen
(Skrofulose ist eine heute bei uns sehr
selten gewordene tuberkulo-allergische
Reaktion im Kindesalter mit Lymphknoten-
schwellungen, Schleimhautkatarrhen und
Knochenbeteiligung).

Alte Weisheiten und Anwendungen

Auf der Alm haben früher die Senner sehr gerne Labkraut zum Dicklegen der Milch verwendet. Der Käse wird allerdings etwas bitter, was heutzutage nicht mehr jedermanns Geschmack ist. Gerichte mit Bitterstoffen standen früher auf dem Speisezettel, und niemand beklagte sich, deshalb sollte man vielleicht nicht so heikel sein. Die Blüte riecht nach Kräuterkäse.

Bei der Heuernte ist Regen zu erwarten, wenn das Kraut bei der Ernte besonders stark duftet; das sagte mir jedenfalls unser alter Nachbar.

Oft hat man bei Nasenbluten ein Büschel Labkraut in die Nase gesteckt oder es zum Blutstillen einfach aufgelegt. Besonders das Kleblabkraut (Galium aparine) ist zum Ausschwemmen von Giften aus dem Körper geeignet. Es werden auch die Lymphgefäße angeregt.

◆

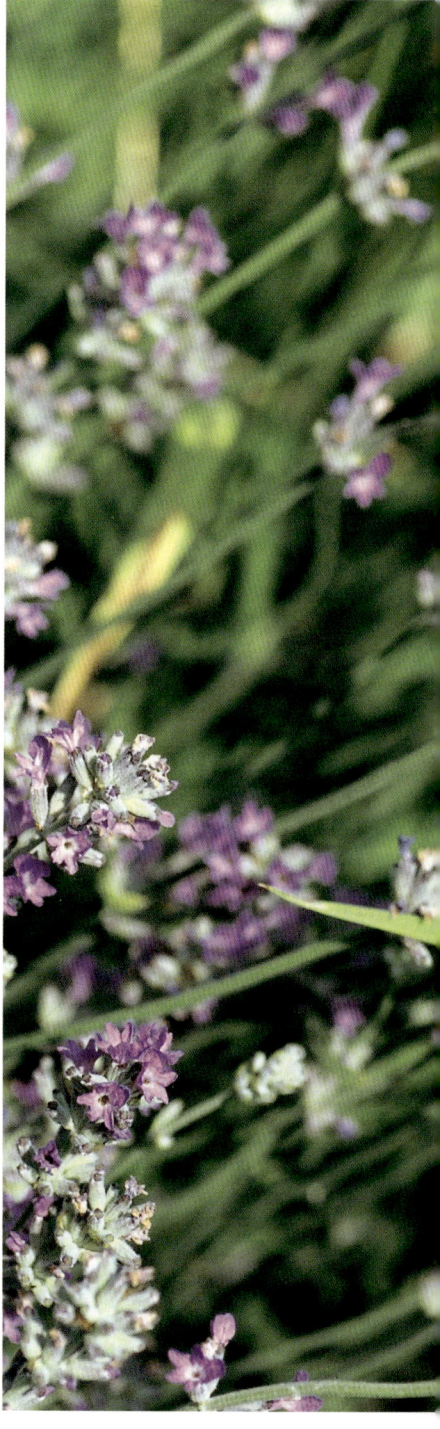

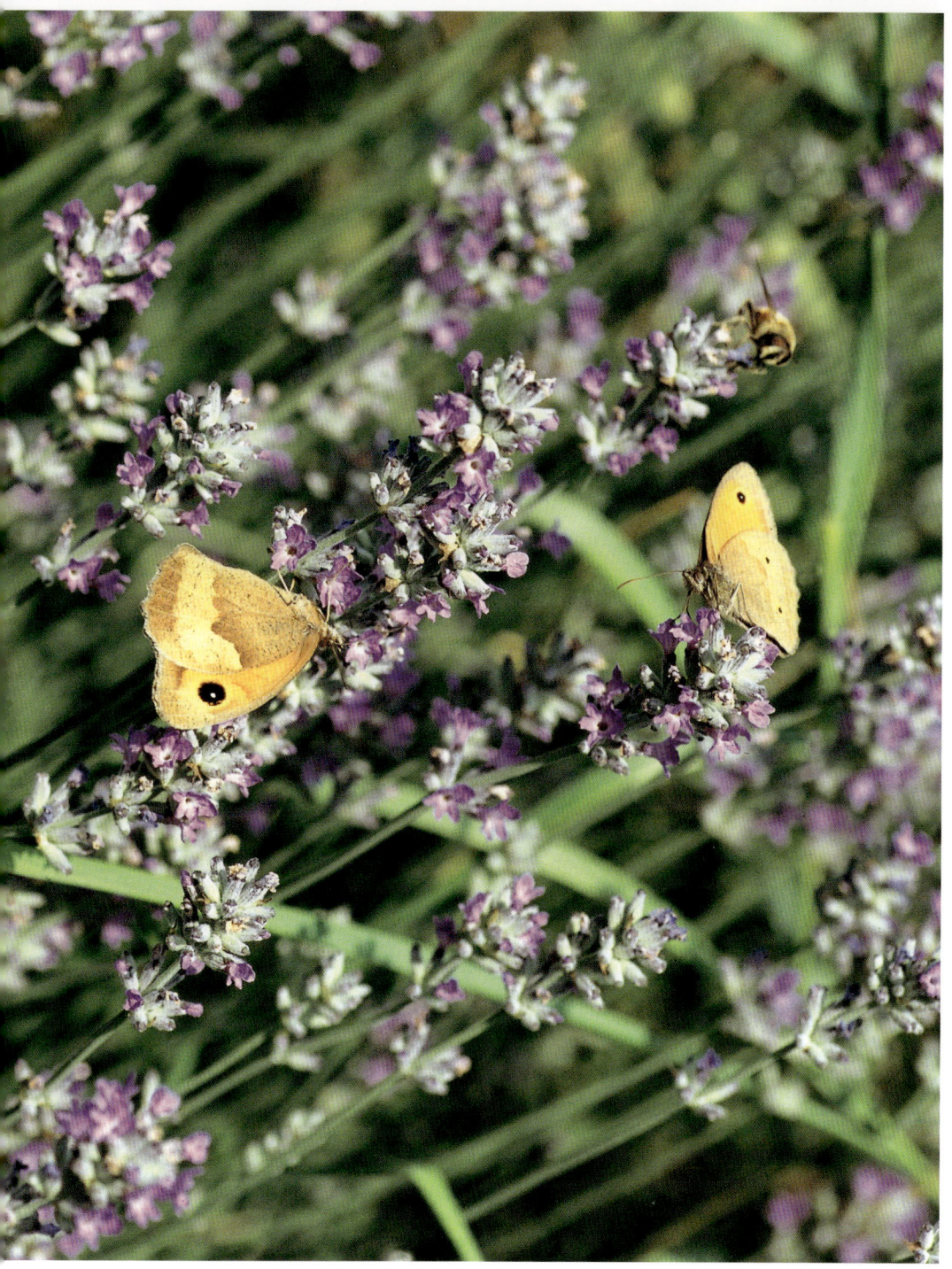

Schmetterlinge lieben Lavendel wegen seiner ätherischen Öle.

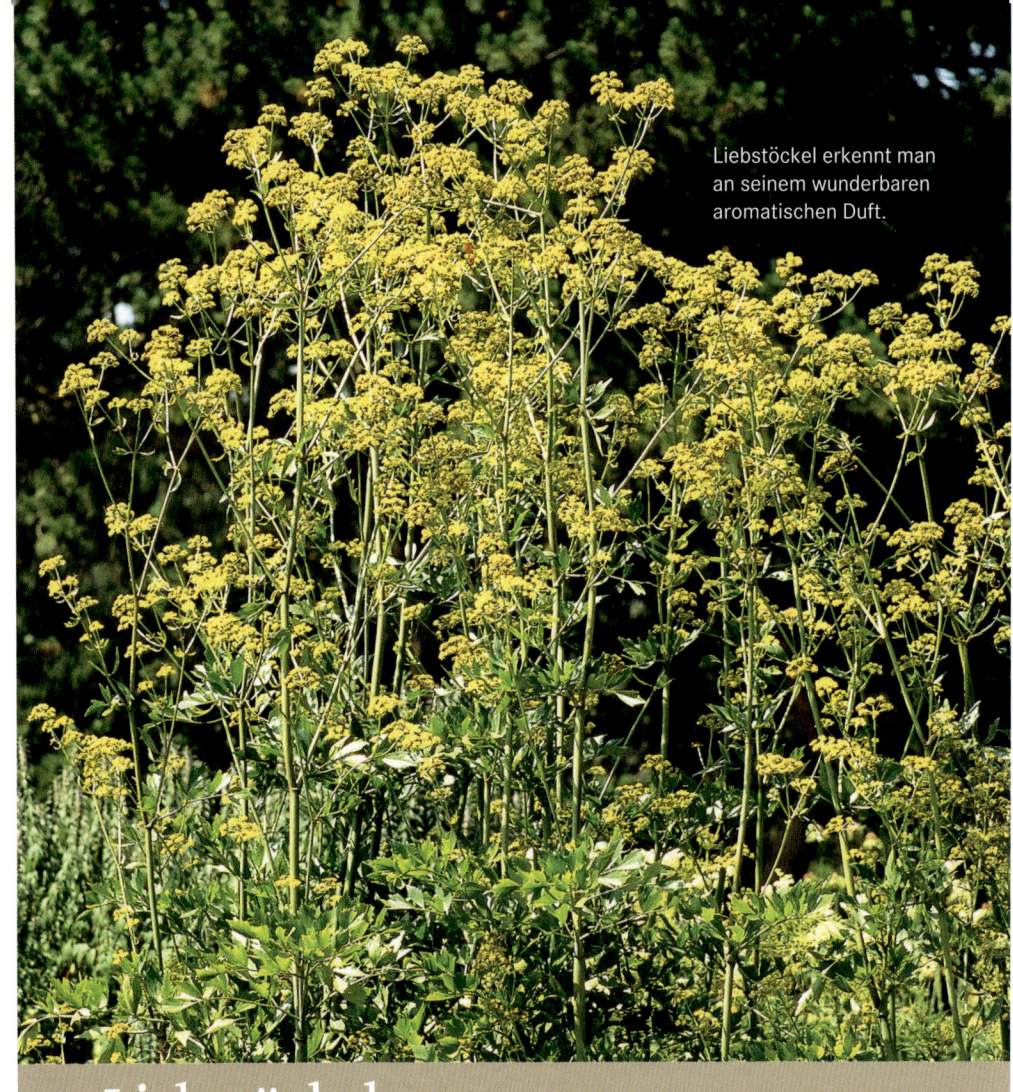

Liebstöckel erkennt man an seinem wunderbaren aromatischen Duft.

◆ Liebstöckel *(Levisticum officinale)*

Es wird auch Gichtstöckl genannt, was bereits auf eine seiner Wirkungen hinweist. Früher genoss Liebstöckel vor allem Ansehen als Nervenkraut. Jeder kennt Liebstöckel als Suppenkraut, aber es sollte für volksheilkundliche Zwecke nicht vergessen werden.

Andere Namen Maggikraut, Luststöckel, Lustock, Liebrohr, Liebstängel, Nervenkräutl, Saukraut, Gichtstock, Gebärmutterkraut, Bärmutter

Wo findet man ihn? Liebstöckel mag nährstoffreiche Plätze, kommt bei alten Gärten oder Düngerstätten auch ausgewildert vor, ansonsten im Garten.

Was wird gesammelt? Kraut im Frühjahr und Herbst; Wurzel und Samen im Herbst.

Wie erkennt man ihn?

Familie: Doldengewächs, mehrjährig
Stängel: aufrecht, kantig, röhrig
Blätter: bis zu 70 cm lang, doppelt
gefiedert, grob gezähnt
Blüte: gelb
Höhe: etwa 1,5 m

Blütezeit Juni bis August

Gesundheit

*Verdauungsfördernd, magenkräftigend,
hormonsteigernd. Bei starker Periode,
Harnblasenkatarrh, Nierenerkrankungen.*

Tee Für den Tee wird die Wurzel verwendet.
Man nimmt 1/2 Teelöffel der frischen Wurzel
oder 1 Teelöffel der getrockneten Wurzel und
übergießt sie mit kochendem Wasser. 2 bis 3
Minuten ziehen lassen, schluckweise trinken. Schwangere und fiebernde Menschen
sollten Liebstöckelwurzel nicht einnehmen.

Umschläge und Bäder Aus der Wurzel
einen Tee zubereiten, 10 Minuten ziehen
lassen und als Umschlag verwenden. Zur
Ausheilung alter vereiterten Wunden sowie
als Bad zur Stärkung der Unterleibsorgane
eignet sich Liebstöckel sehr gut.

Pulver In der Kaffeemühle die getrockneten
Wurzeln zerkleinern, 1 bis 3 Messerspitzen
einnehmen und Wasser nachtrinken, wenn
man seinem Magen oder allgemein der
Verdauung etwas Gutes tun möchte.

Wein 1/2 Liter Wein mit 1 Esslöffel zer-
stoßenen Liebstöckelsamen ansetzen
und 2 Wochen stehen lassen. Ein Stamperl,
nüchtern getrunken, öffnet Stauungen
der Leber und Milz und verbessert die
Organfunktion. Außerdem hilft der Wein
gegen Aufstoßen, Völlegefühl und Sodbrennen. Auch sagt die Volksheilkunde,
er begünstige den Abgang von Nierensteinen und Nierengrieß.

Homöopathie *Levisticum* D3. 3×8 Tropfen
täglich empfehlen sich bei Bauchweh,
Blähungen und Appetitlosigkeit kleiner
Kinder.

Küche

Gewürz Man kann Liebstöckel als
Gewürz für Suppen, Kartoffeln und
Fleischgerichte immer mitkochen, sollte
aber nicht zu viel verwenden. Das Aroma
übertönt nämlich sehr.

Alte Weisheiten und Anwendungen

*Mit Liebe hat Liebstöckel nur insofern
etwas zu tun, da es als Sympathiemittel bei
Liebeswerbung anhand des Geruchs eingesetzt
wurde. Der hohle Stängel wird verwendet,
um Wasser oder Wein am Georg-Tag (23. April)
zu trinken. Dieser Brauch hält angeblich gesund.
Einer brütenden Henne ins Nest gelegt, lässt
Liebstöckel die Küken leichter schlüpfen.*

*Wurzel und Samen von Liebstöckel werden
schon von alters her als sehr heilkräftig geschätzt. Die volksheilkundlichen Anwendungen
sind heute auch wissenschaftlich anerkannt.
Liebstöckel wird gerne und mit Erfolg bei Wassersucht und Anschwellung der Füße verwendet.
Sehr gute Erfolge hat man bei Steinbildung,
Gicht, Rheuma und übel riechendem Schweiß
erzielt. Auch bei allgemeiner Nervenschwäche
kommt Liebstöckel zur Anwendung. Man sagt,
dass er bei übermäßigem Nikotin- oder Alkohol-
konsum in jeder Form entgiftend wirkt.*

*Ein Wurzelauszug aus Schnaps, teelöffelweise
eingenommen, löst Magenkrämpfe, Koliken,
fördert die Verdauung, stärkt den Magen und
bekämpft Appetitlosigkeit. Bekannt war früher
auch die Anwendung von aus den Samen ge-
presstem Öl (5 bis 8 Tropfen) bei Bauchgrimmen
(Krampf, Blähungen), Bauchschmerzen und
kolikartigen Beschwerden. Das Öl kann auch
einmassiert werden.*

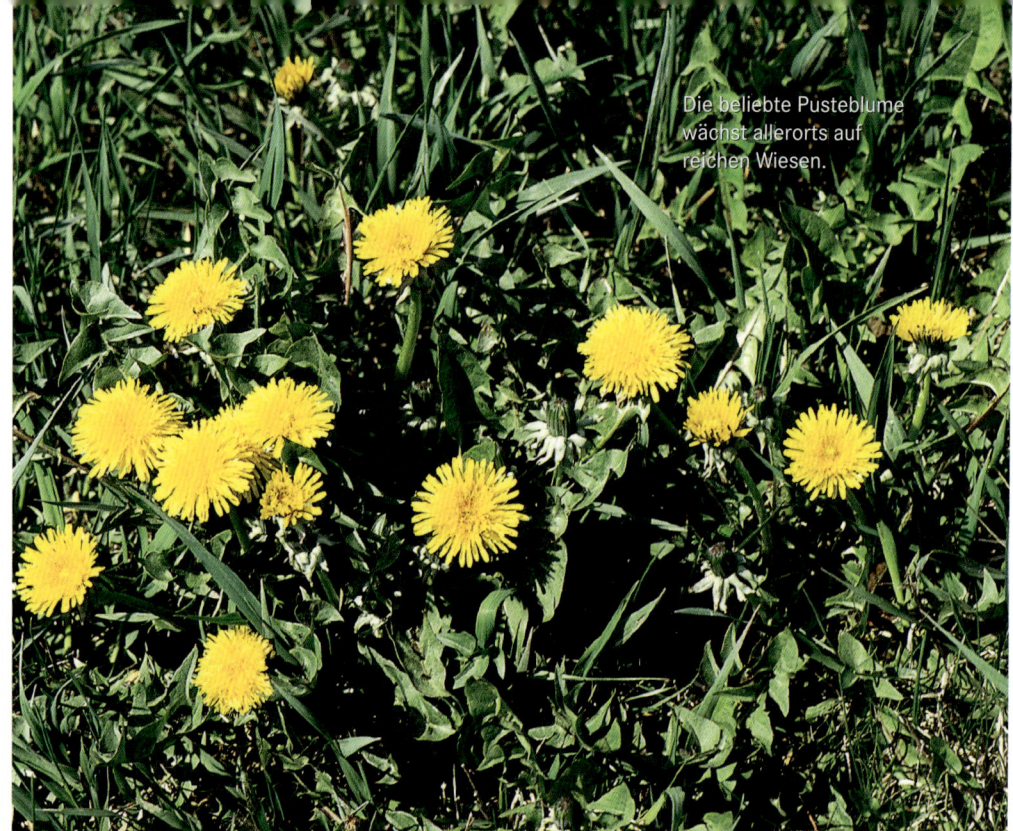

Die beliebte Pusteblume wächst allerorts auf reichen Wiesen.

◆ Löwenzahn *(Taraxacum officinale)*

Wahrscheinlich haben die meisten Leute gute Kindheitserinnerungen an Löwenzahn als Röhrlsalat. Man kann Stängel und Blätter der jungen Pflanze verwenden. Der Salat schmeckt nicht nur lecker, er ist auch – in Maßen genossen – sehr gesund. Es gibt aber auch andere Rezepte für die Küche, die man ausprobieren sollte. Löwenzahn lässt sich zu Tee, Tinktur und Wein für gesundheitliche Zwecke weiterverarbeiten. Am bewährtesten ist seine Wirkung auf Leber und Galle.

Andere Namen Eierbusch, Feldblume, Apostelkraut, Sommerdornkraut, Pfaffenblume, überdüngte Saunelke, Teufelsblume, Sonnenwurzel

Wo findet man ihn?
In Gärten, auf fetten Wiesen.

Wie erkennt man ihn?
Familie: Korbblütler, ausdauernd
Stängel: dicke Pfahlwurzel, hellbraun
Blätter: lang, lanzettlich, stark gezähnt oder fiederspaltig
Blüte: gelb
Höhe: 10 bis 50 cm

Was wird gesammelt?
Wurzel, Blätter, Blüte

Blütezeit
April bis Mai

Gesundheit

*Stoffwechselanregend, blutdruck-
regulierend, gallefördernd, nierenanregend, verdauungsfördernd. Die Anwendung
von Löwenzahn bietet sich am ehesten bei
Rheuma, Gicht und Leberbeschwerden an.*

Tee 3 Teelöffel Wurzeln oder frische
Blätter mit 1/4 Liter kochendem Wasser
überbrühen. 3 Minuten ziehen lassen und
kurmäßig trinken, besonders im Frühling.
Günstig wäre eine Kur von 4 bis 6 Wochen
mit entweder einer oder noch besser
2 Tassen am Tag. Diese Kur ist sehr gut
für Leber und Galle.

Tinktur 2 Hand voll frisch und klein ge-
schnittener Wurzeln mit 3/4 Liter Alkohol
(45%ig) ansetzen, 3 Wochen lang stehen
lassen. Danach nimmt man 3×15 Tropfen
täglich. Wie der Tee ist auch die Tinktur
vor allem bei Leber- und Gallenproblemen
in Erwägung zu ziehen.

Wein Löwenzahnblütenblätter in ein
3-Liter-Gefäß geben und mit 3 Liter Wein,
etwas Zitronen- und Orangensaft auffüllen.
20 bis 30 Minuten kochen lassen, abseihen,
mit 2 kg Zucker vermischen und in Flaschen
füllen. Der Wein dient der allgemeinen
Gesunderhaltung und Vorbeugung.

Wirkungen bei Tieren Löwenzahnblätter
eignen sich zur Kükenaufzucht und sind
dem Eierlegen sehr förderlich. Man kann
Blätter und Wurzeln praktisch allen Tieren
geben – Kühen, Pferden, Ziegen, Schafen…
   Hasen kann man Löwenzahn sehr gut
als gewöhnliche Futter-, aber auch als Heilpflanze geben. Mit dem Fleischwolf oder
der Küchenmaschine zerkleinerte Blätter
und Wurzeln kann man Hunden unter
das Futter mischen.

Homöopathie *Taraxacum* D1–D3. 3 bis 8
Tropfen bei Rheuma, Harndrang, Nieren-
beschwerden, Kopfschmerzen, Verdauungs-,
Galle- und Magenbeschwerden sowie bei
Antriebsschwäche.

Küche

Salat Löwenzahnblätter fein schneiden,
Zwiebel, Kartoffeln, Salz, Pfeffer, Essig und
Öl dazugeben. Das ergibt einen herrlichen
und gesunden Salat. Die Kartoffeln lassen
den Bitterstoff milder schmecken. Der Salat
sollte allerdings nicht in übertriebenem
Maße genossen werden! Wenn Kinder zu
viel davon essen, können Erbrechen und
Bauchschmerzen auftreten.

Honig Genau 100 Blüten auf 3 Liter Wasser
zu einem Tee bereiten, ca. einen halben Tag
stehen lassen und mit 3 bis 4 kg Zucker
haltbar machen. Danach wird alles noch
einmal eingekocht. Daraus wird ein
zähflüssiger Saft, der auch mit einer
Zitrone verfeinert werden kann. Warum
genau 100 Blüten? Dieses Rezept ist schon
sehr alt. Meine Mutter schickte uns Kinder
mit dem Auftrag aus, genau 100 Blüten zu
sammeln. Natürlich ist die Anzahl der Blüten
nicht entscheidend, aber es ist doch eine
nette Tradition, die die Kinder auch noch
dazu anhält, genau zählen zu lernen.
Es war auch sehr aufregend.

Essig Die Knospen vom Löwenzahn
wurden gerne in Essig eingelegt und als
Kapern-Ersatz verwendet. Ich finde,
das ist eine weitere wertvolle Ergänzung
auf unserem Speisezettel, die nicht in
Vergessenheit geraten sollte.

Kaffeeersatz Geröstete Wurzeln
wurden früher als Kaffeeersatz verwendet.
Das ist natürlich eine Geschmacksfrage
und wird heutzutage wohl nicht mehr
Anwendung finden, aber es ist interessant,
solche Dinge zu wissen.

Alte Weisheiten und Anwendungen

Man sagt dem Löwenzahn nach, dass er den Stoffwechsel anregt sowie Leber und Galle hilft, wenn man jeden Tag 2 cm vom Stängel kaut. Das nennt man auch „Kärntner Röhrlsalat". Will man herausfinden, wie viele Jahre man noch zu leben hat, soll man den Samen wegblasen. Die Anzahl der übrig gebliebenen Samen entspricht den Jahren, die man noch leben soll. Solche Orakel wie das Blasen des Löwenzahnsamens wurden zu jeder Zeit gerne befragt; insbesondere Kinder praktizieren dies sehr gern.

Man hat die getrockneten Wurzeln gerne bei leichten psychischen Unpässlichkeiten als Tee gegeben. Der gleiche Tee, noch dampfend neben dem Bett aufgestellt, zieht angeblich Geister an. Dies sollte aber als Zeichen des Wechsels und des Umbruchs oder der Erkenntnis betrachtet werden.

Die Franzosen nannten die Pflanze „piesle ins Bett" („pissenlit"). Man gab Löwenzahn Bettnässern und Kranken, die viele Wasseransammlungen im Körper hatten, zum Abnehmen oder um Schadstoffe herauszuschwemmen. Löwenzahn in Salat und Tee wird auch von Diabetikern gut vertragen. Als Wurzelgemüse regt es die Bauchspeicheldrüse an.

◆

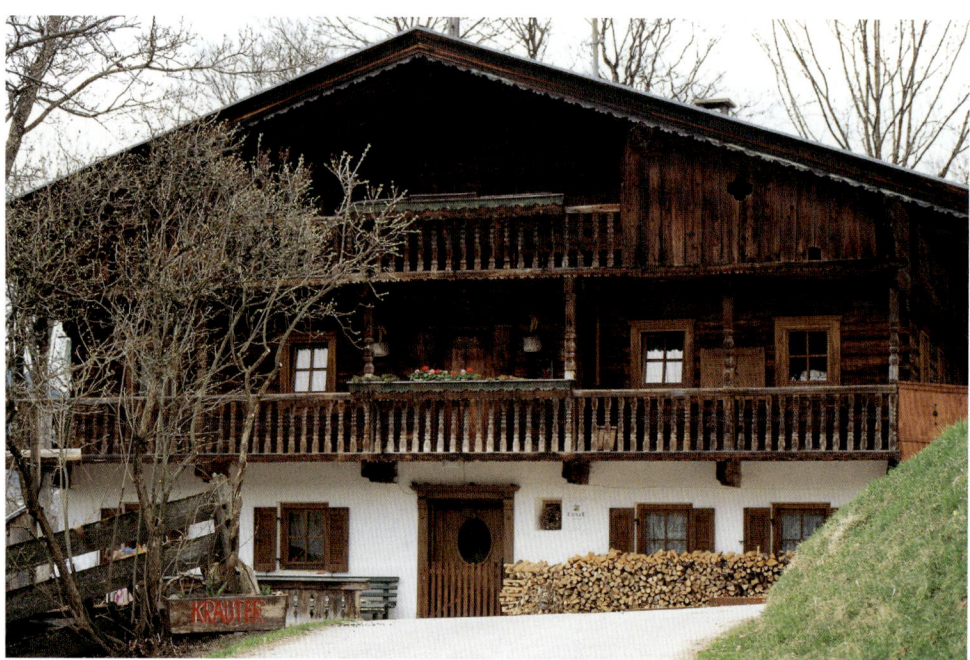

Seit 1818 besteht der Neuschwendthof (Name „Neue, schwendte" von Kulturland).

Persönliche Anmerkungen

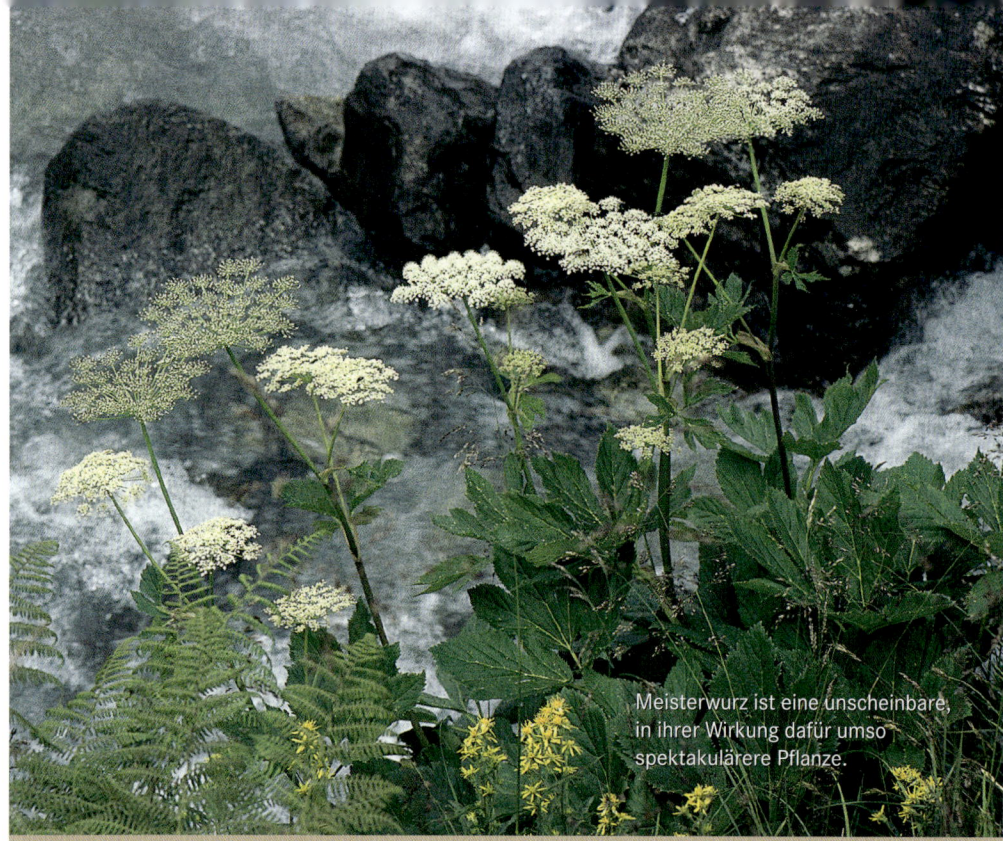

Meisterwurz ist eine unscheinbare, in ihrer Wirkung dafür umso spektakulärere Pflanze.

◆ Meisterwurz *(Imperatoria ostruthium, Peucedanium ostruthium)*

Nicht umsonst nennt man diese vielseitige Pflanze die Wurz aller Wurzen. Sie hat so vielfältige Anwendungsmöglichkeiten, dass man sich beim Auftreten von Beschwerden unbedingt an sie erinnern sollte. Vor allem zur inneren Anwendung (besondere Empfehlung: Arteriosklerose!) lässt sich die Meisterwurz vielseitig einsetzen. Sie eignet sich auch zur Vorbeugung, etwa gegen Viruserkrankungen. In früheren Zeiten war Meisterwurz eine wichtige Pflanze für die Tiere.

Andere Namen Brustwurz, Durstwurz, Grindwurz, Angelikawurz, Ziegenkraut, Wurz aller Wurzen, Kaiserwurz, Magisterwurz

Wo findet man sie? Sie bevorzugt Kalk-Kieselböden und ist im Gebirge auf feuchten Böden, in Gebüschzonen sowie in Höhenlagen anzufinden.

Wie erkennt man sie?
Familie: Doldenblütler, ausdauernd
Wurzel: Wurzelkopf knollig, außen braun, innen rötlich, gelblich-weiße bis gelbliche Milch
Blätter: dreizähnig mit breit eiförmigem, dreilappigem Abschnitt, gezähnt
Blüte: weiß; Höhe: 30 bis 100 cm

Was wird gesammelt? Die Wurzel im Frühjahr oder Herbst, ansonsten die Blätter.

Blütezeit Juni bis August

Gesundheit

*Für Nervensystem, Kreislauf, Atemwege.
Bei Schlaflosigkeit, Kopfschmerzen, Erregungszuständen, Hypertonie (Bluthochdruck),
Arteriosklerose (eines der wenigen Mittel,
die hier wirklich helfen), Heiserkeit, Katarrhe,
Asthma. Meisterwurz ist ein gutes Desinfektionsmittel und lässt sich auch als Schutz vor Viruserkrankungen einsetzen.*

Tee 1 Teelöffel der zerkleinerten Wurzel
auf 1/2 Liter Wasser nehmen, aufkochen,
zugedeckt 5 Minuten ziehen lassen.
1 bis 3 Tassen am Tag trinken.

Tinktur 1 Teil frische Wurzeln mit 4 Teilen
Alkohol (70%ig) 14 Tage lang ansetzen,
mit etwas Wasser verdünnen, 1 Monat lang
nachreifen lassen. 3×15 Tropfen täglich
nimmt man bei Halsverschleimung,
Asthma, Leibschmerzen und Bluthochdruck. Man kann sie auch bei schlecht
heilenden Wunden und Ekzemen auflegen.

Pulver In der Kaffeemühle getrocknete
Wurzeln mahlen. Verwendbar für Mensch
und Tier. Gemischt mit Engelwurz hilft
Meisterwurzpulver besonders bei Koliken.

Wein Meisterwurzelkraut oder Wurzel im
Wein zu kochen ergibt ein Hilfsmittel gegen
Schlaganfall, Fallsucht (Epilepsie), Krämpfe
und alle Arten von Erkältungen.

Schnaps Sehr gern wird beim Schnaps-
brennen die Wurzel gleich mit eingelegt.
Der Schnaps schafft in dieser Form bei allerlei Wehwehchen Abhilfe und schmeckt auch
gut. Er ist unter den Schnapsbrennern sehr
beliebt und bei den Kunden heiß begehrt.

Badezusatz Ein Dampfbad hilft bei
Bronchitis und Asthma: 2 Esslöffel Wurzel
werden mit 1/2 Liter kochendem Wasser
übergossen. Man inhaliert damit 10 bis 15
Minuten. Bei Erkältungen wird der Tee ins
Badewasser gegeben. Man sollte dann aber
die dreifache Menge nehmen.

Homöopathie *Imperatoria ostruthium* D4
und D12. Man greift gerne bei Magenleiden
und Hauterkrankungen zu diesem Mittel.

Küche

Wurzel Einen sehr aromatischen
Geschmack erzielt man, indem man die
frische, fein gehackte Wurzel mit Topfen
oder Käse mischt. Allerdings sollte man
davon lieber nicht zu viel verwenden!

Alte Weisheiten und Anwendungen

*Die Meisterwurz wurde gerne frisch oder in
getrocknetem Zustand in einem Korb im Stall
aufgehängt, um Viruserkrankungen vorzu-
beugen, ist aber auch nach dem Trocknen zum
Räuchern gut geeignet. Besonders im Zillertal
war diese Eigenschaft bekannt. Speziell im
Winter, wenn die Luft im alten Stall durch die
Kälte immer dicker wurde, wurden diese
Methoden angewandt. In den Rauchnächten
bestand die Räucherung in den seltensten Fällen
nur aus Weihrauch. Da er sehr teuer war und
geweiht sein musste, nahm man nur sehr wenig
und ergänzte ihn durch Wacholder, Beifuß,
Tannenzweige, Harze usw. Man wollte in diesen
Nächten alles Böse mit dem Räuchern oder mit
dem Streuen von Pulver verbannen.*

*Den Kühen gab man Meisterwurztinktur oder
-tee nach der Geburt auf ein Stück Brot geträufelt.
Vielen Bauern war das Phänomen bekannt, dass
die Tiere bei Wetterumschwung oder fremdem
Besuch im Stall sehr aufgeregt waren. Durch die
Beimengung von Meisterwurz, Knoblauch und
Salz ins Fressen beruhigen sich die Tiere.*

*Heute würden bei solch einer Aufregung die
Bachblüten-Notfalltropfen aus der Apotheke
ähnlich wertvolle Dienste leisten.*

*Der Meisterwurz sagte man nach, dass sie in
der Lage war, reinigend, ätzend und heilend auf
alle faulen Schäden zu wirken. Dies beruht wahrscheinlich auf einer nachweisbaren Eigenschaft
der Pflanze: Die Wurzel, frisch oder getrocknet
gekaut, zieht Speichel und Schleim an und wirkt
als natürliches Desinfektionsmittel.*

◆

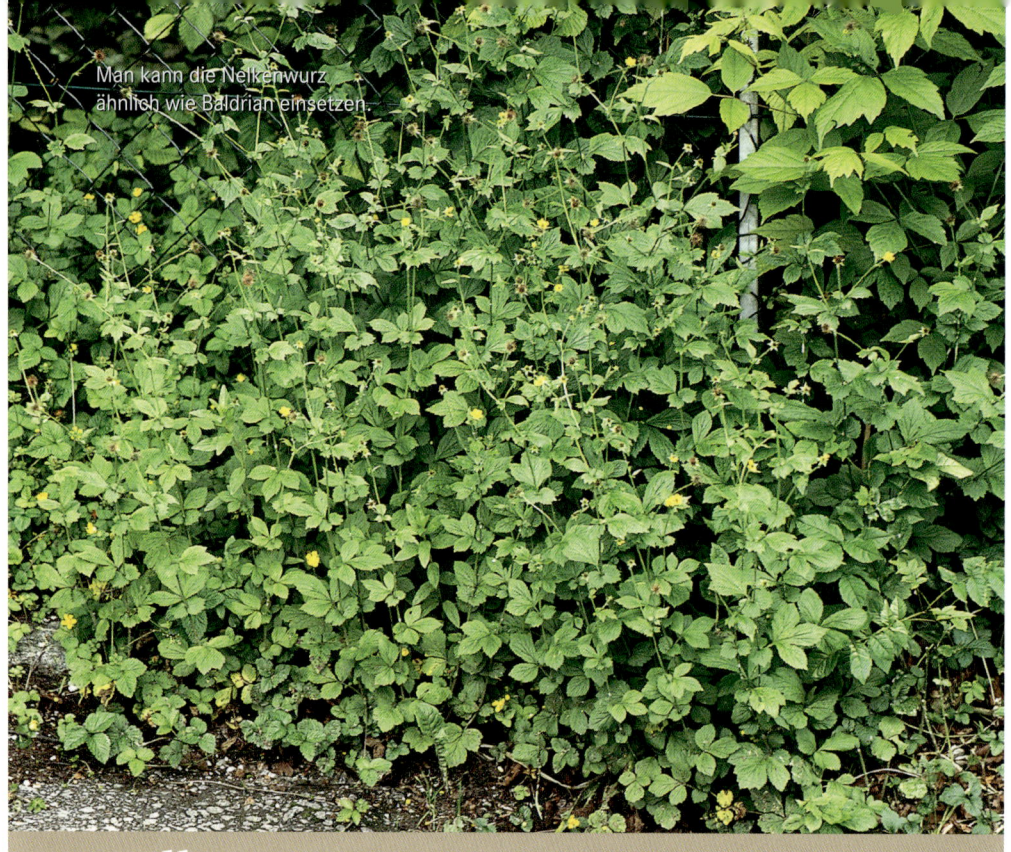
Man kann die Nelkenwurz ähnlich wie Baldrian einsetzen.

◆ Nelkenwurz *(Geum urbanum)*

Früher war die Nelkenwurz aufgrund ihres ähnlichen Geschmacks die einheimische Nelkenersatzpflanze, bevor die Gewürznelke vor allem aus Indien eingeführt wurde. Was spricht dagegen, ein Kompott mit Nelkenwurz auch heute mal zu probieren? Sie zeichnet sich aber nicht nur durch guten Geschmack, sondern auch durch ihre gesundheitsfördernden Wirkungen aus.

Andere Namen Weinwurz, Heil aller Welt, Benediktenkraut, Benediktenwurz, Nagelwurz, Manneskraft, Igelwurz, Märzwurz

Wo findet man sie? Sie ist sehr häufig in Auen und Laubwäldern, in feuchten Wäldern und an Waldrändern anzufinden.

Wie erkennt man sie?
Familie: Rosengewächs, mehrjährig
Stängel: aufrecht, wenig verzweigt
Blätter: Stängelblätter wechselständig, unpaarig gefiedert mit großer Endfieder, Grundblätter langstielig mit gezähntem Rand, fünflappig; ohne Blattstiel, sitzend
Blüte: gelb
Höhe: 25 bis 70 cm

Blütezeit Juni bis August

Was wird gesammelt? Wurzel und blühendes Kraut; die Wurzel wird im Frühling oder im Herbst geerntet.

Gesundheit

Zusammenziehend, schwach stopfend, verdauungsanregend, blutstillend, herzkräftigend. Nelkenwurz empfiehlt sich bei zu starker Menstruation und Weißfluss.

Tee 1 Teelöffel Wurzel auf 1/4 Liter, kalt ansetzen, aufkochen, 5 Minuten ziehen lassen und 2 Tassen trinken.

Tinktur Flasche bis zur Hälfte mit frischen Wurzeln anfüllen und mit Alkohol (70%ig) übergießen. Gut 2 Wochen stehen lassen und abfiltern. Man nimmt 20 bis 30 Tropfen mit Wasser oder auf Zucker ein. Die Tinktur ist auch zum Spülen und Gurgeln bei Hals- und Zahnfleischentzündungen, Mundfäule und bei Blutungen wegen Parodontose geeignet.

Wein 150 g Nelkenwurz mit 3/4 Liter trockenem Weißwein ca. 10 Tage am Fensterbankerl stehen lassen. Tägliches Schütteln nicht vergessen! Bei Bedarf trinkt man 3× täglich ein Stamperl. Es wirkt herrlich auf die Nerven, beruhigt und stärkt diese.

Wirkungen bei Tieren Die Bauern haben Nelkenwurz oder das Kraut gerne den Kühen verabreicht, denn die Pflanze fördert die Milchproduktion und schützt vor allen Krankheiten.

Homöopathie *Geum* D1 wird gerne für die Harnröhre, die Blase und bei allen Entzündungen verwendet.

Küche

Wurzel Als Geschmacksverbesserer erfreute sich Nelkenwurz immer großer Beliebtheit. Die Wurzel soll im März gesammelt werden und eignet sich als Zutat für Fleischbeize, Rotkohl und Glühwein.

Blätter Frische Blätter können als Beigabe zu Suppen und Spinat dienen.

Alte Weisheiten und Anwendungen

Der Name einer Pflanze kann schon einiges aussagen. Der Name Nelkenwurz erinnert bereits daran, dass die Wurzel so ähnlich wie die Gewürznelke riecht.

Will man einen Holzdieb finden, muss man die Nelkenwurz nur unter das Kopfpolster legen, und über Nacht wird man den Dieb im Traum entlarven. Wer Nelkenwurz bei sich trägt, schützt sich vor giftigen Tieren. Männer setzten früher die Nelkenwurz ein, um die Liebe einer Frau zu gewinnen.

Bei Herzinfarktgefahr soll man sich Nelkenwurz umhängen. Sie dient auch zur Stärkung der Nervenwurzeln und hilft angeblich jenen, die immer in die Rolle des Opfers gedrängt werden.

Im Frühling getrunken wirkt Nelkenwurz blutreinigend und entfernt Leberblockaden.

◆

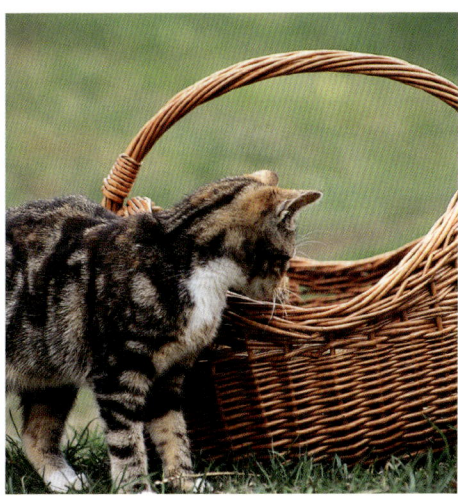

Eine neugierige Katze möchte auch wissen, was gesammelt wurde.

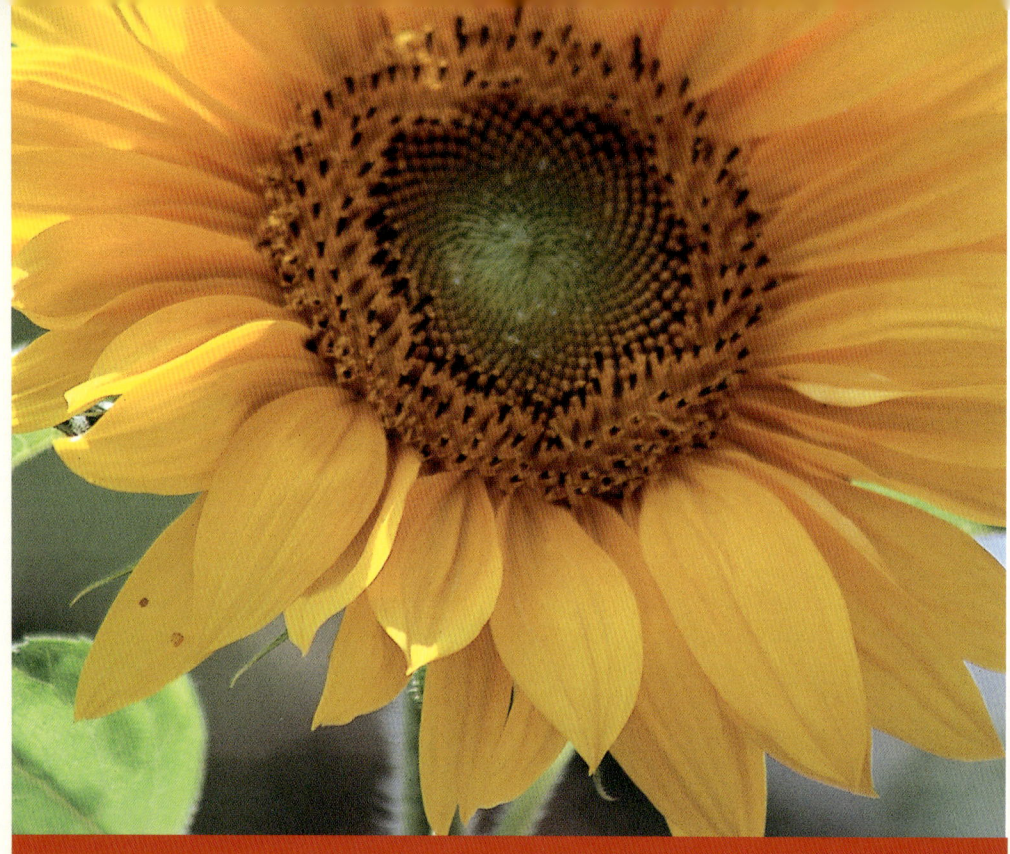

Pflanzen für ein langes Leben

Um die geheim gehaltenen Rezepte für Elixiere ranken sich viele wunderbare Geschichten. Heute sind die Inhaltsstoffe weitgehend bekannt. Für jene, die selbst ein Elixier herstellen möchten, soll dieses Kapitel eine Anregung sein.

Allgemeines über Elixiere

Im Duden steht neben dem Eintrag „Elixier" als Erklärung „Auszug, Heiltrank, Zaubertrank, Verjüngungsmittel", es wird auch vom „Lebenselixier" gesprochen. Wer möchte kein solches Mittel besitzen?

Heutzutage will jeder jung und aktiv bleiben. Es wird uns überall – in den Medien, in der Werbung usw. – gezeigt, dass nur junge Menschen erfolgreich sind und gut ankommen. Auch wenn ich diesem Jugend- und Schönheitswahn nichts abgewinnen kann, denke ich doch, dass ein positives Körper- und Selbstwertgefühl ein außerordentlich wichtiger Aspekt unseres Lebens ist und sich auf unseren gesamten Gesundheitszustand förderlich auswirkt. Nur wer sich in seiner Haut wohl fühlt, wird auf Dauer nicht nur ein glückliches, sondern auch ein gesundes Leben führen. Man sollte die Verantwortung für den eigenen Körper rechtzeitig wahrnehmen und nicht so lange warten, bis eine Krankheit ausbricht.

Wenn man trotzdem gesundheitliche Probleme bekommt, nach Krankheiten körperlich, geistig und seelisch wieder in die Höhe kommen will oder einfach nur den Alltag besser in den Griff bekommen möchte, sind Elixiere gut geeignet. Grundsätzlich sind Elixiere gereifte Kräuteransätze mit verschiedenen Zutaten. Diese Zutaten wirken auf alle Körperfunktionen. Ein Beispiel ist der frisch gebrannte Schnaps, der allerdings erst, nachdem er ein Jahr lang gelagert wurde, seinen runden und feinen Geschmack entfaltet.

Es gibt auf allen Kontinenten der Welt Rezepte für solche Elixiere, viele aus sehr alter Überlieferung. In Mitteleuropa wurden hauptsächlich die hier heimischen Pflanzen zur Herstellung von Elixieren verwendet. Sehr oft findet man regional unterschiedliche Rezepte, so wie früher die Kräuterwissenden in jedem Dorf eigene Rezepte und Überlieferungen hatten, bevor es noch Ärzte gab. Es wurden folgende Pflanzen verwendet: Bartflechte, Heilziest, Bibernelle, Brennnessel, Engelwurz, Enzian, Esche, Eberraute, Dachwurz, Eichenrinde, Gamander, Meisterwurz, Quendel, Rose, Schlangenknöterich, Lärchenschwamm. Man verfeinerte diese Elixiere mit Gewürzen wie Honig, Kümmel, Anis und Fenchel.

Schwedenbitter

Einer der bekanntesten Lebensverlängerer oder Lebenshelfer ist der Melissengeist. Maria Treben hat in ihrem Buch „Gesundheit aus der Apotheke Gottes" das Rezept des großen und des kleinen Schwedenbitters weitergegeben.
▸ Als **Inhaltsstoffe** wurden verwendet: Aloe, Meisterwurz, Eberwurz, Engelwurz, Enzian, Kalmus, Lärchenschwamm, Kampfer, Muskatblüte, Myrrhe, Rhabarberwurzel, Safran, Sennesblätter, Venezianischer Theriak, Tormentill und Zitwer (Curcuma).
▸ All diese Zutaten mischt man mit Kornschnaps (40%ig) und lässt das Ganze 14 Tage lang stehen. Den abgegossenen Auszug filtern und mit Kandiszucker oder Zucker

vermischen. Es ist natürlich sehr aufwändig, alle Zutaten selbst zu sammeln. Man kann sie aber auch schon fertig als Pulver oder Ansatz in der Apotheke beziehen. Zu den Voraussetzungen für ein langes Leben gehört auch ein stabiles Immunsystem. Man kann es mit verschiedenen Kräutern stärken: *Echinacea purpurea* und *angustifolia* (Purpurroter bzw. Schmalblättriger Sonnenhut) sind sehr hilfreich, um den Winter besser zu überstehen. Bei Allergien wird jedoch von der Verwendung dieser Pflanzen abgeraten. Auch Lindenblüten fördern die körperliche Schweißabsonderung und reinigen auf diese Weise den Körper. Aus meiner persönlichen Erfahrung heraus kann ich sagen, dass der Lindenblütentee ein sehr wichtiger Bestandteil der Gesundheitsvorsorge ist. Pflanzen wie Brennnessel, Gundelrebe und Kapuzinerkresse werden von mir immer wieder erwähnt, da ich selbst nur das Beste über sie berichten kann.

Vergessen sollte man aber nicht wertvolle Früchte und Gemüsesorten wie Holunderbeeren, Heidelbeeren, Brombeeren, Rote Rüben, Knoblauch und Kren. Wer darauf achtet, all diese wunderbaren Pflanzen in seinem Speiseplan unterzubringen, nimmt neben dem guten Geschmack auch viele gesundheitsfördernde Inhaltsstoffe auf.

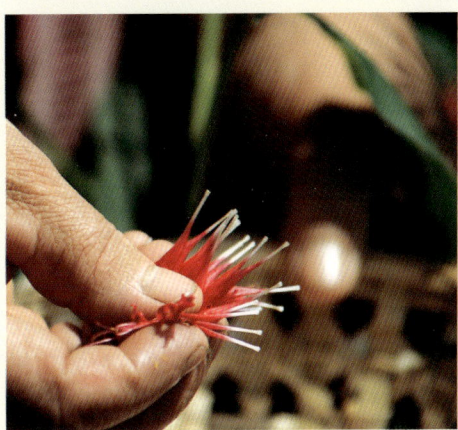

Viel Arbeit mit der Goldmelisse.

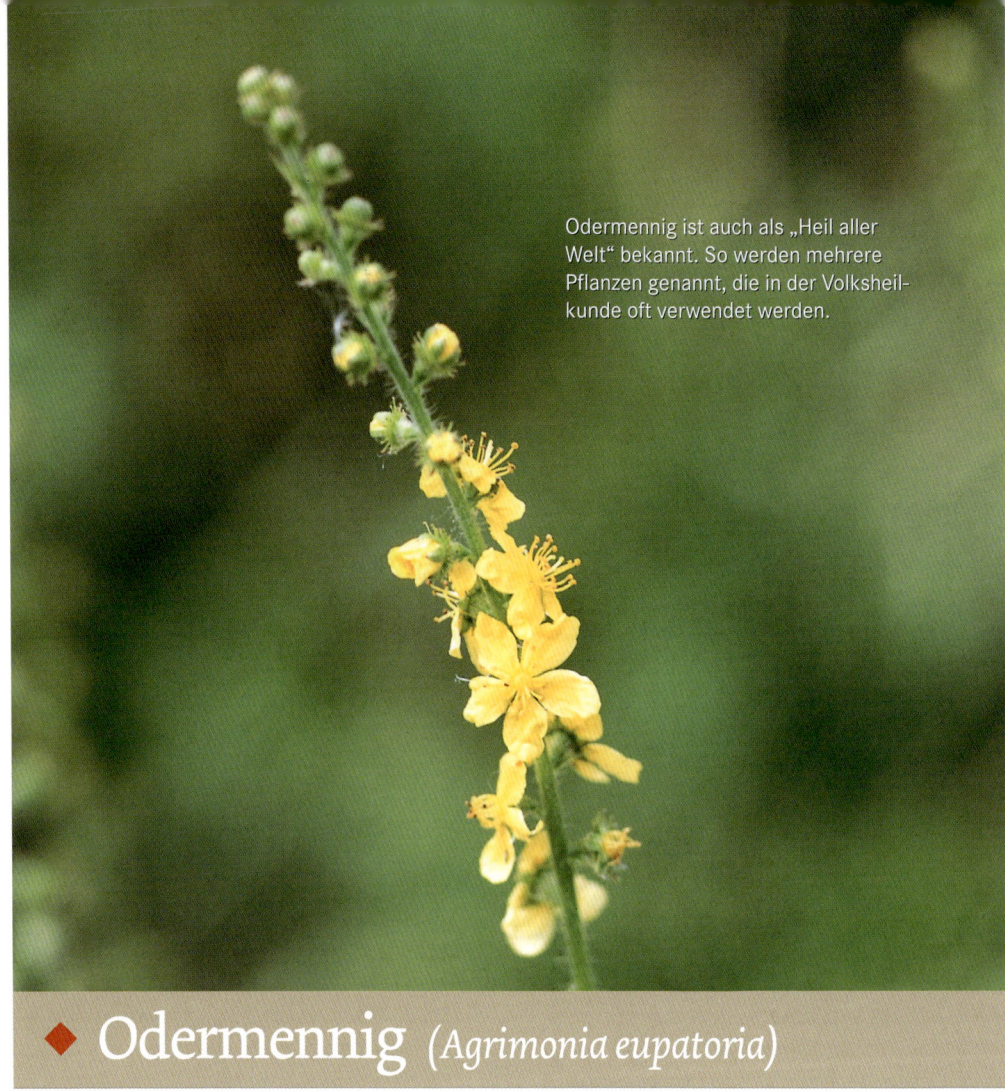

Odermennig ist auch als „Heil aller Welt" bekannt. So werden mehrere Pflanzen genannt, die in der Volksheilkunde oft verwendet werden.

◆ Odermennig (*Agrimonia eupatoria*)

Wer sich mit Kräutern gut auskannte, tat Odermennig mit Königskerze, Oregano, Wermut, Mutterkraut, Gutem Heinrich, Echtem Speik, Eberraute, Pestwurz und Eibisch in den Kräuterbuschen.

Andere Namen Odermenning, Ackerblume, Adrian, Schafklette, Zöpfchen, Steinwurzel, Ottermönch, Wundodermennig, Magenkraut, Bruchwurz, Fünfblatt, Odermandli

Wo findet man ihn? Auf Weiden und Heiden, an Waldrändern, entlang Gebüschen und Zäunen.

Wie erkennt man ihn?
Familie: Rosengewächs, ausdauernd
Stängel: aufrecht, unverzweigt, rauhaarig
Blätter: unpaarig gefiedert, wechselständig, grau behaarte und grob gesägte Fiederblätter
Blüten: klein, gelb, in langen Trauben
Höhe: 90 cm

Was wird gesammelt? Blühendes Kraut

Blütezeit Juni bis August

Gesundheit

*Wurmwidrig, appetitanregend, stoff-
wechselanregend, entzündungswidrig,
leicht stopfend, durchfallwidrig. Odermennig
hilft gegen Blasenleiden und ist gut für Leber,
Galle und Milz.*

Tee 2 Teelöffel mit 1/4 Liter kaltem Wasser
ansetzen, erwärmen und 10 Minuten zugedeckt ziehen lassen. 2 bis 3 Tassen trinken.
Der Tee wirkt bei Durchfall, außerdem
wundheilend und entzündungshemmend.
Außerdem kann man ihn als Gurgelmittel
bei Heiserkeit und Halsschmerzen einsetzen.
Interessant ist die starke Wirkung auf das
Immunsystem. Der Tee ist bakterien- und
virenhemmend und stärkt die Abwehrkräfte.

Likör Die vielen Bitterstoffe prädestinieren
Odermennig zur Likörzubereitung. Man
lässt 50 g Odermennig mit 1 Liter Alkohol
(96%ig) 14 Tage lang stehen. Dann kocht
man 1/2 Liter Wasser und 300 g Zucker oder
Kandiszucker auf und unter die abgesottene
Alkohollösung mischen. Dunkel lagern.

Waschungen Einen Tee zubereiten und
15 Minuten ziehen lassen. Damit Waschungen durchführen bzw. Umschläge oder
Kompressen bei Hautausschlägen, Flechten,
Geschwüren und Pickeln machen.

Räucherung Odermennig und Beifuß
eignen sich als Räucherung für psychische
Heilungsprozesse und zur Aurareinigung.

Wirkungen bei Tieren Bei Wunden zur
Reinigung und besseren Narbenbildung.
150 g Odermennigkraut mit 1 Liter
kochendem Wasser aufgießen und
10 Minuten ziehen lassen. Man kann den
Teeauszug als Trank oder das Kraut,
der Kleie beigemischt, als Futter geben.
Beides wirkt besonders förderlich bei Leberleiden oder schlechter Verdauung.

Küche

Aufstrich Die Blätter und Blüten schmecken
sehr gut als Zugabe in Käseaufstrichen.

Alte Weisheiten und Anwendungen

*Die alten Griechen weihten das hoch geschätzte
Kraut der Göttin Pallas Athene. Odermennig war
als Wundheil- und Ruhrmittel sowie als Gegen-
gift bei Schlangenbissen sehr begehrt. Der Volksname „Heil aller Welt" sagt schon viel über
seine große Bedeutung als Heilpflanze in der
Volksmedizin aus. Oft wurde erzählt, dass man
Menschen, die man zum Einschlafen bringen
will, das Kraut unter das Kopfpolster legen soll.
Erst wenn das Kraut wieder entfernt wird, wacht
man der Überlieferung zufolge auf. Als Schutzpflanze im Sackerl getragen schützt Odermennig
vor bösen Energien und Gedanken.*

*Die medizinischen Anwendungen sind
vielfältig. Neben den oben genannten sollen
noch zwei weitere erwähnt werden. Wer sich
seine Glieder verrenkt, soll folgenden Umschlag
machen: Odermennig mit Kleie in Wein kochen
und warm auflegen. Ist man vom vielen Gehen
müde geworden, soll man in Odermennig baden.*

◆

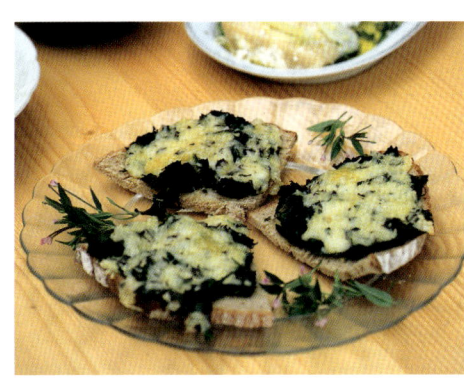

Gedünstete Odermennigblätter mit Käse
überbacken – einmal etwas anderes.

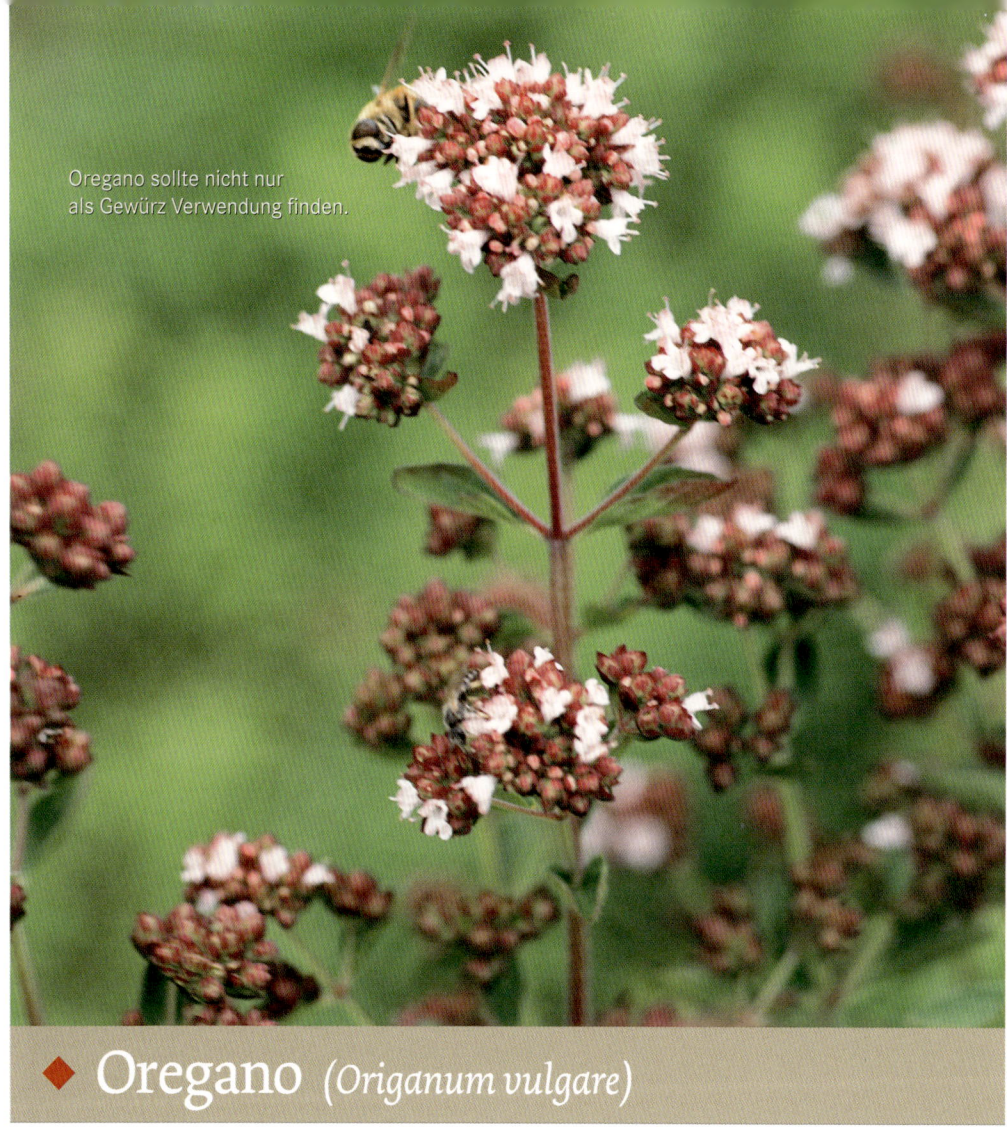

Oregano sollte nicht nur als Gewürz Verwendung finden.

◆ Oregano *(Origanum vulgare)*

Wenn man Glück im Haus braucht, sollte man einen blühenden Oreganobusch aufstellen, weil er der Überlieferung zufolge Schutz über das Haus bringt. Dost ist auch der Gesundheit förderlich.

Andere Namen Dost, Frauendost, Roter Dost, Wilder Balsam, Wilder Majoran, Wintermajoran, Maran, Dorant, Badekraut, Blauer Dunst

Wo findet man ihn? An Böschungen, Wald- und Wiesenrändern sowie auf sonnigen Hängen.

Wie erkennt man ihn?
Familie: Lippenblütler, mehrjährig
Stängel: aufrecht, ästig, oft rötlich
Blätter: kreuzständig, behaart, eiförmig, ganzrandig, schwach gezähnt, graugrün
Blüten: rosa bis rötlich
Höhe: etwa 50 cm
Blütezeit Juni bis September
Wann wird er gesammelt?
Vor der Blüte und während der Blütezeit.

Gesundheit

Stoffwechselanregend, krampflösend,
verdauungsfördernd, appetitanregend,
schleimlösend, entwässernd. Gut für Lunge
und Leber.

Tee 1 Esslöffel Kraut mit 1/4 Liter
kochendem Wasser übergießen und
8 Minuten ziehen lassen. Täglich 3 Tassen
trinken. Dieser Tee wurde gern bei Husten
und Keuchhusten verwendet, eignet sich
aber auch als Gurgelmittel bei Mund- und
Rachenentzündungen; für diesen Zweck
sollte man den Tee allerdings etwas
länger ziehen lassen.

Tinktur 1/3 Pflanzenmaterial mit
2/3 Alkohol (45%ig) ca. 3 Wochen lang
ansetzen. Die Tinktur eignet sich als Badezusatz und Einreibungsmittel und hat
eine wundheilende Wirkung.

Öl Oreganokraut in Olivenöl einlegen
und 2 bis 3 Wochen stehen lassen. Danach
abseihen. Dieses Öl ergibt ein Wundöl
und Massageöl; man sagt, es sei sogar
wirksam bei Parkinson.

Badezusatz Kräuter mit 3 Liter Wasser
überbrühen, 15 Minuten ziehen lassen und
ins Badewasser geben. Es vertreibt juckende
Ausschläge, Räude und Gelbsucht. Auch
zum Reinigen der Haut bestens geeignet.

Wirkungen bei Tieren Getrocknete
Kräuter unter das Futter zu mischen hilft
bei Magen-Darmproblemen wie z.B.
Durchfall. Oregano eignet sich auch als
Desinfektionsmittel für den Rachen.
Außerdem wird er auch als milchproduk-
tionssteigernd empfohlen.

Küche

Gewürz Dost bzw. Oregano ist sowohl frisch
als auch getrocknet ein herrliches Gewürz
für Pizza, Kartoffeln, Gemüse, Fleisch usw.

Alte Weisheiten und Anwendungen

Dost ist ein wichtiges Kraut im Kräuter-
buschen – es schützt Gesundheit, Haus und
Hof, vor bösen Geistern und vor dem bösen Blick.
Ein alter Spruch lautet: „Gäb's nicht Dorant
und Dost, tät's dein Leben kost". Ob Tier,
ob Mensch, alles wird durch Oregano vor dem
Bösen gefeit. Gerne wurde Dost bei Menschen
verwendet, die jeden Lebensmut verloren haben.
Außerdem soll er sehr gut Menschen helfen,
die nicht Nein sagen können.

Bäuerinnen erzählten, dass die Jungfrau
Maria in Bethlehem das Lager des Jesuskindes
mit Dost ausgelegt hätte. Es soll Neugeborene
schützen; deshalb arbeitete man Oregano
auch in Matratzen für Babys ein.

◆

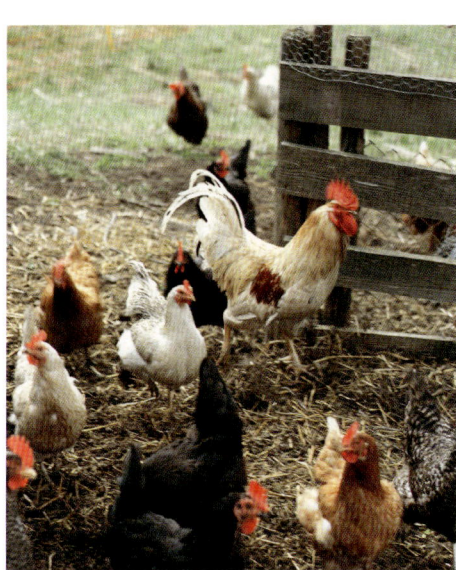

Die Domäne der Bäuerin waren die Hühner –
das Geld aus diesem „Geschäftszweig" durfte
sie natürlich auch behalten.

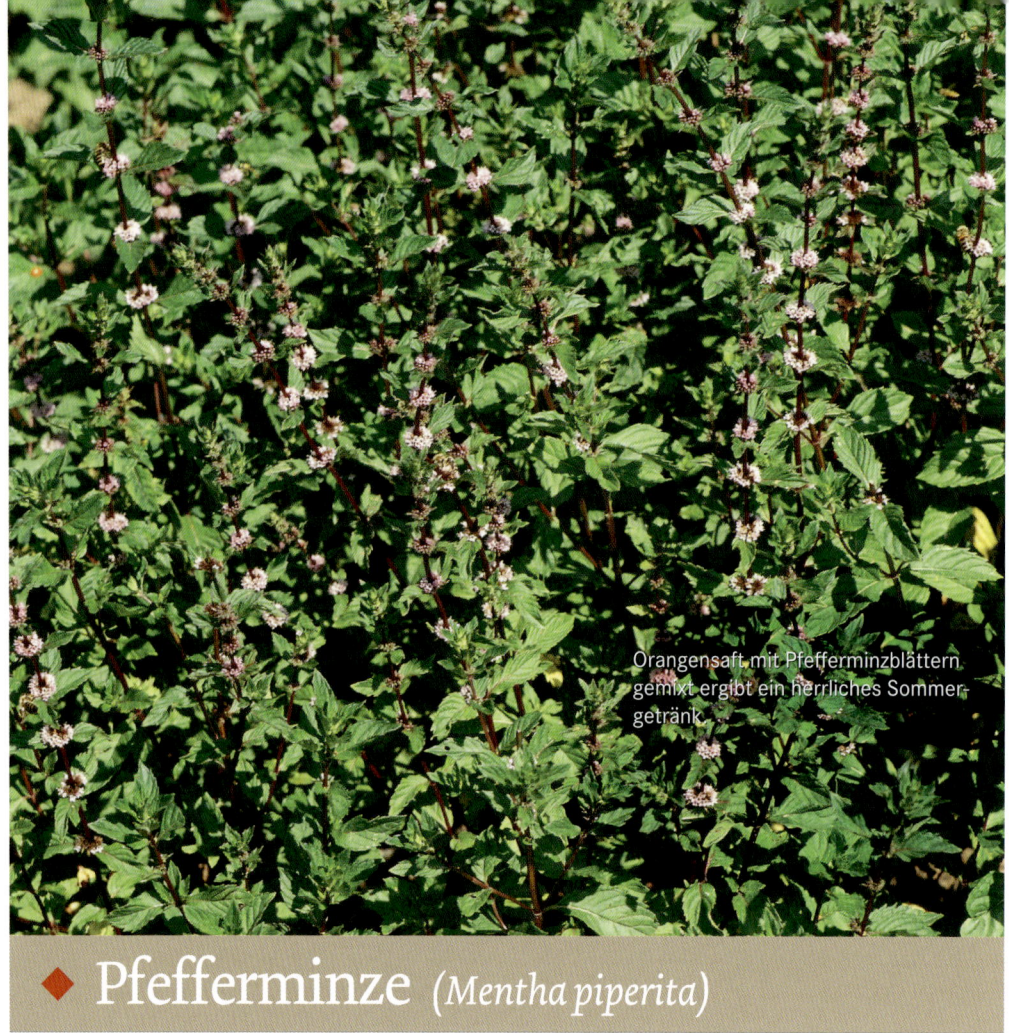

Orangensaft mit Pfefferminzblättern gemixt ergibt ein herrliches Sommergetränk.

◆ Pfefferminze *(Mentha piperita)*

Trinke nicht nur Pfefferminztee, da er bei übermäßigem Genuss die Sehkraft beeinträchtigen kann! Dieses Beispiel zeigt sehr deutlich, dass in der Kräuterkunde eine grundsätzlich positive Pflanze bei übermäßigem Genuss negative Auswirkungen haben kann. Die Pfefferminze an sich ist wunderbar!

Andere Namen Balsam, Englische Minze, Feldminze, Oderminze, Flachskraut, Aderminze, Edelminze

Wo findet man sie? Auf feuchtem, humusreichem Boden. Die echte Pfefferminze ist eine Kulturpflanze und kommt selten verwildert vor.

Wie erkennt man sie?
Familie: Lippenblütler, ausdauernd
Stängel: aufrecht, ästig, kantig
Blätter: gegenständig, gestielt, gezähnt, spitz, kahl oder leicht behaart, Farbe hell- bis dunkelgrün, zuweilen rot-violett
Blüte: blassrosa bis hellviolett, angeordnet in Form von Ähren
Höhe: bis zu 1 m

Was wird gesammelt? Ganzes Kraut vor der Blüte bzw. die Triebspitzen

Blütezeit Juni bis August

Gesundheit

Krampflösend, schleimlösend, nerven-stärkend, beruhigend. Am bekanntesten ist sie für ihre Wirkung bei Magen-Darmstörungen (u.a. bei Blähungen), außerdem hilft Pfefferminze auch bei Herzklopfen sowie Erkältungskrankheiten und ist gut für Leber und Galle.

Äußerlich kann man Pfefferminze auch bei Migräne und Spannungskopfschmerz anwenden, und zwar indem man etwas Pfefferminzöl (in der Apotheke zu kaufen) auf Schläfen und Stirn reibt.

Tee 1 Esslöffel Pfefferminzblätter mit 1/4 Liter kochendem Wasser übergießen, 10 Minuten ziehen lassen. 3 Tassen täglich trinken. Die Schulmedizin verwendet Pfefferminze gerne zur inneren Anwendung bei Gallekoliken, Magen- und Leberleiden sowie bei Durchfall.

Kissenfüllung Getrocknete Pfefferminzblätter kann man mit Heublumen und Hirsespelzen gemischt in das Kissen einnähen. Man erwärmt es und legt es bei Bedarf auf schmerzende Stellen.

Tinktur 1 Hand voll frische Pfefferminzblätter mit 3/4 Liter Schnaps (45%ig) ansetzen und 3 Wochen stehen lassen. Mit 1/4 Liter destilliertem Wasser mischen. Bei Magenschmerzen nimmt man die Tinktur löffelweise oder tropfenweise (1×15 Tropfen täglich) ein.

Badezusatz 300 g Pfefferminzblätter mit 2 Liter Wasser überbrühen, 15 Minuten ziehen lassen und ins Badewasser geben. Das wirkt sehr erfrischend und darüber hinaus antiseptisch. Pfefferminzbäder fördern die Schönheit und beruhigen die Haut. Ein starker Tee hilft bei rissigen Händen.

Wirkungen bei Tieren Der Stängel der Pfefferminze kann Tieren verfüttert werden. Der Duft der frischen Blätter vertreibt Fliegen.

Homöopathie *Mentha* dient in der Homöopathie zum Auflösen von Wirkungen oder hebt andere homöopathische Mittel auf. Außerdem hilft Mentha bei Heiserkeit, Halsschmerzen, Husten und bei Gallenkoliken.

Küche

Gewürz Als Gewürz in Salat, Suppen, Gemüse, Eintöpfen, Topfen-Weichkäse, Fischsud, Kräuteressig.

Sirup 4 bis 5 Hand voll Blätter werden mit 1 Liter kochendem Wasser übergossen und über Nacht stehen gelassen. Am nächsten Tag gibt man noch 5 g Zitronensäure dazu und rührt 1 kg Zucker ein. In Flaschen abfüllen und 1:8 verdünnen. Das Ergebnis ist ein herrlicher Erfrischungssaft, der sehr belebt und auf Eis mit Früchten auch gut schmeckt.

Alte Weisheiten und Anwendungen

Aus ganz alten Überlieferungen ist bekannt, dass Pfefferminze eine häufige Grabbeigabe war und auf Gräbern gepflanzt wurde. Letzteres wohl vor allem wegen des angenehmen Duftes.

Der Pfefferminze wird nachgesagt, dass sie aphrodisierend wirkt. Deshalb ist Pfefferminze gerne in Weinauszügen, meistens mit verschiedenen anderen Kräutern ausgekocht worden. Pfefferminze enthält Menthol und sollte bei Kleinkindern unter 3 Jahren vorsichtig verwendet werden. Pfefferminze wurde früher immer gerne in Heilungsgetränken verwendet.

Sie galt als Gastfreundschaftskraut. Der Tisch wurde mit Pfefferminze eingerieben, ein Brauch, den die Kirche übernahm, indem sie den Altar mit Pfefferminze auslegte. Man hörte oft, dass man bei Milzleiden 3× täglich die Blätter direkt an der Pflanze abbeißen soll. Als Amulett soll es Erfolg und Schutz bringen.

◆

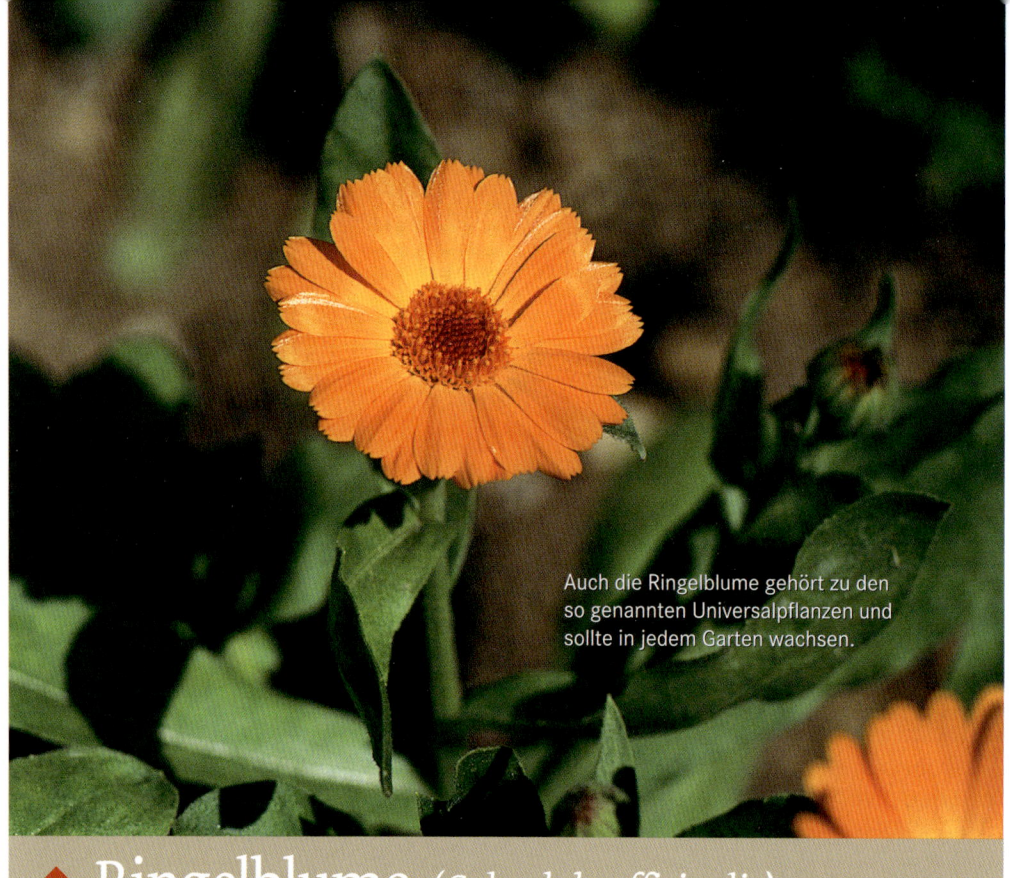

Auch die Ringelblume gehört zu den so genannten Universalpflanzen und sollte in jedem Garten wachsen.

◆ Ringelblume *(Calendula officinalis)*

Bei einer Prüfung wurde mir folgende Aufgabe gestellt: Was machst du mit einem Herrn, der 60 Jahre alt ist, wie 70 aussieht und wie 50 aussehen möchte? Als Verjüngungsmittel wählte ich nach einem Geistesblitz die Ringelblume, da sie zellverjüngend wirkt. Es war ein einschneidendes Erlebnis. Ich hatte das Gefühl, endlich sehen gelernt zu haben. Nicht nur wegen dieser Erfahrung ist die Ringelblume eine meiner Lieblingspflanzen. Sie ist völlig zu Recht eine sehr bekannte Heilpflanze.

Andere Namen Regenblume, Rinderblume, Monatsblume, Gartendotterblume, Goldblume, Totenblume, Warzenblume, Sonnenwende, Ringelrose, Stinkblume

Wo findet man sie? Die Ringelblume wächst am liebsten im Garten und mag gute und magere Erde. Wo Menschen gelebt haben, ist sie noch lange vorhanden.

Wie erkennt man sie?
Familie: Korbblütler, einjährig
Stängel: aufrecht, wenig verzweigt, behaart
Blätter: wechselständig, sitzend, länglich, locker behaart, ganzrandig und fein gezäht
Blüte: hellgelb bis dunkelorange
Höhe: 60 cm

Was wird gesammelt? Blüten

Blütezeit Juni bis zum ersten Frost im Oktober

Gesundheit

Wundheilend, zur Verhinderung der Narbenbildung, antiseptisch, blutreinigend, entzündungshemmend, zellregenerierend, zusammenziehend, blutstillend. Sie ist insbesondere gut für Leber und Galle.

Tee 1 bis 2 Teelöffel frische oder getrocknete Blüten mit 1/4 Liter kochendem Wasser übergießen und 5 bis 10 Minuten ziehen lassen. 2 bis 3 Tassen trinken. Hilft bei Drüsenverhärtungen und bei Brustkrebs sowie bei Stockungen im Unterleib.

Tinktur Ein Glas zu ca. 1/3 mit Ringelblumenblüten füllen und mit 2/3 Alkohol (45 %ig) auffüllen. Ungefähr 14 Tage stehen lassen, abseihen. 3×15 Tropfen täglich einnehmen.

Öl 1 Liter Olivenöl mit 2 Hand voll Ringelblumen auffüllen und 3 Wochen stehen lassen. Bestes Wundheilöl entsteht durch die Mischung von Johanniskrautöl, Arnikaöl und Ringelblumenöl. Es ist äußerlich anzuwenden und wirkt antiseptisch, besonders bei Hauterkrankungen. Außerdem hilft es gut bei Entzündungen und Frostbeulen sowie bei rissigen Brustwarzen.

Creme Salbengrundlage mit Ringelblumenblüten (einschließlich der Kelche) schmelzen lassen, bis die orange Farbe sichtbar wird, und noch warm in die Cremetiegel füllen. Man trägt diese Creme bei Verletzungen, offenen Beine, Geschwüren und Abschürfungen auf.

Badezusatz 50 g Blüten mit 1 Liter kochendem Wasser aufbrühen, 15 Minuten ziehen lassen. Als Badezusatz wählt man die Ringelblume zum Reinigen und Weichmachen der Haut, bei Narben, Pickeln und Furunkeln. Auch innerlich kann ein leichter Tee für diese Zwecke angewendet werden. Zudem eignet sich obige Anweisung zur Vorbereitung von Augenbädern bei geröteten Augen.

Wirkungen bei Tieren Offene Stellen und Geschwüre werden mit der Ringelblumencreme behandelt. Für eine Tiercreme Blütenköpfe mit Wasser 3 Stunden kochen, mit Schweineschmalz noch weiter einkochen, bis das Wasser verdampft ist. Kühl stellen. Abfiltern und danach abfüllen. Dieses alte Rezept ist billig, aber die Creme hält nicht sehr lange.

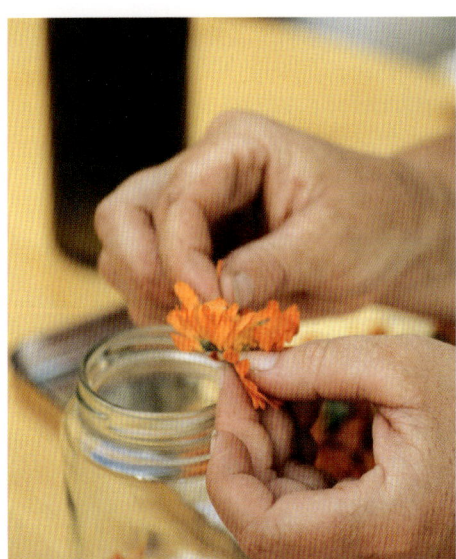

Verwende für Ringelblumenöl die Blütenblätter, für die Creme den gesamten Blütenkopf.

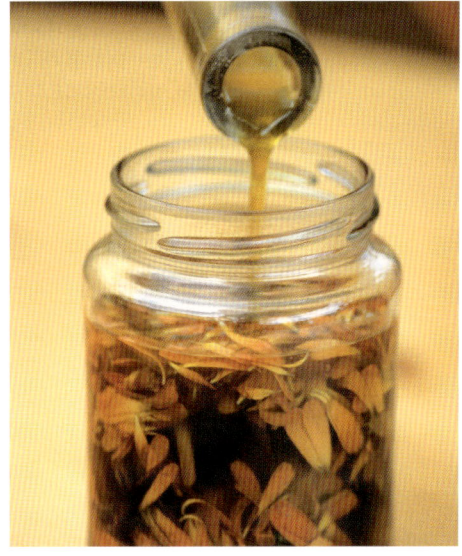

Nun wird mit bestem kaltgepressten Olivenöl aufgefüllt.

Homöopathie *Calendula D2–D6.*
3×5 Tropfen täglich bei entzündlichen
Prozessen des Magens, zur Wundheilung,
für die Leber und bei Drüsenschwellung.

Küche

Blüten Blüten und junge Blätter auf Salat
(Fruchtsalat) oder Eis schmecken gut, das
Aroma der älteren Blätter ist allerdings
bitter. Die äußeren Blütenblätter verwendete
man anstelle von Safran zum Färben von
Reis, Joghurt, Milchspeisen und Kuchen.
Hier sollte man wirklich nur die Blütenblätter verwenden; der Geschmack wird
auch leicht pikant. Die Blütenblätter passen
außerdem zu Fisch- und Wildgerichten.

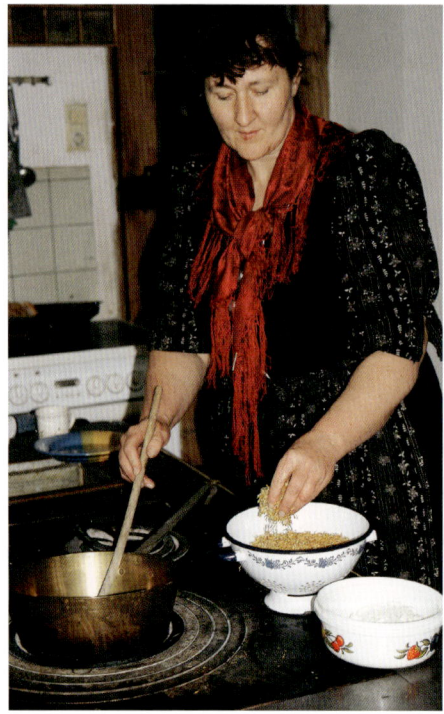

Am Holzherd zubereitete Ringelblumencreme.

Alte Weisheiten und Anwendungen

*Die Ringelblume wurde lange Zeit mit
Löwenzahn verwechselt. Die wirksamste der
in mehreren Farben vorkommenden Blüten ist
die orange. Zu Mittag in der Sonne gepflückte
Blüten sind am stärksten und kräftigen das Herz.*

*Früher fand die Ringelblume in vielen
Lebensbereichen als Schutz- und Heilpflanze
Anwendung: Bei Rechtsangelegenheiten,
besonders vor Gericht, hilft es angeblich,
wenn man Ringelblumen in der Hosentasche
trägt. Außerdem sollten Ringelblumen am Grab
gepflanzt werden, weil sie der Seele des
Verstorbenen Segen und Frieden schenkt.
Ein Blumenkranz über der Haustüre verhindert, dass negative Energien Zutritt erlangen.
Wenn man Ringelblume unter das Bett streut,
schützt sie den Schläfer und verschafft ihm
schöne Träume. Bäuerinnen nahmen Ringelblume gerne zum Färben der Butter. Man
musste nur Blüten mit der gleichen Menge an
Salz verreiben.*

*Die Ringelblume galt als Heilmittel bei Milz-
und Leberleiden. Man empfahl die Pflanze auch
bei Bissen von giftigen Tieren und verwendete sie
immer dann, wenn man mit der Weisheit am
Ende war und sich für eine Krankheit keinen Rat
mehr wusste. Ringelblume löst Blockaden; man
sagt ihr nach, gegen Krebserkrankungen sehr
hilfreich zu sein.*

◆

Persönliche Anmerkungen

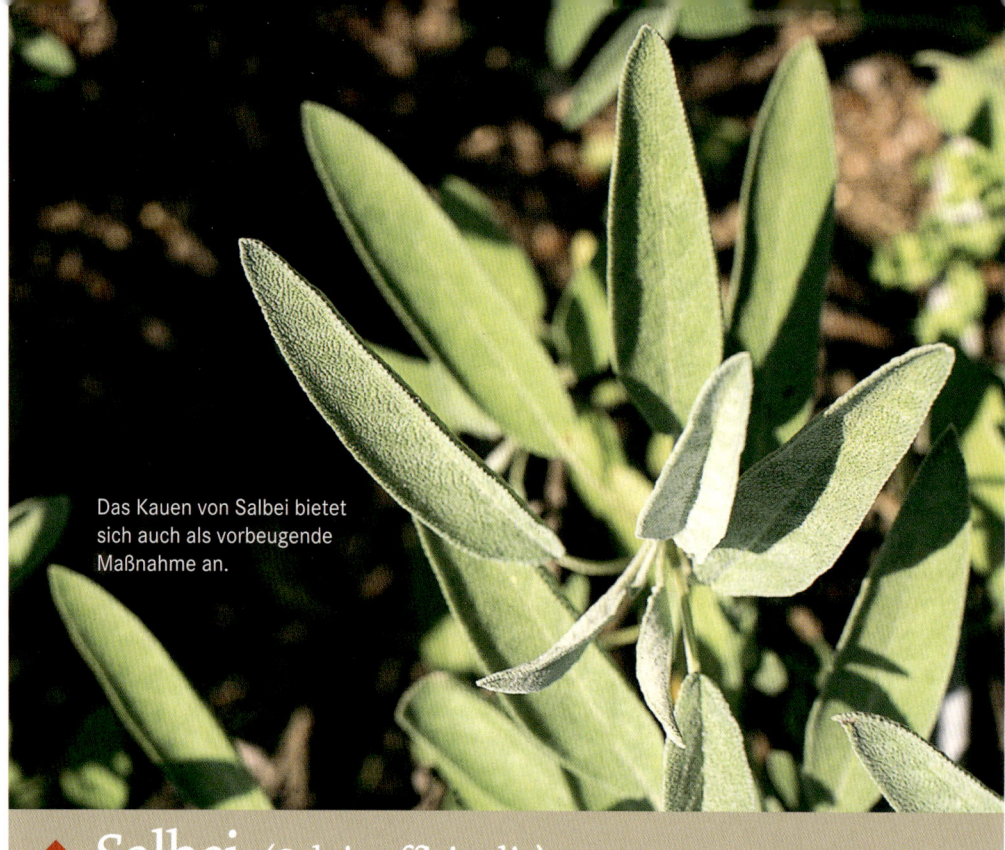

Das Kauen von Salbei bietet sich auch als vorbeugende Maßnahme an.

◆ Salbei *(Salvia officinalis)*

Salbei wird meist verkannt, obwohl jeder um seine Wirksamkeit weiß. Aber kein Mensch mag Salbeitee. Man sollte die Pflanze auf andere Weise ins Leben integrieren. Zum Beispiel so: Um Bakterien speziell im Mund- und Rachenbereich abzutöten, wird am besten jeden Tag ein Salbeiblatt gekaut. Ich nehme meistens nur die Hälfte vom Blatt und spucke es wieder aus. Die ersten Bissen sind ziemlich unangenehm, danach geht es aber.

Andere Namen Heilsalbei, Königssalbei, Rauchsalbei, Tugendsalbei, Mutterkraut, Muskatenkraut, Edelsalbei, Zahnblätter

Wo findet man ihn? In Mittelmeerländern wächst er wild. Salbei mag kalkhaltigen Boden, wächst an steilen steinigen Hängen, in windgeschützter Lage an alten Gemäuern und meistens im Garten. Es gibt unterschiedliche Salbeiarten; der gewöhnliche Wiesensalbei ist weniger wirksam als der echte Salbei.

Wie erkennt man ihn?
Familie: Lippenblütler, ausdauernd
Stängel: kantig, aufsteigend, am Grunde verholzt
Blätter: länglich-eiförmig, fein gekerbt, haarig, grünlich-grau
Blüte: Kelche braunrot, Kronen violett, selten weiß
Höhe: 50 bis 100 cm

Was wird gesammelt? Blätter

Blütezeit Juni bis August

Gesundheit

Entzündungshemmend, bakterienabtötend, magenstärkend, krampflösend, wundheilend, schweißtreibend. Salbei ist eine gute Pflanze bei Problemen des Zahnfleischs, der Leber und der Galle sowie bei Insektenstichen.

Tee 2 Esslöffel Blätter mit 1/4 Liter kochendem Wasser übergießen, 3 Minuten ziehen lassen. 2 bis 3 Tassen am Tag eine Woche lang trinken, wenn man den Geschmack aushält. Als Gurgelmittel länger ziehen lassen und gegen Halsschmerzen und Angina einsetzen. Hier hat sich auch das Kauen von frischen Blättern sehr gut bewährt. Bei Insektenstichen und eitrigen Wunden kann man ebenfalls frische Blätter verwenden.

Tinktur 1/3 Salbeiblätter mit 2/3 Alkohol (45%ig) ansetzen und 3 Wochen stehen lassen. Mit Wasser verdünnt nimmt man die Tinktur zum Gurgeln, besonders für das Zahnfleisch, bei Halsschmerzen, Angina und eitrigen Wunden.

Pulver Getrockneten, pulverisierten Salbei kann man in Zahnpasta und weiße Heilerde einarbeiten.

Salbeigeist In Franzbranntwein Salbeiblätter einlegen und 2 Wochen lang stehen lassen. Diese Mischung reinigt, belebt und durchblutet den Körper. Man verwendet sie als Einreibung.

Wein Salbeiblätter in Rotwein kochen. Gut für die Lunge (Husten, Keuchen), stillt Seitenstechen und hilft bei Problemen mit Leber und Galle. Die Nerven werden gestärkt, z.B. nach einem Schlaganfall. Bei Schlafsucht sollte man den Wein nicht nur trinken, sondern auch die Glieder damit einreiben.

Wirkungen bei Tieren Tee wurde zum Auswaschen von Wunden verwendet oder auch innerlich bei Magenstörungen gegeben.

Homöopathie *Salvia off. Dil. D2.* 1×10 Tropfen täglich. Das Mittel wird gerne Frauen im Wechsel mit Schweißausbrüchen oder gegen alternde Haut gegeben.

Küche

Gewürz Die frischen oder getrockneten Blätter eignen sich sehr gut zum Würzen von Fleischspeisen (insbesondere Lamm) und von Suppen. Man kann ihn auch in Topfen oder in den Brotteig einarbeiten. Salbei verlängert die Haltbarkeit der Speisen (ähnlich wie Thymian).

Alte Weisheiten und Anwendungen

Salbei wurde vermutlich durch die Römer über die Alpen in unseren Raum gebracht. Salvia kommt vom griechischen und lateinischen Wort für „heilen". Es hieß: „Wer auf Salbei baut, den Tod nicht schaut." In den Klostergärten war er die Nummer eins in der Heilpflanzenliste. Man verordnete seinen Anbau sogar per Gesetz. Salbei wurde besonders von armen Leuten als Allheilmittel verwendet.

Eine Geschichte erklärt, wie Salbei zu seinen Heilkräften gekommen sein soll: Die Mutter Gottes hatte auf der Suche nach Unterschlupf nur Salbei gefunden; er war der einzige, der ihr half, und sie fand unter seinem Busch Zuflucht. Daraufhin verlieh die Mutter Gottes dem Salbei die Kraft, die Menschen von allen Krankheiten zu heilen und sie vor dem Tod zu bewahren.

Salbeisaft (1/4 Liter mit Salz getrunken) erhöht die Empfängnisbereitschaft der Frau.

Wäscht man sich mit Salbeitee die Haare, werden Läuse vertrieben. Bei Halsschmerzen sollte man schnell frische Blätter kauen; das ist oft besser, als den Tee zu trinken, wirkt antibakteriell und desinfizierend. Man kann die Blätter auch öfter vorbeugend kauen.

Schwache Kinder bekamen Salbei (frische Blätter oder in Pulverform) mit Honig vermischt. Auch bei Reizhusten hilft Salbei. In der Schwangerschaft sollte er jedoch nur vorsichtig zur inneren Anwendung herangezogen werden.

◆

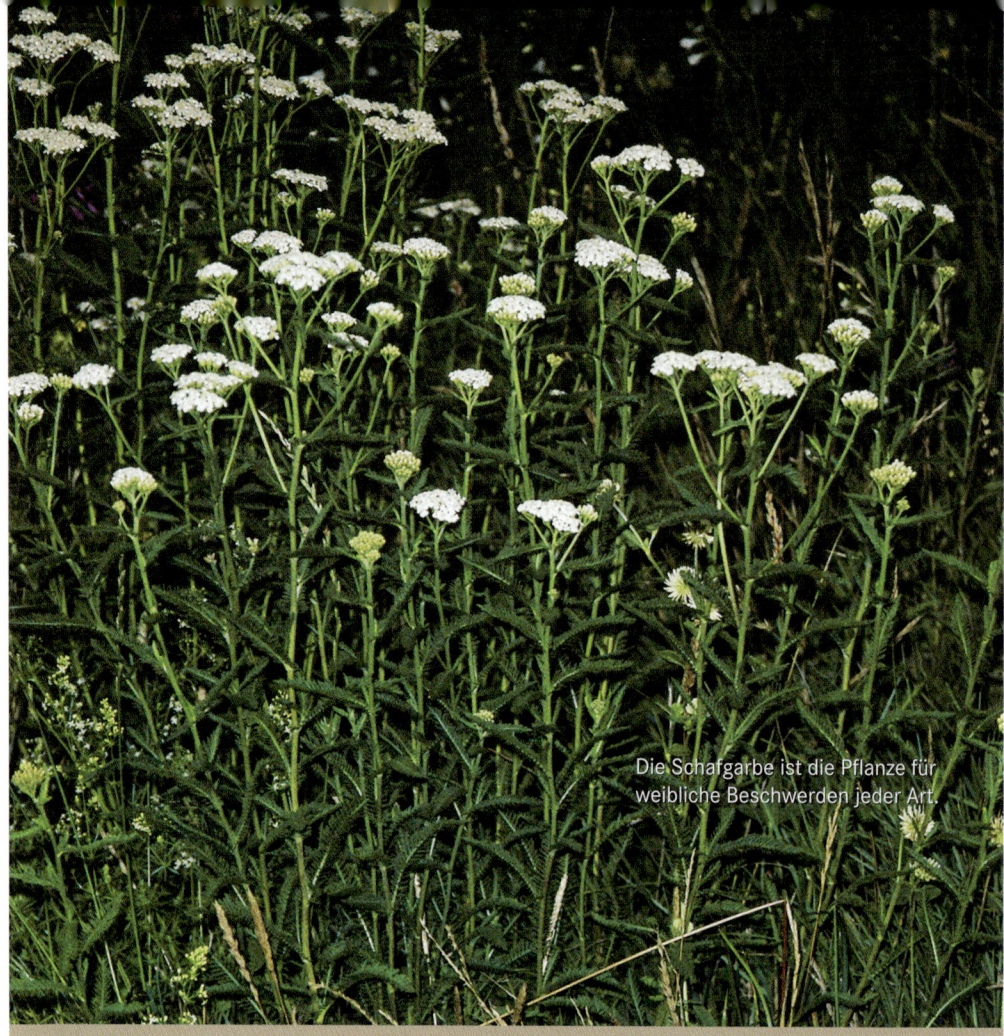

Die Schafgarbe ist die Pflanze für weibliche Beschwerden jeder Art.

◆ Schafgarbe *(Achillea millefolium)*

Aufgrund der Form ihrer Blätter wird die Schafgarbe poetisch auch als die Augenbraue der Venus bezeichnet. Im alltäglichen Gebrauch ist sie sehr nützlich und vielseitig. Ich empfehle dringend, die Schafgarbe in den eigenen Kräutergarten, egal, wie klein er auch sein mag, zu setzen. Sie ist eine großartige Universalpflanze.

Andere Namen Achillenkraut, Balsamgarbe, Lämmerzunge, Teekraut, Tausendblatt, Kachelkraut, Grillenkraut

Wo findet man sie? Auf Trockenwiesen, auf Weiden, an Feldrainen und Wegrändern, auf trockenem, sandigem Boden, sogar noch im Gebirge.

Wie erkennt man sie?
Familie: Korbblütler, ausdauernd
Stängel: aufrecht
Blätter: wechselständig, länglich,

Stängelblätter sind 2- bis 3-fach
gefiedert mit spitzen Zipfeln
Blüte: klein, rosa und weiß
Höhe: bis zu 70 cm
Was wird gesammelt? Junge Blätter,
Blüte und blühendes Kraut.
Blütezeit Anfang Juni bis Oktober

Gesundheit

*Harntreibend, stoffwechselanregend,
entzündungshemmend, antiseptisch, zur
Verhinderung der Narbenbildung, krampflösend. Insbesondere bei Krankheiten von
Leber und Galle.*

Tee 2 Esslöffel Blüten oder blühendes
Kraut mit 1/4 Liter kochendem Wasser
überbrühen, mit einem Teller oder Deckel
zudecken, 3 bis 10 Minuten ziehen lassen.
2 bis 3 Tassen davon trinken. Der Tee eignet
sich zur Behandlung von Frauenleiden und
Magen-Darmproblemen.

Für die Frühjahrskur sollte man ihn etwas
länger (8 Minuten) ziehen lassen.

Er eignet sich auch als Auflage und bei
Waschungen von Wunden und Geschwüren.

Tinktur 1/3 Kraut sowie Blüten (günstig
ist es, weiße und rosafarbene zu mischen)
mit 2/3 Alkohol (40%ig) ansetzen. 3 Wochen
stehen lassen. Die Tinktur kann tropfenweise eingenommen werden.

Creme Salbengrundlage wie vorne beschrie-
ben mit Schafgarbenblüten verschmelzen
und ziehen lassen. Die Creme ist sehr
wirksam und entzündungshemmend.
Sie wird besonders bei Hämorriden
gerne verwendet.

Öl 3/4 Liter Olivenöl und 1 Hand voll Schafgarbenblüten 3 Wochen lang stehen lassen.
Das Öl eignet sich zum Einreiben bei
Schwierigkeiten mit den Venen, bei Hauterkrankungen und Kopfschmerzen.

Gesichtsdampfbad Einen Tee zubereiten
und als Dampfbad anwenden oder in Tee
getränkte Tücher auflegen. Das wirkt gut bei
fettiger Haut, Akne oder wenn man sich
beim Rasieren geschnitten hat (dann einfach
mit in Tee eingeweichtem Tuch abtupfen).

Wirkungen bei Tieren Mit Schafgarbentee
sollte man die Tiere bei einer Insektenplage
abreiben. Es hat sich auch gezeigt, dass Tiere
wesentlich widerstandsfähiger sind, wenn
viel Schafgarbe in den Wiesen vorhanden ist.

Gut eine Hand voll Kräuter mit 1 Liter
Wasser heiß überbrühen, 10 Minuten ziehen
lassen und bei Magen-Darmkoliken und
Blähungen einflößen.

Homöopathie *Millefolium* D1–D6
bei Magen-Darmkoliken, Krampfadern,
Unstimmigkeiten im Magen, Darm und
Unterleib sowie als Kreislaufmittel.

Küche

Blätter Junge Blätter sind in Suppen,
Salat, Topfen und Kräuterbutter in
kleinen Dosen dem Geschmack und der
Gesundheit sehr dienlich.

Garten

Jauche Schafgarbe in Wasser zu einer
Jauche vergären lassen (1 Monat lang),
zur Ausbringung abseihen und 10-fach
verdünnt mit Wasser in der Gießkanne als
Dünger oder zur Vorbeugung von Krankheiten der Pflanzen verwenden.

Teeauszug Auch der Teeauszug eignet sich
hiefür sehr gut. Er muss 15 Minuten ziehen
und wird 1:10 verdünnt mit der Gießkanne
ausgebracht. Das hilft bei Manilia (einer
Pilzerkrankung am Baum), Mehltau, Blatt-
flechten und bei Kräuselkrankheit (ebenfalls
eine Pilzerkrankung).

Alte Weisheiten und Anwendungen

Achilles hat der Sage nach die Heilkraft der Schafgarbe entdeckt. Schon bei unseren Vorfahren war sie sehr beliebt und geschätzt als eine der wenigen Pflanzen, die einen großen Bereich der Heilkunde abdecken. Man sollte sie unbedingt immer zu Hause haben, schon als Vorbeugemittel.

Man riet, die Schafgarbe am Körper zu tragen, denn so bietet sie dem Träger angeblich besonderen Schutz. Sie wurde gerne auch in Kleiderstücke eingenäht oder nur eingesteckt. Ein Zweigerl in der Hand verleiht Mut, Kraft und löst alle Ängste. So wurde Schafgarbe auch dem ängstlichen Hochzeitspartner gegeben oder in den Brautstrauß hineingemogelt. Ein aufgestellter Strauß vertreibt den bösen Spuk.

Schafgarbe nannte man auch Zimmermannskraut, weil sie Wunden des Heiligen Josef, der Zimmermann war, geheilt haben soll.

Bei empfindlichen Personen kann durch den Saft der Schafgarbe bei Hautkontakt Wiesendermatitis (ein juckender Hautausschlag mit Bläschen) ausgelöst werden. Es stärkt die psychischen Kräfte, den Tee zu trinken. Wenn man mit dem Tee den Kopf wäscht, soll er verhindern, dass man die Haare verliert, aber nur wenn der Haarausfall noch nicht begonnen hat. Zerkaut man das frische Kraut, wirken die Bitterstoffe bei Zahnweh (ersetzt aber keinen Zahnarzt!). Schafgarbe regt den Schweiß an und reinigt so den Körper.

Das ätherische Öl wurde immer schon als Liebesöl eingesetzt, und es vermag außerdem ein aus dem Lot geratenes Leben wieder in die Mitte zu bringen. Nebenbei bemerkt wirkt es auch gut als Massageöl gegen Zellulite. Zerquetsche Blätter wurden zum Auflegen auf Wunden verwendet. Früher machte man mit Schafgarbe Leberwickel: Man tränkte Tücher mit heißem, wässrigem Schafgarbenauszug und fixierte sie auf der rechten Bauchseite.

In der Gründonnerstagssuppe gekocht und gegessen soll die Schafgarbe das ganze Jahr gesund erhalten. Ihre Samen wurden gerne dem Wein als Konservierung beigesetzt. Früher hat man statt Hopfen Schafgarbe zum Bierbrauen verwendet.

♦

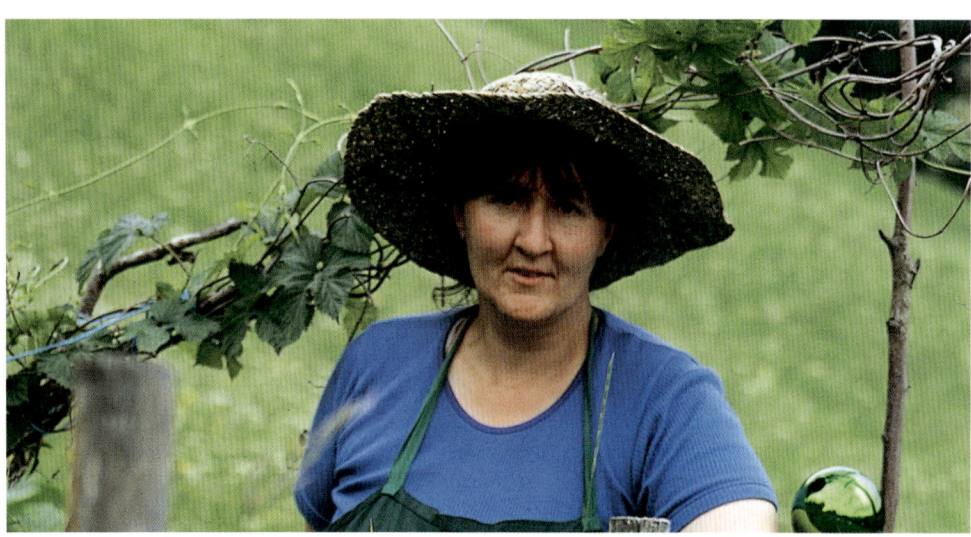

Was früher die Schafgarbe beim Bierbrauen war, leistet heute der Hopfen.

Persönliche Anmerkungen

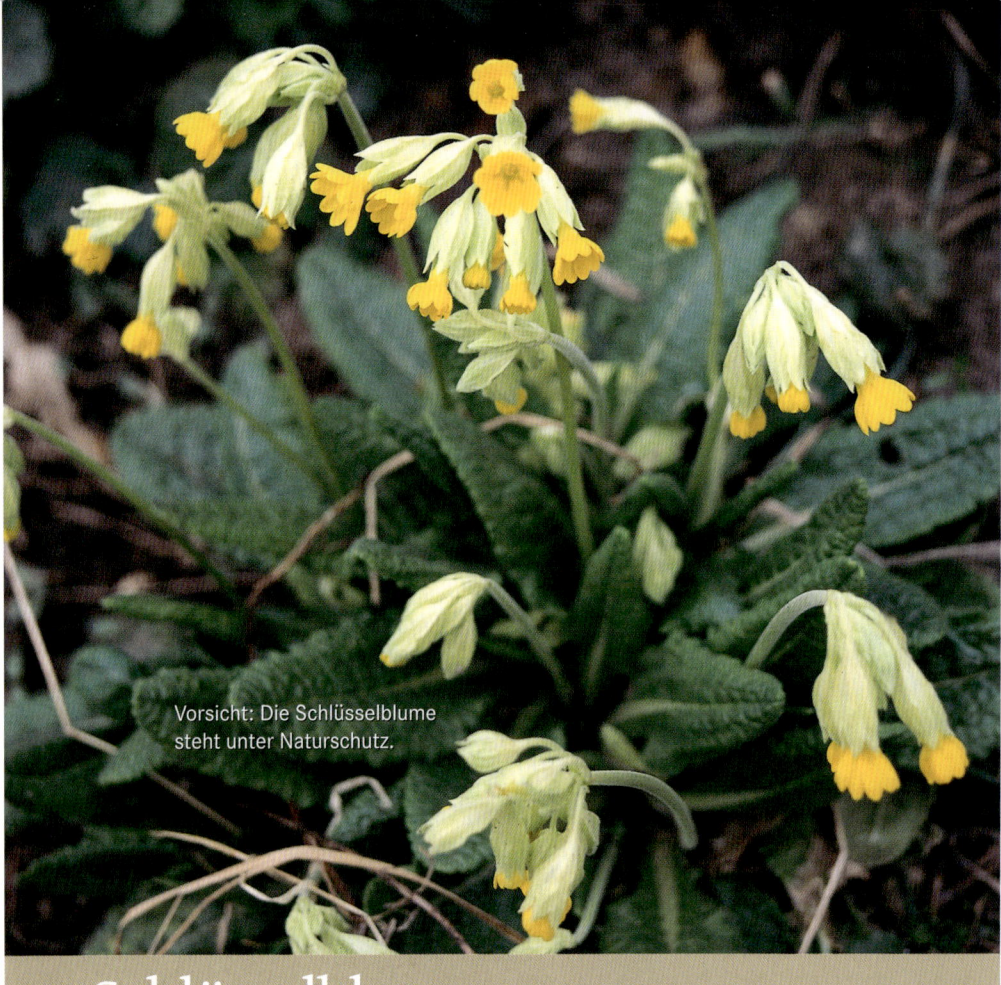

Vorsicht: Die Schlüsselblume steht unter Naturschutz.

◆ Schlüsselblume *(Primula veris)*

Die Schlüsselblume verleiht dem Tee ein so süßliches Aroma, dass man keinen Zucker mehr braucht. Daher ist sie besonders für Kinder zu empfehlen.

Andere Namen Himmelschlüssel, Hohe Schlüsselblume, Wald-Primel, Bürgerschlüssel, Eierkraut, Fastenblume, Gelbe Zeitlose, Teeschlüsselblume
Wo findet man sie? Auf feuchten Wiesen, in Wäldern, an Wegrändern.

Wie erkennt man sie?
Familie: Korbblütler, mehrjährig
Blätter: eirunde Blattrosette, Blätter mit sonst kahler und dunkelgrün gefärbter Unterseite, weißfilzig, fiederteilig, lanzettlich-stachelspitzig
Blüten: gelb, im Schlund leicht rötlich
Höhe: bis zu 30 cm
Was wird gesammelt? Nur die Blüte. Die Pflanzenwurzeln sind geschützt! Besser wäre es überhaupt, die Schlüsselblume im eigenen Garten zu haben, da sie eine gefährdete, für die Gesundheit aber sehr wichtige Pflanze ist.
Blütezeit März bis Ende Mai

Gesundheit

Schleimlösend, beruhigend (gut für die Nerven), schmerzstillend, schlaffördernd, herzkräftigend, harntreibend, schweißtreibend, abführend, wärmend. Insbesondere ist die Schlüsselblume bei Husten einsetzbar.

Tee 2 gehäufte Esslöffel Blüten mit 1/4 Liter kochendem Wasser übergießen, zugedeckt 5 Minuten ziehen lassen. 2 bis 3 Tassen trinken. Nach einem Schlaganfall, durch den die Sprache in Mitleidenschaft gezogen wurde, war Tee aus den Wurzeln der Schlüsselblume ein bekanntes Volksmittel. Man sollte hier übrigens als Begleitung zur Schulmedizin Arnika nicht vergessen.

Tinktur Wurzeln (stehen wohlgemerkt unter Naturschutz!) oder besser Blüten mit 200 ml Alkohol (40%ig) ansetzen. 3 Wochen stehen lassen. Man nimmt am besten 3× täglich 8 bis 10 Tropfen ein, wenn man unter Gicht, Rheuma, Husten oder Kopfschmerzen leidet.

Sirup 1 Liter Wasser in einem Topf auf die Herdplatte stellen und 500 g frische Blüten hinzufügen. 600 g Zucker dazugeben und so lange sieden, bis ein dicker, gelber Sirup entsteht. In Flaschen abfüllen. Bei Nervosität, Schwindel, Kopfschmerzen und Schlaflosigkeit in den Tee oder ins Wasser geben. Kindern kann man den Sirup löffelweise verabreichen.

Likör Man gibt 1 Hand voll Blüten in ein Glas mit Deckel und übergießt sie mit 2/3 Weingeist und 1/3 Wasser. 10 Tage stehen lassen, ein wenig Melisse dazugeben und wiederum etwas stehen lassen, abseihen und mit und 1/2 kg Zucker je 1 Liter Flüssigkeit hinzufügen. Schließlich abfüllen.

Creme 500 ml Olivenöl mit 60 g Schlüsselblumen 4 Wochen warm stehen lassen. Dieses Öl erwärmen und mit 40 g Bienenwachs oder 40 g Kakaobutter mischen. In Salbendosen füllen und abkühlen lassen. Die Creme wirkt bei Sonnenbrand, Falten sowie Flecken und reinigt die Haut.

Öl Frische Blüten und Blätter mit Olivenöl vermischen und zu einem Brei verrühren, auf ein Tuch streichen und 8 Stunden auf eine schmerzende Stelle legen. Ein solcher Umschlag ist besonders wirksam bei Gliederschmerzen, Gicht und Geschwülsten. Wenn man die Blüten mit Öl 3 Wochen lang stehen lässt, kann man es zum Einreiben der Brust bei Husten verwenden.

Wirkungen bei Tieren Den Tee nervösen und überreizten Tieren einige Zeit lang verabreichen, auch Jungtieren, die von der Mutter getrennt sind. Die Kleintiere werden sich nicht überfressen und nehmen mühelos Nahrung auf, insbesondere wenn man Honig hinzufügt.

Homöopathie *Primula officinalis* D4. Für die Nieren, bei Kopfschmerzen (Migräne), zur Linderung von Neuralgien und gegen starkes Schwitzen.

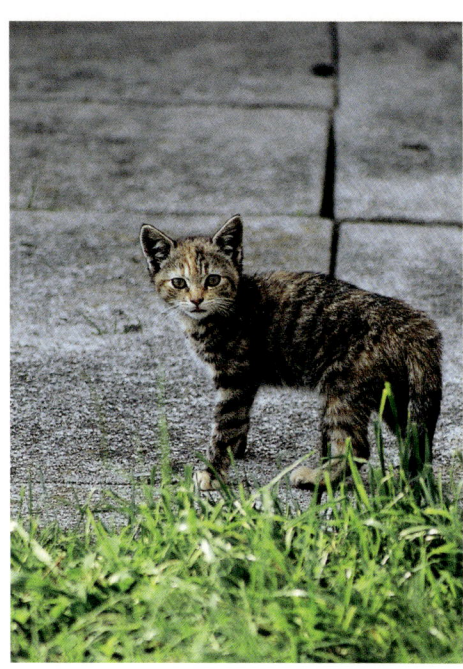

Alte Weisheiten und Anwendungen

Bauern glaubten, dass am 30. April vor Sonnenaufgang gesammelte, getrocknete und fein geriebene Blüten dem kranken Vieh schnell zur Heilung verhelfen. Schlüsselblume ist ein sanftes gesundheitsförderndes Mittel für die Lunge, besonders bei Kleinkindern und Babys, aber auch bei älteren Menschen. Die Zuckerreserve der Pflanze wirkt herzstärkend und beruhigend.

Unsere Großmutter hat uns vor dem Schlafengehen besonders im Frühling folgende Geschichte erzählt: Der Heilige Petrus bemerkte, dass ein zweiter Schlüssel für die Hintertür zum Himmelreich gemacht worden war und er den Überblick darüber verlor, wer ins Himmelreich einziehen durfte. Er erschrak darüber so sehr, dass ihm sein Schlüsselbund aus der Hand fiel. Der Engel, der ihn holen sollte, kam zu spät. Da fiel der Schlüssel auf die Erde, und an dieser Stelle blühte sogleich eine gelbe Blume, die Himmelschlüssel. So bekam die Blume den Namen und kommt immer im Frühling hervor.

Wenn junge Mädchen blühende Schlüsselblumen schon in der Karwoche finden, heiraten sie der Überlieferung zufolge noch im selben Jahr. Eine Bauernweisheit besagt: Steht die Blüte auf langem Stängel, werden Hafer und Gerste sehr lang.

◆

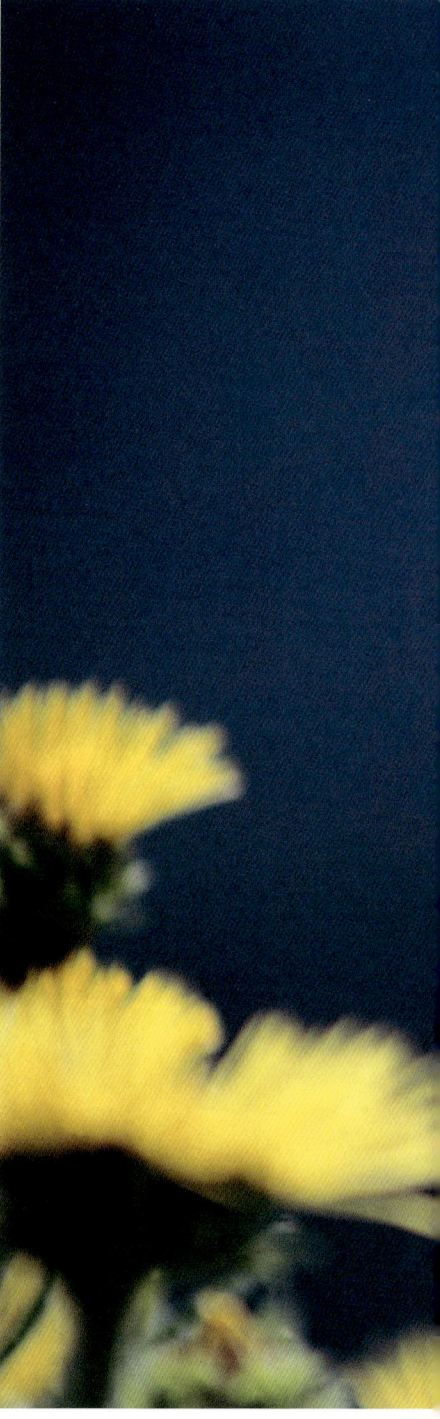

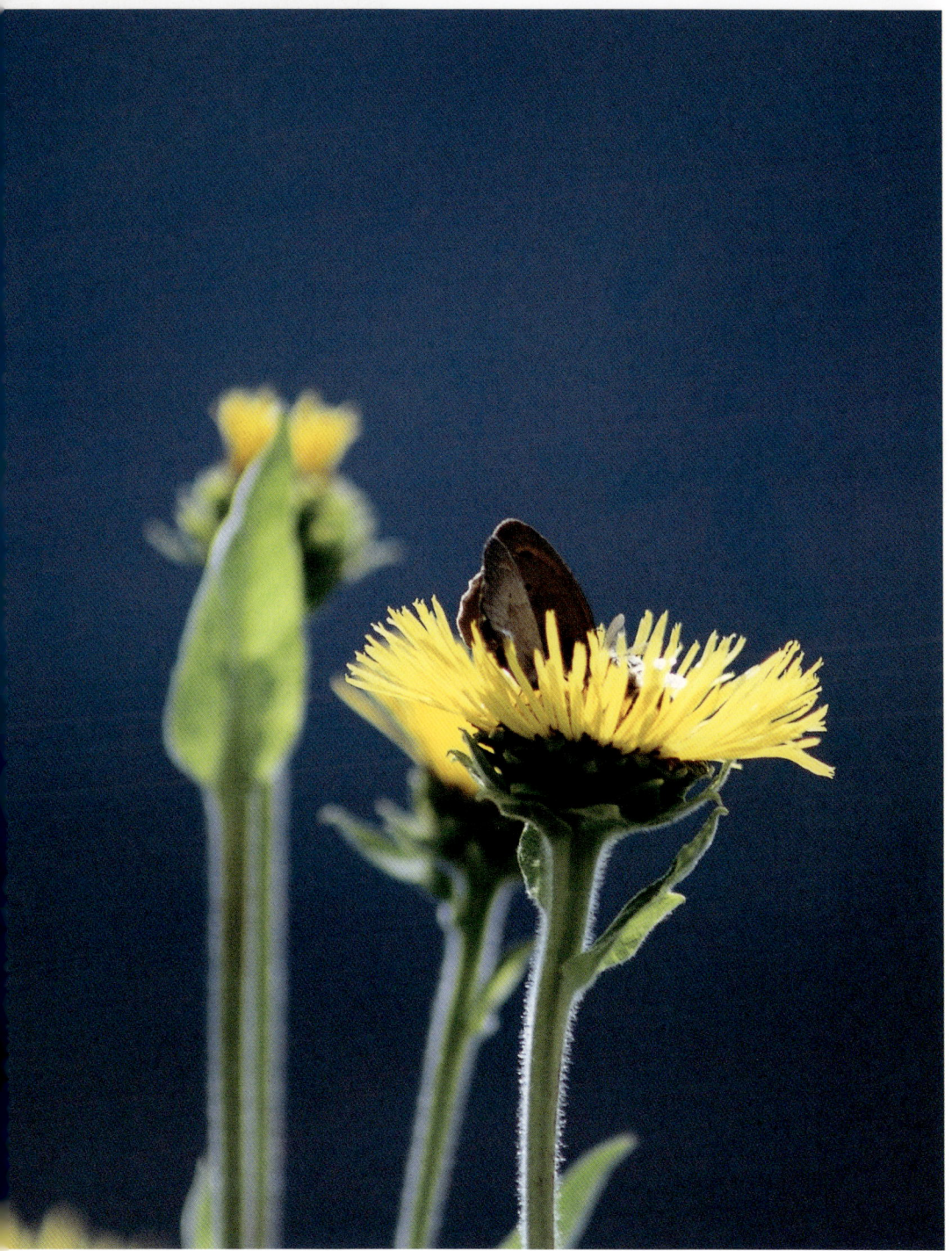

Alantwurzeln und Himmelschlüsselblüten sind ein besonders wirksames Gespann gegen Husten.

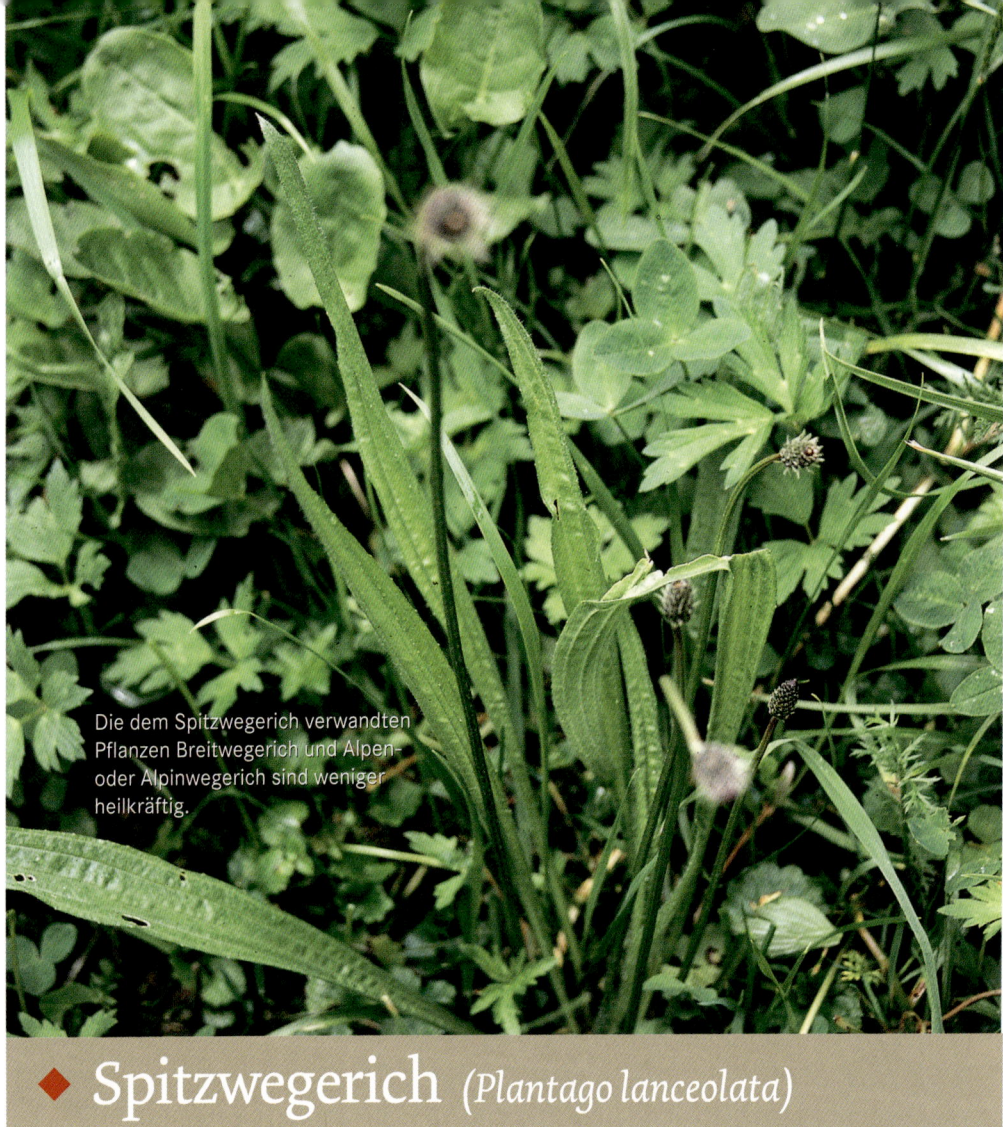

Die dem Spitzwegerich verwandten Pflanzen Breitwegerich und Alpen- oder Alpinwegerich sind weniger heilkräftig.

◆ Spitzwegerich *(Plantago lanceolata)*

Alle Insektenstiche, die mit einer Schwellung einhergehen (z.B. von Bienen, Wespen, Gelsen), kann man mit Spitzwegerich behandeln: Ein Blatt wird geknickt, man beißt kurz darauf herum, damit sich der Wirkstoff schneller löst, und reibt den Stich mit dem Blatt ein. Auch der Speichel selbst wirkt des-infizierend. Bei Kratzern kann man übrigens ganz gleich vorgehen. Mit dem entzündungshemmenden Wirkstoff von Spitzwegerich hat man eine gute Notfalltherapie also direkt vor der Haustür.

Andere Namen Ripplichrut, Rossrippe, Spießkraut, Heufressa
Wo findet man ihn? In Wiesen, an Wegrändern, im Wald.

Wie erkennt man ihn?

Familie: Wegerichgewächs

Blätter: grundständig, aufgerichtet, kahl oder wenig behaart, lang, schmal lanzettlich, ganzrandig, fünfnervig

Blüte: klein, braun und in kurzen Ähren

Höhe: etwa 30 cm

Was wird gesammelt? Junge Blätter

Blütezeit Mai bis Oktober

Gesundheit

Auswurffördernd, blutreinigend, wundheilend, zusammenziehend, blutstillend. Bei Husten und Bronchialleiden und allgemein zur Unterstützung der Lunge lässt sich Spitzwegerich gut einsetzen.

Tee 1 Esslöffel mit 1/4 Liter kochendem Wasser übergießen und 10 Minuten ziehen lassen. 1 bis 3 Tassen trinken. Dieser Tee empfiehlt sich besonders bei Erkrankungen der Atemwege (Katarrh, Verschleimungen, Husten, Asthma).

Pulver Getrocknete Wegerichblätter im Mörser fein zerkleinern und in Gläser geben. Das Pulver schmeckt sehr gut als Gewürz in Suppen und Soßen.

Homöopathie *Plantago* D3. Öfter am Tag 10 bis 15 Tropfen. Bei Ohren-, Zahn- und Kopfschmerzen. Erstere lindert man, indem man Spitzwegerichtinktur mit Glycerin (1:1) vermischt und ins Ohr träufelt.

Küche

Blätter Die frischen Blätter fein schneiden und in Salat und Topfen geben.

Gemüse Als Gemüse kann man Spitzwegerich schneiden und eventuell mit anderen Wildkräutern kombinieren. Hiefür dünstet man die Blätter in Fett mit etwas Wasser, fügt Salz hinzu und lässt sie 20 Minuten garen (wenn nötig mit Wasser aufgießen). Mit Mehl oder Brösel binden und mit saurer Sahne abschmecken. Vorher leicht gedünsteten Spitzwegerich sollte man auch einmal in Knödel einarbeiten.

Sirup Ein weites Glas mit zerkleinertem Spitzwegerich 1 cm dick bedecken. Dann Zucker, Honig oder Rohrzucker darüber geben, danach wieder eine Lage Blätter, danach wieder Zucker und immer so weiter, bis das Glas voll ist. Die letzte Schicht ist Zucker. Das Glas wird 1 m tief in der Erde eingegraben und dort 2 Monate belassen. Alternativ kann man es auch im selben Zeitraum in einem dunklen Keller reifen lassen. Danach abseihen. Die Farbe sollte braun sein.

Alte Weisheiten und Anwendungen

Es wurde von Generation zu Generation weitergegeben, dass das Beisichtragen von Wegerichwurzeln vor Schlangenbissen schützt. Breitwegerich (die Schwester des Spitzwegerichs) in den Schuhen zu tragen hilft gegen müde Beine.

Breit- und Spitzwegerich wurden in der Heilkunde schon früh verwendet. Spitzwegerich vermag der Lunge sehr zu helfen; er wirkt antibiotisch und fördert den Auswurf.

Alte Kräuterfrauen wussten, dass man Blutreinigungen am besten im Frühjahr durchführt, sobald die Spitzwegerichblätter kommen. Am ersten Tag ein Blatt essen, am nächsten Tag zwei und so weiter, bis man zu einer Tagesdosis von 15 Blättern kommt. Danach reduziert man wieder Tag für Tag, bis man bei null Blättern angelangt ist.

Bei Ohrenschmerzen wurden die Nerven vom Blatt des Breitwegerich in den äußeren Gehörgang gelegt, oder es wurde eine Wurzel hinein gegeben. Viele Kräuterkundige empfehlen, bei Liebeskummer einfach 5 Tage lang Spitzwegerichtee zu trinken.

◆

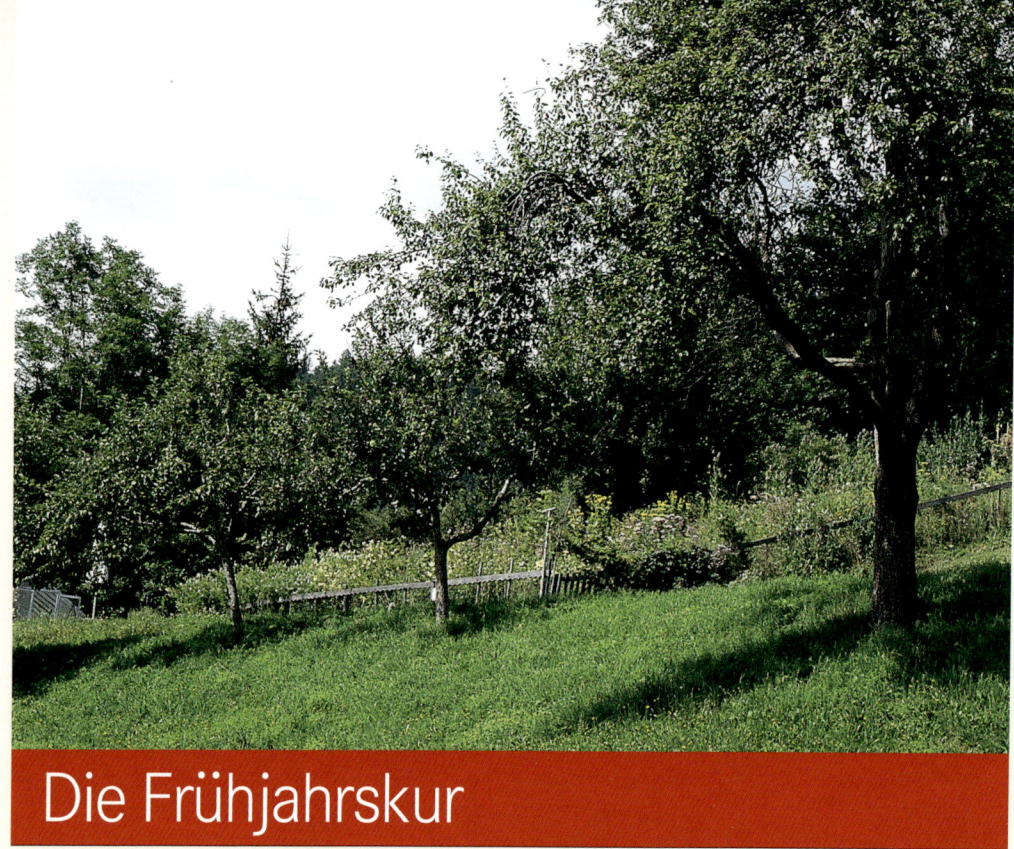

Die Frühjahrskur

Hier findest du einige Tipps, wie du im Winter angesammelte Kilos und Gifte wieder loswirst.

Unter einer Frühjahrskur versteht man von alters her Blutreinigungskuren oder die Maikur. Gerade im Winter, wenn es an Bewegung und frischer Luft mangelt, können sich im Körper Schlacken (insbesondere von Alkohol, Nikotin und Koffein) ansammeln, die in Kombination mit Umwelt- und Lebensmittelgiften der Gesundheit zusetzen. Ärzte und Gesundheitsinstitutionen warnen ja immer wieder vor diesen Gefahren. Es ist aber, wie wir alle aus Erfahrung wissen, nicht so leicht, seinen Lastern einfach abzuschwören. Krankhaften Auswirkungen kann man aber jederzeit vorbeugen.

Man sagt, dass das Blut „übersäuere" und das so genannte „schwere Blut" zu Frühjahrsmüdigkeit führe, da der Kreislauf einfach schlechter funktioniert. Durch die Frühjahrskur wird das Herz entlastet; Durchblutungsstörungen wie Kribbeln in den Fingern oder Füßen und kalte Füße werden verringert. Der Harnsäure sagt man nach, Muskel- und Gelenksrheumatismus zu verursachen. Pfarrer Künzle (1857–1945, ein sehr bekannter Schweizer Kräuterfachmann; sein bekanntestes Buch heißt „*Chrut und Uchrut*") und Ignaz Schlifni (ein anerkannter Kräuterexperte vom Verein FNL) empfehlen dagegen junge Birkenblätter oder Birkensaft – diese können rasch die Harnsäure abbauen.

Hier folgen einige Anregungen, wie man eine Frühjahrskur durchführen könnte. Sie sind nicht sehr schwer einzuhalten, und jedermann sollte regelmäßig im Frühling eine solche Kur durchziehen.

▶ **Trinken von Kräutertee:** Meine Empfehlung ist, den Tee bei abnehmendem Mond zu trinken. Diese Maßnahme verbessert die Ausscheidung. Bedenke bitte, dass der Kräutertee basisch und daher allgemein im täglichen Leben zu empfehlen ist. Hier sind besonders folgende Pflanzen zu erwähnen: Schafgarbe, Taubnessel, Löwenzahn, Holunderblätter, Ringelblumen, Stiefmütterchen, Walnussblätter, Schlüsselblumen, Brennnessel.

▶ **Umstellung der Ernährung:** viel Obst und Gemüse und wenig tierisches Fett

▶ **Bewusstes Atmen:** besonders in den Bauchraum. Atmen allein kann schon viele Schlacken über die Lunge lösen, laienhaft ausgedrückt. Das einfachste und gleichzeitig wohltuendste Mittel sind Spaziergänge im Wald, die nicht nur für den Körper, sondern auch für die Seele gesund sind. Zu bevorzugen sind dichte und dunkle Wälder, in denen reichlich Flechten und Moose zu finden sind. Je weniger Sonne durch die Bäume dringt und je feuchter das Klima des Waldes ist,

desto besser ist die Wirkung für die Lunge. Flechten wirken reinigend, und man erreicht so viel durch einen bloßen Spaziergang mit bewusstem Atmen oder Singen. Hier sehen wir, dass der Gang in die Natur die einfachste Methode zum Erhalt der Gesundheit ist, und wie wichtig es ist, die Qualität dessen, was vor der Haustür liegt, zu erkennen.

▶ **Safttag:** Gut für die Figur und wohltuend für den ganzen Körper ist es, einmal die Woche einen Safttag mit Saft von jungen grünen Pflanzen oder mit Obst- und Gemüsesäften biologischer Herkunft einzulegen.

▶ **Bärlauch** spricht man eine darmreinigende Wirkung zu, wenn er in Suppen und Soßen (oder auch frisch) gegessen wird. Außerdem wirkt es auf den Körper im Frühjahr sehr positiv, Bärlauch oder Knoblauch und frisch gepressten Zitronensaft gemeinsam teelöffelweise einzunehmen. Das ist eine sehr schnelle und wirksame Kur. Zitronensaft

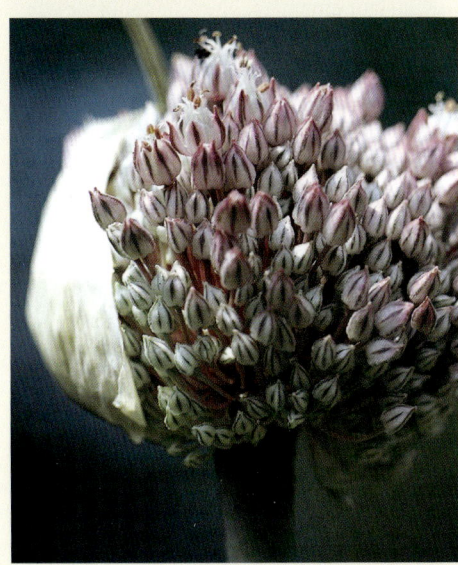

Alle Lauchgewächse entschlacken.

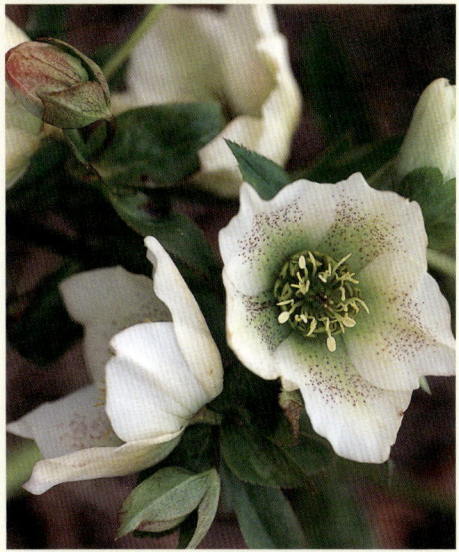

Die ersten Frühjahrsboten sind die Christrosen.

und Bärlauch bzw. Knoblauch (wohlgemerkt zusammen!) sorgen für ungeahnten Frühjahrsschwung. Das wird erreicht durch viel Vitamin C und die bakterienabtötende Wirkung. Der Geschmack ist natürlich nicht umwerfend, aber man gewöhnt sich daran, und der Effekt lässt die Überwindung schnell vergessen.

▸ **Fasten:** Auch das Fasten, also der Verzicht auf Fleisch und diverse Genussmittel, sollte nicht vergessen werden, wenn man seinen Körper entschlacken und reinigen möchte. In der katholischen Kirche wird nicht zufällig 40 Tage vor Ostern gefastet, also im Frühling, wenn auch die Pflanzen immer reichhaltiger im Angebot der Natur vorkommen. Man sollte es damit aber nicht übertreiben und auf ausreichende Flüssigkeitszufuhr achten.

▸ **Grüne Getränke:** Es sollte während einer Frühjahrskur auf Kaffee (schlecht für die Galle) und Schwarztee (schlecht für die Niere) verzichtet werden. Kakao verkrampft die Blutgefäße. Stattdessen empfehlen sich grüne Getränke, die sich gut bewährt haben. Hier ein Rezept für ein solches grünes Getränk: Einige frische Blätter werden mit 1/4 Liter Wasser oder Mineralwasser gemixt, abgeseiht und mindestens 1× die Woche (oder auch täglich) getrunken.

Es sollte nur eine Pflanzengattung verwendet werden. Dieses Rezept wird gerne in den Wellnesshotels verabreicht und wie eine sensationelle Neuigkeit angepriesen, dabei ist die Wirkung von grünen Getränken schon seit Jahrhunderten bekannt.

Unter anderem kommen folgende Pflanzen für das Getränk in Frage: Brennnessel, Gundelrebe, Quecke, Löffelkraut, Brunnenkresse, Bärlauch, Boretsch.

Es gibt auch noch die Möglichkeit, Triebe von Bäumen und Sträuchern abzuzupfen und 1 Hand voll mit 2 Liter Wasser eine halbe Stunde kochen zu lassen. Man trinkt den ausgekühlten Saft. Diese Methode hat Pfarrer Künzle sehr angepriesen.

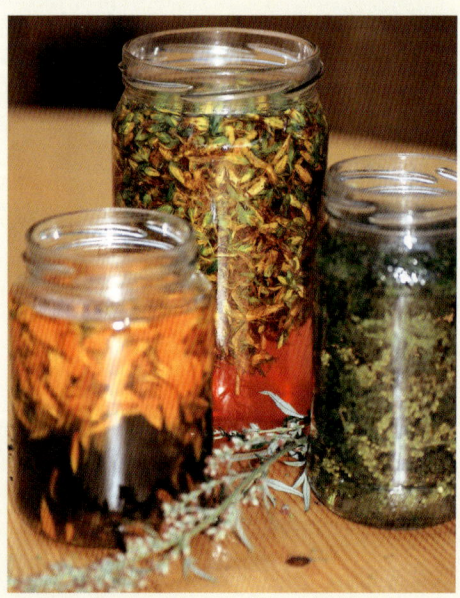

Auch Tinkturen sind sehr geeignet für Frühjahrskuren.

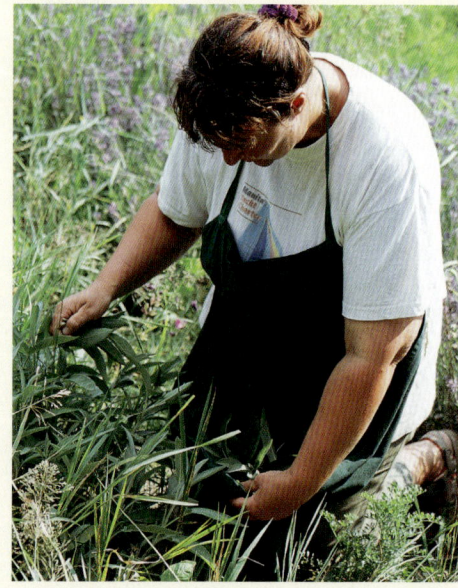

Frisches Salbeiblatt gekaut wirkt im Frühling besonders bakterienhemmend.

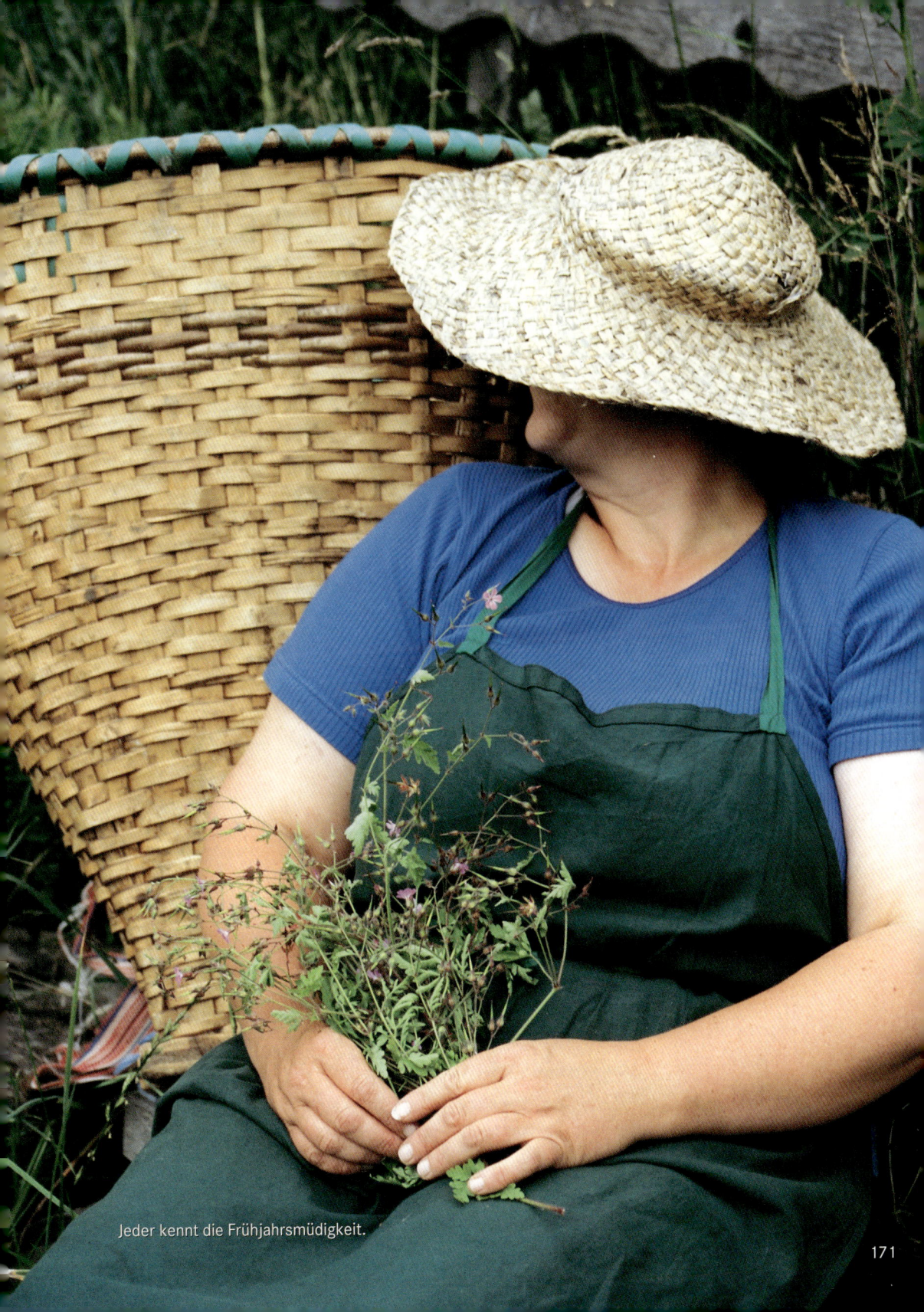

Jeder kennt die Frühjahrsmüdigkeit.

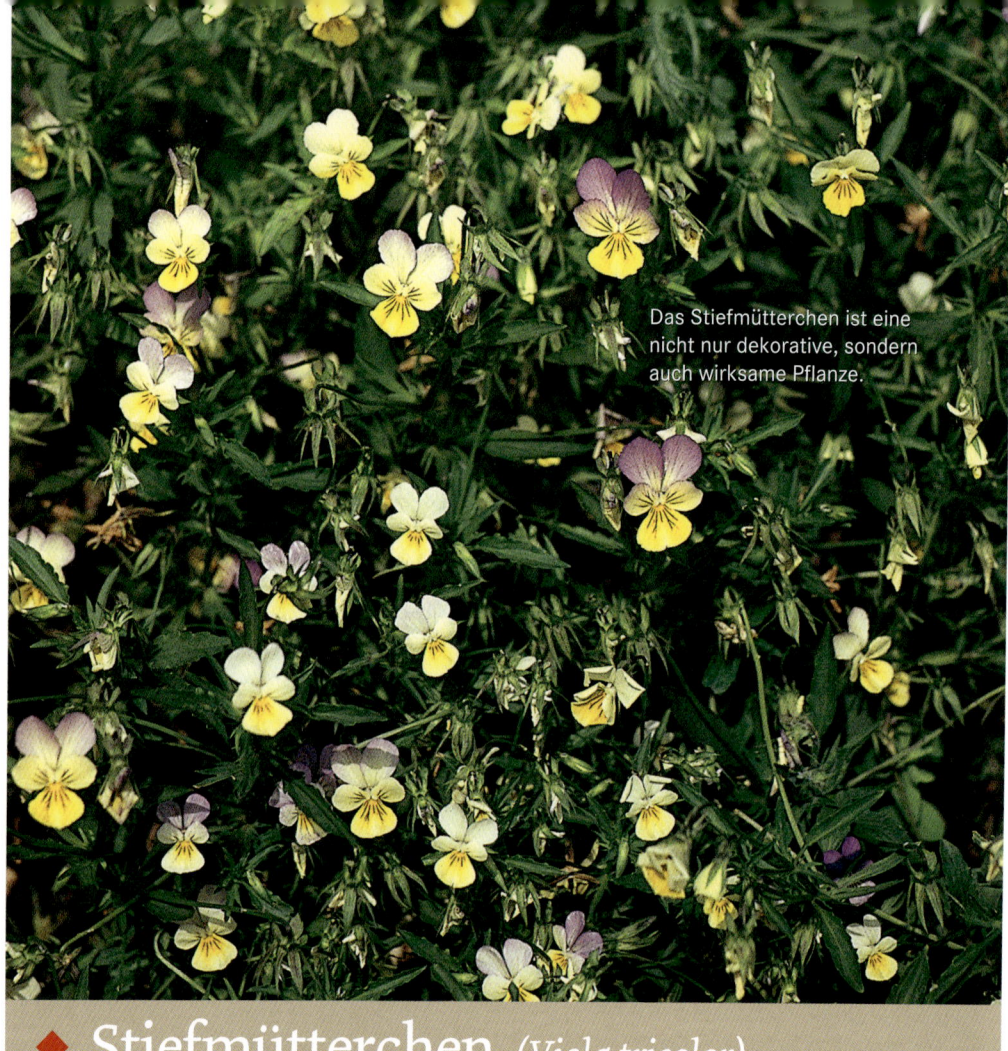

Das Stiefmütterchen ist eine nicht nur dekorative, sondern auch wirksame Pflanze.

◆ Stiefmütterchen *(Viola tricolor)*

Besonders Kinder sollten fleißig Stiefmütterchentee trinken, weil seine schleimende Wirkung an den Bronchien einen Schutz vor dem bodennahen Ozon erzeugt.

Andere Namen Ackerveilchen, Dreifärbiges Veilchen, Samtblümlein, Stiefkindle, Jesusblümlein, Feldstiefmütterchen

Wo findet man es? Wild wachsend gerne auf Äckern, in Brachfeldern und Wiesenweiden, auch in Gartenkulturen oder als Unkraut.

Wie erkennt man es?
Familie: Veilchengewächs, ein- oder zweijährig
Stängel: aufrecht, verzweigt
Blätter: gestielt, herz- bis eiförmig, die oberen eher lanzettlich, Nebenblätter sitzend, groß, fiederspaltig; alle am Rand gekerbt
Blüte: hellgelb bis weißliches Rosa, violett
Höhe: 10 bis 40 cm
Was wird gesammelt? Kraut.
Vorsicht: Die Wurzeln erregen Erbrechen.
Blütezeit April bis September

Gesundheit

Stiefmütterchen findet Verwendung bei der Behandlung von Hauterkrankungen wie Ekzemen, Akne, Neurodermitis, Hautflechte, Schuppenflechte. Außerdem lässt es sich bei Bronchitis, Blasen- und Nierenleiden sowie Bluterkrankungen einsetzen.

Tee 10 g mit 1 Liter heißem Wasser überbrühen, zugedeckt 3 Minuten ziehen lassen. 3 Tassen am Tag trinken. Der Tee wurde als Vorbeugung mit Lindenblüten gemischt.

Tinktur Kraut mit Blüte zerkleinern und mit Alkohol (35%ig) ansetzen (Mischung: 1 Teil Pflanze und 4 Teile Alkohol), 3 Wochen stehen lassen. 3×8 bis 15 Tropfen täglich einnehmen.

Wein 1 Liter Wein mit 3 Esslöffel Stiefmütterchenkraut vermischen und 24 Stunden stehen lassen. Er eignet sich zur innerlichen Anwendung bei den oben genannten Beschwerden.

Badezusatz Starken Teeabsud machen und 10 Minuten ziehen lassen. Ein Bad mit Stiefmütterchenaufguss kann besonders angenehm bei Neurodermitis sein.

Umschlag Die ganze Pflanze zerquetschen und mit Milch vermischen. Ein Umschlag dieser Art hilft bei Milchschorf.

Wirkungen bei Tieren Tee aus Stiefmütterchen kann man Tieren in die Tränke geben; er leitet Schadstoffe (aus Niere und Blase) aus. Bei Ekzemen helfen Umschläge: Hiefür einfach das Pulver vom Kraut mit etwas Honig vermischen und auflegen. Bei Räude Pulver in die Wunde streuen – das wirkt reinigend.

Homöopathie *Viola* D3. Öfter am Tag 5 bis 10 Tropfen gegen Milchschorf, bei Hautausschlägen, Ekzemen, Drüsenschwellung und Bronchitis. Kinder reagieren besonders gut auf die Behandlung mit Viola bei allen Hauterkrankungen. Erwachsenen hilft das Mittel bei Blasenbeschwerden und Durchfall.

Küche

Blätter und Blüten lassen sich wunderbar in die Küche integrieren. Suppen und Kräutertopfen einfach mit feinen Blättern verfeinern! Stiefmütterchen ist ein Vitalität spendendes Kraut. Natürlich schmeckt es auch, wenn man es in den Salat mischt, am besten mit anderen Kräutern wie z.B. Löwenzahn und Schafgarbe.

Sirup 100 g Blüten mit 1/2 Liter kochendem Wasser überbrühen, 12 Stunden stehen lassen, abseihen und 1/2 kg Zucker bzw. Rohrzucker dazu geben. Erwärmen, bis alles zergangen ist. Abfüllen. Der Sirup ergibt ein besonders gutes Getränk für Kinder.

Essig Ein köstlicher Essig kann ganz einfach zubereitet werden, indem man Apfelessig mit Kräutern mischt und ihn einige Tage ziehen lässt.

Alte Weisheiten und Anwendungen

Stiefmütterchenkraut wird in der Schulmedizin sehr wenig verwendet, in der traditionellen Volksheilkunde hingegen sehr gerne, besonders bei Hauterkrankungen. Stiefmütterchen, in Wein gesotten, reinigt die Brust von zähem Schleim. Es hilft jungen Kindern, die mit Fraisen (Krankheitsverlauf: sehr hohes Fieber und Schüttelfrost, Ohnmacht) und Gicht gepeinigt werden. Gebranntes (gekochtes) Wasser, mit Dreifaltigkeitsblumen und Stiefmütterchen getrunken, treibt kräftig den Schweiß.

Der Volksmund sagt: Wenn Kinder Stiefmütterchen ins Haus bringen, wird bald eine Schwiegermutter folgen.

◆

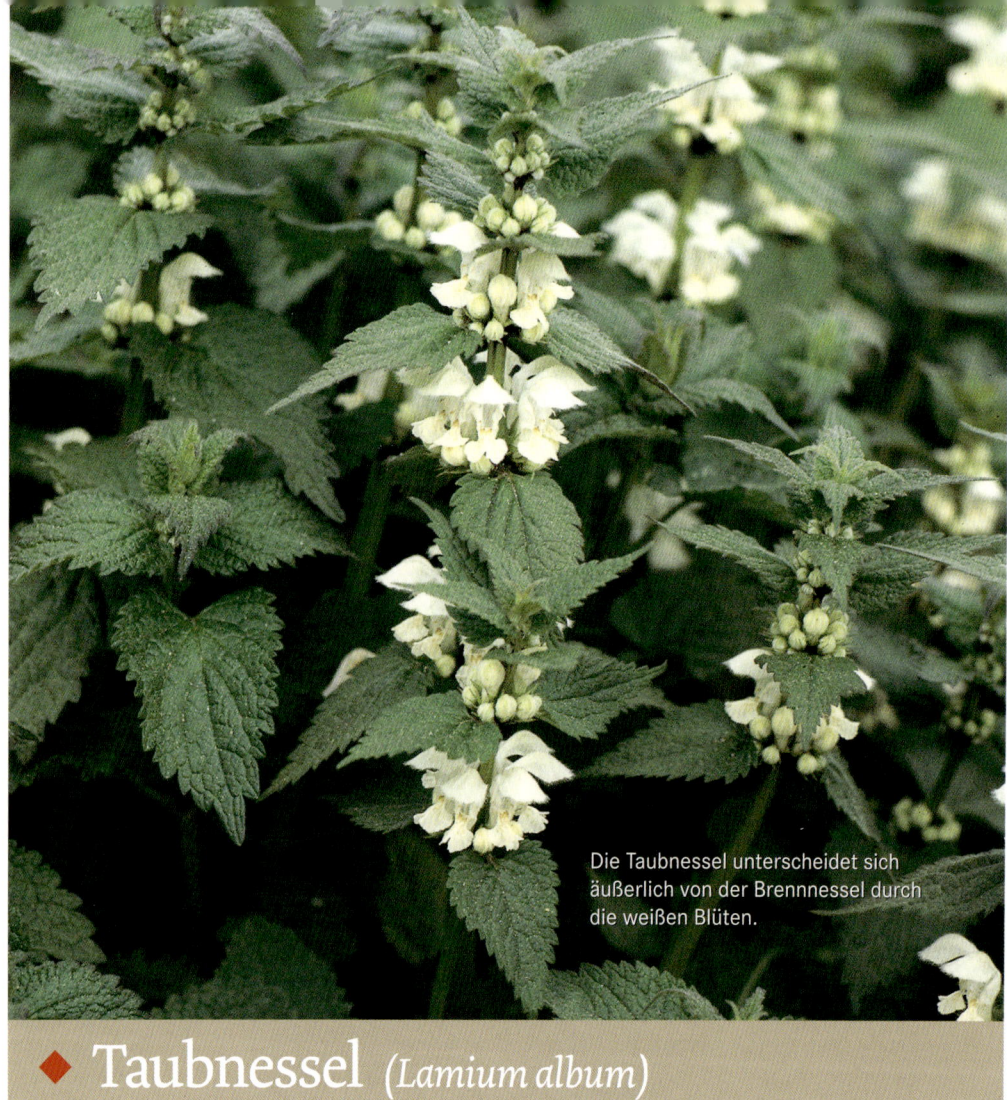

Die Taubnessel unterscheidet sich äußerlich von der Brennnessel durch die weißen Blüten.

◆ Taubnessel *(Lamium album)*

Als Kinder haben wir durch die Taubnessel die Süße des Lebens erfahren. Wir liebten ihren Nektar, den wir aus dem Blütenschaft herauslutschten.

Andere Namen Ackernessel, Bienen-saugnessel, Löffelblume, Weiber-Nessel, Zauberkraut, Zuckernettel, Weiße Nesseln

Wo findet man sie? Die Taubnessel ist ein Stickstoffanzeiger im Grünland, das gut mit Dünger versorgt ist. Sie kommt an vielen Orten vor: an Wegen, Straßen, Bahndämmen, Schuttplätzen, Gärten. Sie liebt Großstädte und Bahnhöfe.

Wie erkennt man sie?
Familie: Lippenblütler, mehrjährig
Stängel: aufrecht oder aufsteigend, kantig
Blätter: hellgrün, fein behaart, ungleich gesägt, länglich-oval
Blüte: weiß
Höhe: 20 bis 70 cm

Was wird gesammelt? Blüte und Blätter

Blütezeit Mai bis August

Gesundheit

Weißflusshemmend, auswurffördernd, schleimlösend, harntreibend, blutreinigend, lebensverlängernd, blutbildend, entzündungshemmend, fiebersenkend. Probleme mit Drüsen, Hoden und Gebärmutter sowie Unterleibskrämpfe sind die wesentlichen Einsatzgebiete.

Tee 1 Teelöffel Kraut mit 1/4 Liter kaltem Wasser aufstellen, zum Kochen bringen, 5 Minuten zugedeckt ziehen lassen. 2 bis 3 Tassen schluckweise ca. 3 Wochen lang trinken.

Tinktur 1/3 Kraut mit Blüten mit Alkohol (45%ig) ansetzen. Bei Bedarf 15 Tropfen einnehmen. Die Tinktur wirkt gut bei Magenverstimmung, Appetitlosigkeit und anderen Problemen der Verdauungsorgane sowie gegen Regelstörungen. Sie eignet sich gut zur Blutreinigung und bei einer Frühjahrskur. Als Umschlag aufgelegt wirkt die Taubnesseltinktur bei Krampfadern, Geschwüren, Brandwunden und Ausschlag.

Wein Kraut mit Blüten und Wein aufkochen. Das maßvolle Trinken des Weines ist bei Blasen- und Nierensteinen sowie bei Unterleibsbeschwerden zu empfehlen.

Likör 5 Hand voll reine Taubnesselblüten mit 1 Liter Obstler übergießen und 6 Wochen stehen lassen. Nur wenig Kandiszucker hinzufügen, denn die Taubnessel schmeckt selbst schon sehr süß. Anschließend abfüllen.

Badezusatz Tee aus Taubnessel und Arnika (zu gleichen Teilen) zubereiten, 15 Minuten ziehen lassen. Bei Nagelbetteiterung hilft ein Fingerbad mit diesem Zusatz sehr gut.

Wirkungen bei Tieren Der Tee der Taubnessel ist bei allen Tieren, die Blasen- oder Nierenentzündungen haben, besonders gut, und hilft auch älteren Tieren, die Lähmungen der Blase haben und/oder schwer harnen.

Homöopathie *Lamium* D1, D4, D8. 2×15 Tropfen täglich. Bei weißem Ausfluss der Frau, Harnröhrenentzündung bei Harnstauung, Schlaflosigkeit, Problemen der Niere und Blase.

Küche

Junge Blätter (auch von der roten Taubnessel) können für Salat oder Spinat verwendet werden. Getrocknetes Kraut, fein gerieben, ist eine wertvolle Ergänzung als Einlage im Essen. Besonders im Winter liefert es sehr wertvolle Nährstoffe.

Folgendes Rezept ergibt eine interessante Salatvariante: Die gesäuberte Wurzel mit Öl und Salz weich dünsten und etwas Zucker sowie ein wenig Zitronensaft hinzufügen.

Alte Weisheiten und Anwendungen

Die Taubnessel war schon eine meiner Lieblingspflanzen, als ich noch ein Kind war. Nicht etwa, weil ich damals schon ihre Wirkung kannte, sondern weil man uns gesagt hatte, dass wir doch den Honig aus ihr heraussaugen sollten.

Wer Taubnessel im Garten hat, wird keinen Besuch von Schlangen bekommen.

In alten Schriften findet man für die Taubnessel die Bezeichnung „Kraut der lächelnden Mutter". Wenn man der Blüte ins Gesicht schaut, weiß man warum: Es sieht nämlich so aus, als hätte die Taubnessel ein Lächeln im Gesicht.

An Christi oder Mariä Himmelfahrt ausgegrabene Taubnesselwurzel soll man in Quellwasser waschen und mit Rotwein begießen; diese Wurzel verleiht ihrem Träger Schutz vor anderen Menschen, und es wird einem niemand Leid antun. Will man Tiere anhänglich machen, soll man einen Taubnesselkranz um den Hals hängen. Dann laufen sie einem angeblich nach.

◆

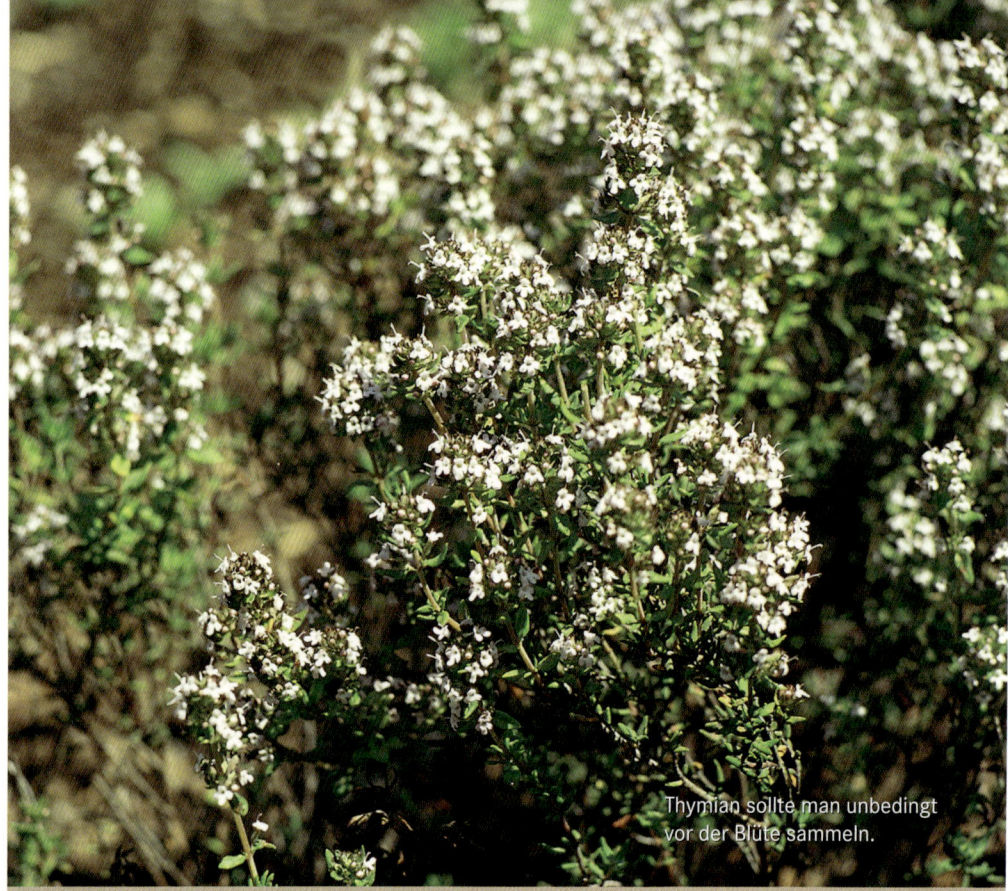

Thymian sollte man unbedingt vor der Blüte sammeln.

◆ Thymian *(Thymus vulgaris)*

Bekannt ist Thymian vor allem als Tee oder Gewürz, aber man sollte seine Wirkung gegen Husten nicht vergessen. Eine Salbe eignet sich dafür sehr gut. Bei Schnupfen kann man sich Thymian auf die Nase reiben. Alle meine Kinder haben das schon hinter sich. Thymian ist aber auch zur inneren Anwendung bei vielen organischen Beschwerden zu empfehlen, z.B. zur Stärkung des Magens.

Andere Namen Bienenkraut, Garten-thymian, Kuchenwürze, Römischer Quendel, Wilder Zimt, Wilder Rosmarin, Immenkraut, Demut

Wo findet man ihn? Bei uns hauptsächlich im Garten. Die Pflanze ist winterhart.

Wie erkennt man ihn?
Familie: Lippenblütler, ausdauernd
Stängel: Äste reich verzweigt, aufsteigend oder aufrecht, kantig, behaart
Blätter: kurz gestielt, eiförmig bis linear, Unterseite filzig behaart, am Rand eingerollt
Blüte: hellrosa bis hellviolett
Höhe: 20 bis 40 cm

Was wird gesammelt? Kraut, es ist aber unbedingt vor der Blüte zu sammeln!

Blütezeit Mai bis Herbst

Gesundheit

Appetitanregend, magenstärkend, wurmtreibend, krampflösend, schleimlösend, harntreibend, gallefördernd, antiseptisch, blähungswidrig.

Tee 1 Teelöffel frisches oder getrocknetes Kraut mit 1/4 Liter kochendem Wasser übergießen, 8 Minuten ziehen lassen.

Tinktur 1 Teil Pflanze mit 2 Teilen Olivenöl mischen, 3 Wochen lang stehen lassen und abseihen. Bei Bauchschmerzen warm auflegen. Es wirkt bakterienabtötend und außerdem sehr gut bei Gelenksrheuma und Muskelschwäche.

Badezusatz 150 g Kraut überbrühen, 15 Minuten lang ziehen lassen und ins Bad oder Dampfbad für das Gesicht geben. Ein Bad wird Rheuma, Blähungen und Hautproblemen Linderung verschaffen und tut auch schwachen Kindern gut.

Creme Die Salbengrundlage mit frischem Kraut ausschmelzen und bei Schnupfen, Wunden und Hautproblemen verwenden.

Hustenbonbons Man braucht 20 g Thymian, 20 g Fenchelsamen und 15 g Huflattich.

800 ml Wasser zum Kochen bringen, alle Kräuter hinzufügen. Über Nacht stehen lassen, abseihen, mit 300 g festem Honig nochmals aufkochen. Wenn die Mischung fest wird, gibt man sie auf ein geöltes Blech und lässt sie abkühlen. Gleich schneiden. Bei starkem Husten sollte man 10 Tage lang jeweils 5 Bonbons lutschen.

Wirkungen bei Tieren Der Thymiantee ist besonders bei Hunden zur Kräftigung von Magen und Darm sehr gut geeignet. Bei Pferden hat er sich bei Nieren- und Harnwegserkrankungen bewährt. Zur Behandlung von Koliken mischt man das Kraut ins Futter.

Homöopathie *Thymus vulgare* D1, D2. Öfter am Tag einige Tropfen. Sie finden Verwendung bei Magenbeschwerden, Husten und Bronchitis.

Küche

Gewürz Thymian eignet sich bekanntermaßen zum Würzen von allen Fleischgerichten, Suppen, Gemüse usw.

Alte Weisheiten und Anwendungen

Bereits in der Antike galt Thymian als Heilpflanze und war sogar die Pflanze der Götter.

Wenn man Thymian im Essen verstärkt verwendet, fördert er die Verdauung. Unter dem Kopfpolster vertreibt Thymian angeblich Alpträume.

Mit einem Haargesteck aus Thymian werden Frauen der Überlieferung zufolge unwiderstehlich. Ein Thymian- oder Quendelkranz schützt vor Blitzschlag und Unheil. Der Duft allein verleiht Mut und Energie. Geräuchert wirkt er allgemein auf die Gesundheit, reinigt den Körper, vertreibt Trauer und Sorgen und negative Energien (auch und insbesondere, wenn man ihn für ein Bad mit Majoran mischt).

Auf Almen hat man den Kühen das Euter eine Zeit lang mit Thymiantee abgewaschen, um die Milchleistung zu erhöhen. Die Kräuter müssen aber zwischen Mariä Empfängnis und Mariä Himmelfahrt geerntet werden.

Thymian hat eine Botschaft: Durch mich erlangst du Kraft und ein weites Herz!

◆

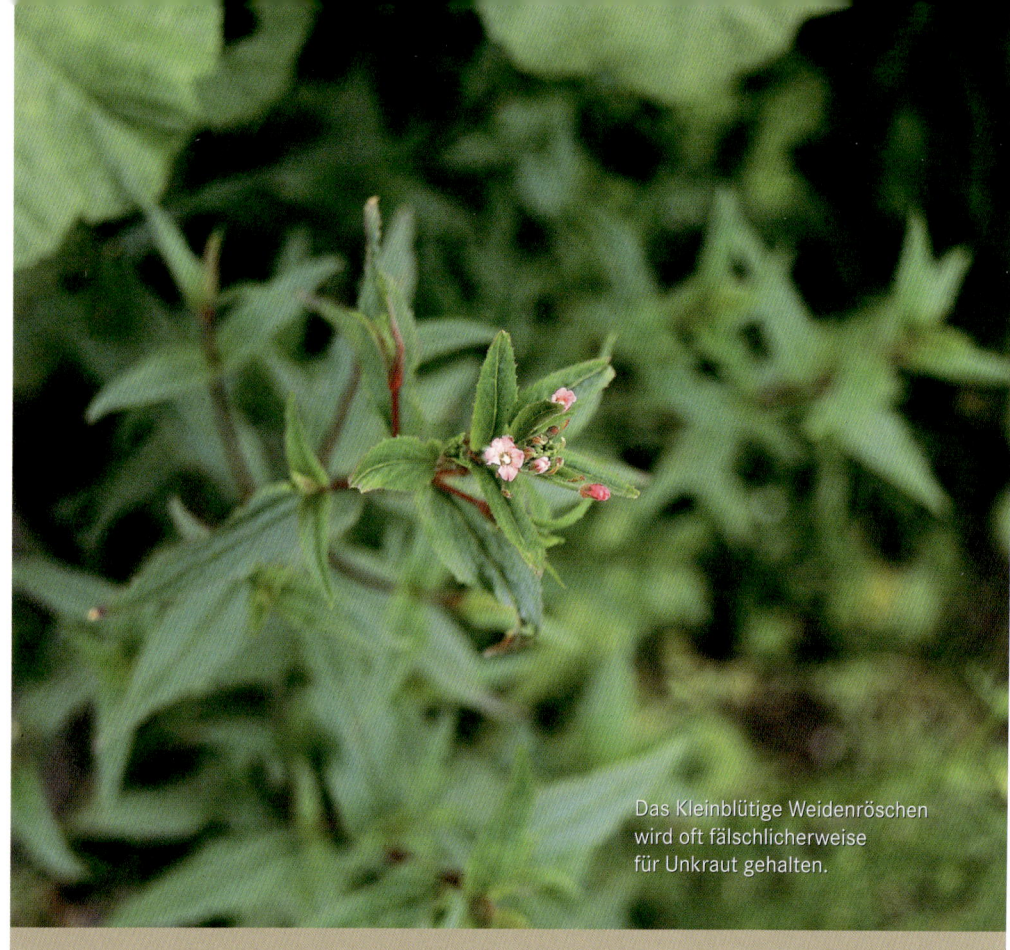

Das Kleinblütige Weidenröschen wird oft fälschlicherweise für Unkraut gehalten.

◆ Weidenröschen, Kleinblütiges *(Epilobium parviflorum)*

Das Kleinblütige Weidenröschen ist das oft verkannte und viel zu wenig beachtete Kraut der Männer. Die können einfach nicht glauben, dass die Pflanze so wichtig für sie wäre, und ziehen Medikamente aus der Apotheke dem Guten aus dem Garten vor. Eigentlich unverständlich! Ich will nicht gegen die Schulmedizin wettern, wohl aber gegen den übertriebenen Gebrauch teurer Medikamente bei jedem Wehwehchen.

Andere Namen Muttergotteskraut

Wo findet man es? Sehr häufig anzufinden auf Schuttplätzen an Wald- und Wegrändern sowie in Hochgebirgsregionen.

Wie erkennt man es?
Familie: Nachtkerzengewächs, einjährig
Stängel: aufrecht
Blätter: schmal, lanzettlich, 1 bis 2 cm breit, wechselständig
Blüte: klein, hellviolett
Höhe: 15 bis 60 cm

Was wird gesammelt? Blühendes Kraut

Blütezeit Juli bis September

Gesundheit

*Bei Problemen mit Prostata und Blase.
Entzündungshemmend.*

Tee 2 Teelöffel Kraut mit 1/4 Liter
kochendem Wasser überbrühen, 10 bis 15
Minuten ziehen lassen. 2 Tassen pro Tag
trinken. Auch frische Triebe können für den
Tee, der übrigens als Schwarzteeersatz
dient, verwendet werden.

Küche

Salat Zur Zubereitung eines Salats eignen
sich frische junge Blätter ; sie werden
mit etwas saurer Sahne, Zitrone, Öl, Salz
und verschiedenen Kräutern abgeschmeckt.

Gemüse Das Kleinblütige Weidenröschen
eignet sich auch als Gemüse: Blätter und
Triebe mit Zwiebel anrösten, weich dünsten
und mit Sahne, Salz und Kräutern verbessern.

Alte Weisheiten und Anwendungen

*Weidenröschen ist in jedem Garten als
Unkraut bekannt. Im Handel gibt es meistens
andere Formen von Weidenröschen, die aber
nicht die Wirkung des Kleinblütigen Weidenröschen aufweisen. Die Pflanze muss nach der
Ernte gleich zerkleinert und getrocknet werden.
Ansonsten beginnt sie schnell, in das Samen-
stadium überzugehen. Da es gerne im Garten,
also in Hausnähe wächst, wurde es früher
als Blitzschutzkraut angesehen.*

*Um den Hals in einem Leinensackerl
getragen hilft es angeblich gegen Zahnschmerzen
und Mundfäule. Es war aber auch allgemein
von alters her ein sehr beliebtes Schutzwerkzeug,
besonders gegen ansteckende Krankheiten
(ähnlich wie Knoblauch, der ebenfalls um den
Hals getragen wurde).*

◆

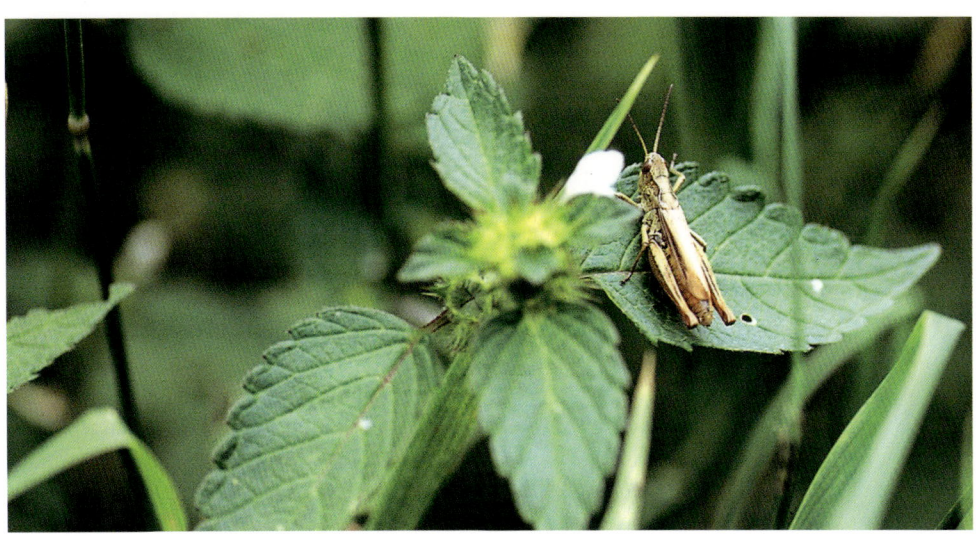

Eine Heuschrecke ruht sich auf den Blättern des Hohlzahns aus.

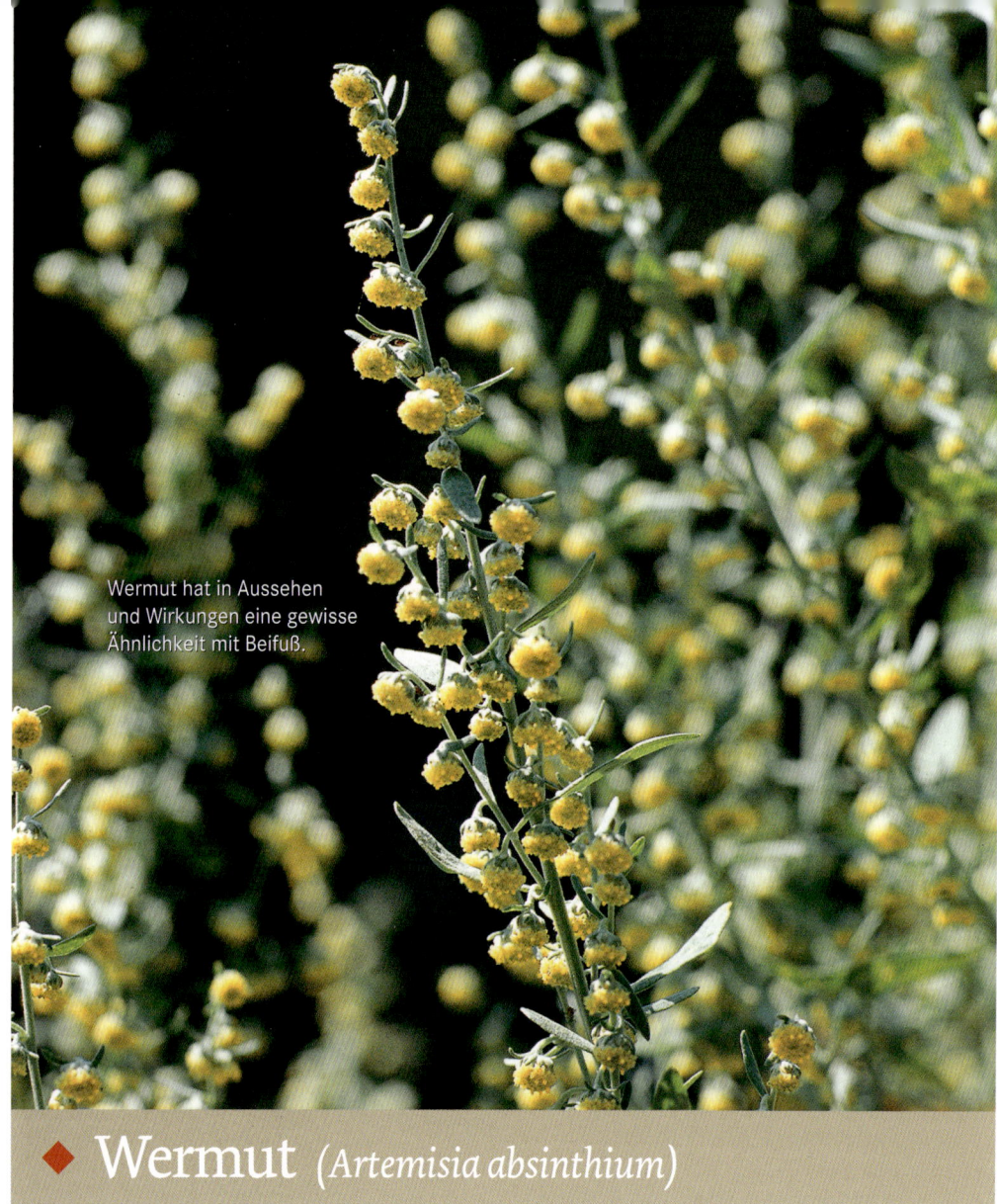

Wermut hat in Aussehen und Wirkungen eine gewisse Ähnlichkeit mit Beifuß.

◆ Wermut *(Artemisia absinthium)*

Früher wurde Wermut viel häufiger verwendet, mit dem Bewusstsein, dass man es nur bei Akutzuständen von Magen und Darm und nur kurzfristig verwenden darf. Daher war es früher in jedem Bauerngarten hochgeschätzt und wurde für Vieh und Mensch verwendet. Nicht Wermut selbst ist gefährlich, sondern die falsche Anwendung!

Andere Namen Heilbitter, Bitterer Beifuß, Magenkraut, Wiegenkraut, Schweizertee, Absinth, Wurmkraut

Wo findet man ihn? Eigentlich wächst
Wermut überall, im Flachland bis ins
Gebirge, bevorzugt an Wegrändern und
auf Schutt.

Wie erkennt man ihn?
Familie: Korbblütler, ausdauernd
Stängel: aufrecht, am Grunde verholzt,
ästig, seidig filzig
Blätter: wechselständig, gestielt, behaart,
silbergrau, 2- bis 3-fach gefiedert,
mit lanzettlichen Zipfeln
Blüte: klein mit gelben Röhrenblüten
Höhe: 1 bis 1,5 m
Was wird gesammelt? Ganzes Kraut
Blütezeit Juli bis August

Gesundheit

*Keimtötend, fiebersenkend, schweißtreibend,
magenstärkend, blutstillend, wurmwidrig,
zyklusregulierend. Die Organe, für die Wermut
als Hilfsmittel am ehesten in Frage kommt,
sind Magen, Leber und Galle.*

Tee 1 Teelöffel mit 1/4 Liter kochendem
Wasser überbrühen und 10 Minuten ziehen
lassen. Höchstens 1 Tasse am Tag trinken,
und zwar nie länger als 2 Wochen. Wermut
darf auf keinen Fall überdosiert werden!
Der Tee soll nicht gesüßt werden, denn die
Süße hemmt die Wirkung.

Wein Im Mai gesammeltes Kraut (50 g) in
1 Liter Wein einlegen und 8 Tage ziehen
lassen. Sehr gut wirkt er zum Ausgleich bei
starkem Blutverlust. Auch täglich, in kleinen
Dosen eingenommen, regt der Wein die
Kraft und Lebensfreude an.

Öl 1 Liter Olivenöl mit Wermutkraut frisch
einlegen und ca. 2 Wochen stehen lassen.
Man kann es bei Lungenbeschwerden
zum Einreiben von Brust und Rücken verwenden, sollte es aber nicht immer auf
der gleichen Stelle auftragen.

Wirkungen bei Tieren Bei Mastitis und
Brustentzündung: 10 g Eibischwurzeln-
pulver, 10 g Beifußpulver, 10 g Wermutpulver
mit Essig vermengen und auf die Euter auflegen oder mit Salbengrundlage vermischen
und eincremen.

Bei Blähungen 1 Hand voll Wermut und
Kamillen in warmem Bier einlegen und den
Tieren geben (bei Fieber kann man es auch
unter das Futter mischen). Hautausschläge
einfach mit Wermuttee abwaschen. Läuse
kann man ebenfalls abwaschen oder mit
Wermutpulver einstäuben. Frische Kräuter
können bei Fressunlust, Koliken und
Verdauungsstörungen gegeben werden.

Homöopathie *Absinthium* D2–D12.
3× täglich 10 bis 15 Tropfen. Es hilft
bei Krämpfen, Würmern, Blutarmut
und nervösen Störungen.

Alte Weisheiten und Anwendungen

*Die Kraftpflanze aller Kräuterkundigen ist
der Wermut. Er fehlte früher in keinem Garten
und ist als „spontanes Magenkraut" sehr
hilfreich. Darunter verstehe ich, dass man
Wermut bei akuten Magenbeschwerden einmalig*

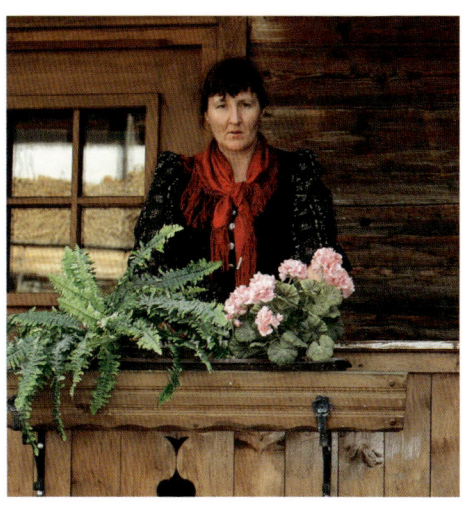

als Tee trinken darf, aber nicht mehr als 1 bis 2 Tassen. Wermut darf auf keinen Fall häufig getrunken werden, denn Absinth kann süchtig machen (vor allem psychisch) und sich auf die Leber schädigend auswirken.

Wermut trägt dazu bei, die psychische Kraft zu stärken. Geräuchert hilft er auch bei Unfrieden. So wurde er sogar verwendet, um Kriege zu beenden. Wermut sagt man eine gute Wirkung gegen Mäuse nach; bei einer Mäuseplage sollte man Wermut pflanzen.

Es werden Geschichten erzählt, denen zufolge man es bei schwer kranken Menschen, für deren Heilung man keinen Rat mehr wusste (wenn selbst Ringelblumen nicht mehr wirkten), mit Schlägen mit Wermutszweigen versuchte. Dadurch wurden angeblich die Selbstheilungskräfte des Körpers wieder angeregt.

Als Amulett am Rückspiegel des Autos angebracht schützt Wermut vor Unfällen bei gefährlichen Straßen oder Wetterlagen.

Im Liebesleben kann man einfach Wermut unters Bett legen; davon fühlt sich der Geliebte der Überlieferung nach stark angezogen. Den Bettüberzug mit Wermut zu waschen vertreibt Wanzen.

Früher war verbreitet, dass Absinthschnaps zur Verblödung beiträgt. Er wurde gerne den so genannten „bösen, gallsüchtigen Weibern" verabreicht; damit meint der Volksmund launische, bösartige Frauen, deren Stimmungsschwankungen und Unleidlichkeit meist durch eine Leber-Gallestauung ausgelöst werden.

Junge, im Mai gesammelte Wermutblätter weisen den Wirkstoff Absinth nur in sehr geringen Dosen auf. Mit diesen Blättern einen Wein zu kochen ergibt ein hervorragendes Mittel zur Entschlackung, und er wirkt kräftigend auf den Magen-Darm-Trakt. Auch die Heilige Hildegard von Bingen erwähnt den Maitrunk.

◆

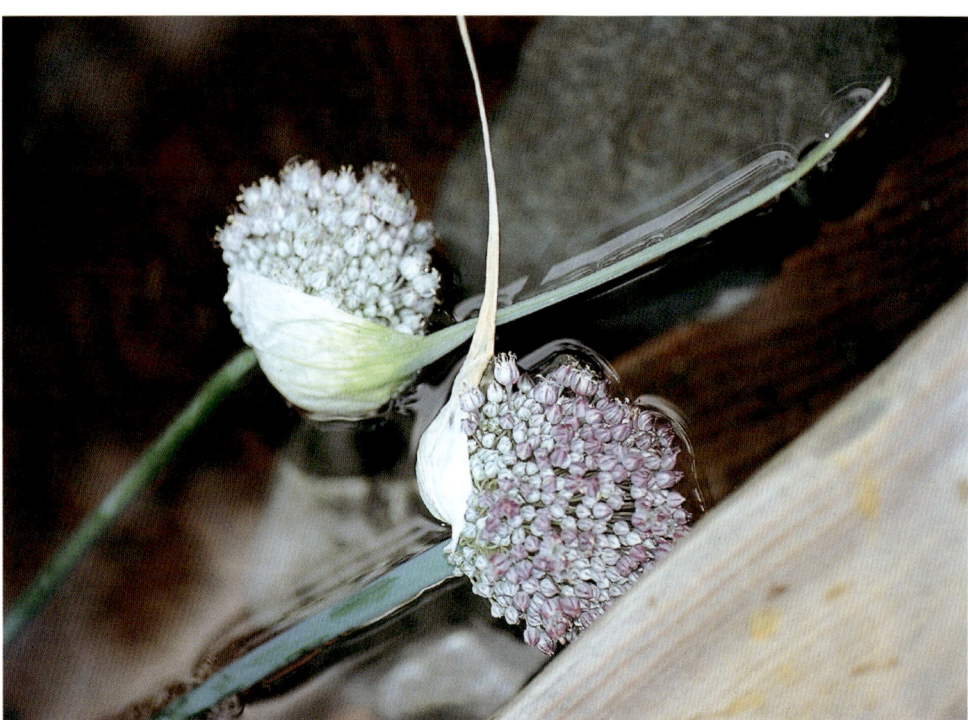

Lauchblütenzwerge schwimmen im Wassertrog.

Persönliche Anmerkungen

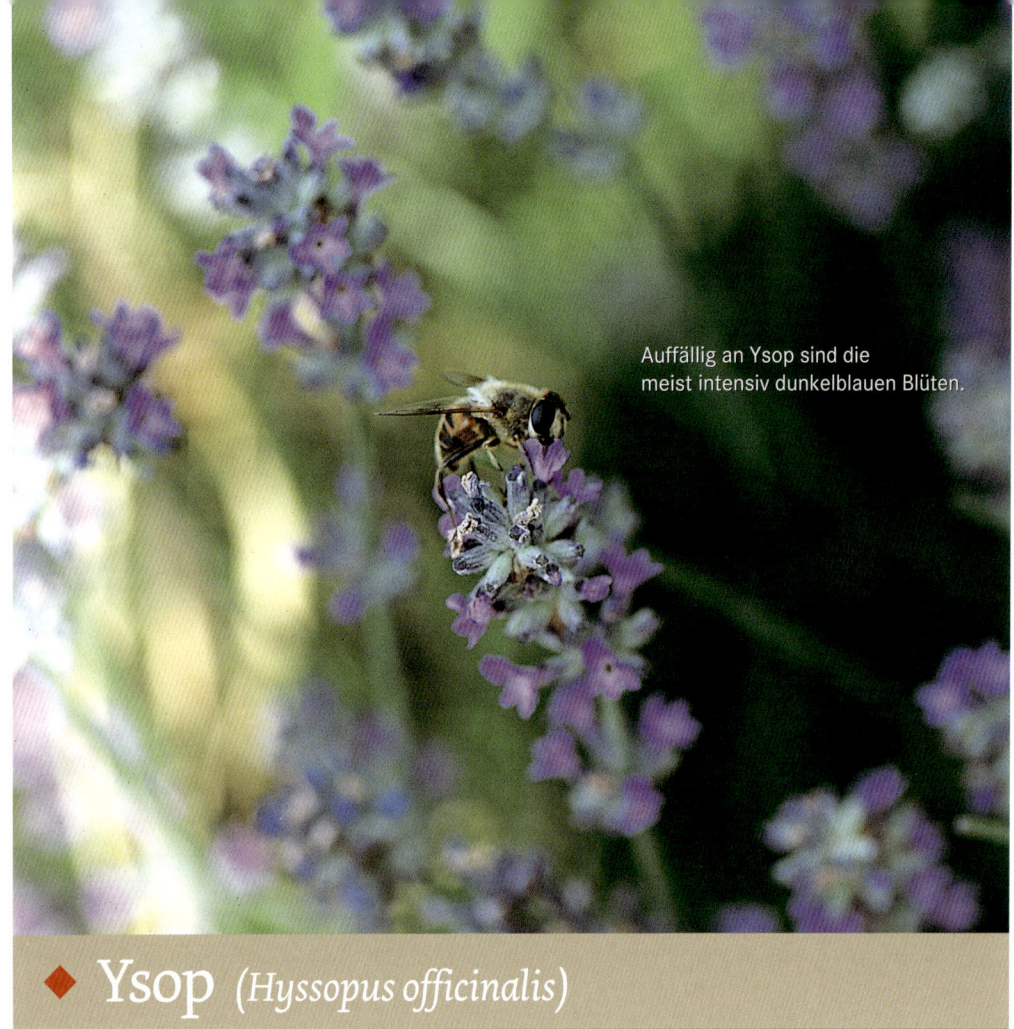

Auffällig an Ysop sind die meist intensiv dunkelblauen Blüten.

◆ Ysop *(Hyssopus officinalis)*

Zu Ysop fällt mir jedes Mal spontan ein, dass man ihn den zum Tode Verurteilen zwei Tage vor der Hinrichtung gab. Das Hängen dauerte dann viel länger, und die Zuseher konnten sich am langsamen Tod ergötzen. Glücklicherweise kann man Ysop heute auf positivere Weise einsetzen, und zwar allgemein als Pflanze, um Kraft, Jugendlichkeit und Ausdauer wieder zu erlangen.

Andere Namen Josefskraut, Weinespenkraut, Bienenkraut, Eisop, Kirchen- bzw. Klosterysop, Sepli, Isop

Wo findet man ihn? Ysop ist eigentlich hauptsächlich im Garten und in Klostergärten anzufinden.

Wie erkennt man ihn?
Familie: Lippenblütler, mehrjährig
Stängel: kantig, am Grunde verholzt
Blätter: schmal, länglich und zugespitzt, ganzrandig, mit Öldrüsen
Blüte: dunkelblau, ab und zu rot oder weiß
Höhe: bis zu 60 cm

Blütezeit Juni bis August

Was wird gesammelt? Blühendes Kraut und die oberen zarten Teile.

Gesundheit

Schleimlösend, blähungswidrig, krampf-
lösend. Bei Bronchialkatarrh, Appetitmangel,
schlechter Verdauung, Husten, Kehlkopf- und
Lungenbeschwerden, Magen-Darmstörungen.

Tee 2 Teelöffel Kraut mit 1/4 Liter kochendem Wasser übergießen, zugedeckt
5 Minuten ziehen lassen. 2 Tassen täglich
trinken. Der Tee hilft gut bei Husten
und Problemen mit dem Magen.

Sirup 600 ml Honig kochen und abschäumen,
bis der Honig klar ist. Ysop zerkleinert dazu
geben und so lange kochen, bis das Aroma
auf den Honig übergegangen ist. Filtern und
10 g Anissamen sowie 5 g Angelikawurzel
hinzufügen. Nochmals aufkochen. Auskühlen lassen, abfiltern und in Flaschen füllen.
   Bei Husten, Katarrh oder Kurzatmigkeit
nimmt man am besten 3 bis 4× täglich 1 Teelöffel mit Wasser ein (ca. 7 bis 10 Tage lang).

Badezusatz 1/3 Ysopkraut in 1 Liter Olivenöl
3 Wochen ansetzen. Mit 3 Esslöffel Honig
oder Twen 80 (das ist ein Emulgator, den
man in der Apotheke bekommt) vermischen.
Diese Mischung eignet sich als Badezusatz
bei empfindlicher und unreiner Haut.

Küche

Gewürz Ysop verwendet man als Gewürz
für Fleisch (Kalbfleisch) und Fisch, in Salat,
Gemüsesuppen, Bohnensuppe, Eintopf
und Desserts. Man sollte ihn aber nicht
mitkochen, sondern erst ganz am Schluss
hinzufügen. Auch im Kräutersalz macht es
sich vom Aroma her sehr gut. In Olivenöl
angesetzt schmeckt es hervorragend als
Salatöl.

Garten

Zier- und Nutzpflanze Ysop als Garten-
umrandung wirkt und duftet sehr schön.
Er hat eine antibiotische Wirkung, und zwar
durch den Pilz auf seinen Blättern. So wirkt
Ysop nicht nur auf den Menschen, sondern
auch auf andere Pflanzen positiv.

Alte Weisheiten und Anwendungen

Im Glauben hat Ysop eine große Bedeutung.
Ein frommes Sträuchlein galt als Tribut an
die Mutter Gottes. In biblischen Zeiten fand die
Pflanze in der Behandlung von Aussätzigen
Verwendung. Der Ysop – wie auch der Rosmarin-
zweig – wurde als Weihwedel verwendet. Jesus
am Kreuz wurde der Schwamm auf Ysopzweige
aufgesteckt und mit Ysoptee und Essig gereicht.
Später wurde Ysop als Schutzpflanze eingesetzt,
und zwar als Ausdruck und Sinnbild von Demut.
   Im Sommer stärken Ysopzweige daheim in der
Vase die Nerven. Depressionen und Schuldgefühle
werden vertrieben, und besonders das ätherische
Öl steigert die Konzentration. Ysop, mit Feigen,
Raute und Honig in Wasser gekocht und getrunken,
fördert den Stuhl, beseitigt Schleim in der
Lunge, hilft beim Auswurf, räumt die Brust und
erwärmt den Körper. Ysop wurde auch in der
Gerstensuppe als Gewürz verwendet. Diese
Kombination hat besonders im Winter eine
kräftigende und erwärmende Funktion. Ysop
war schon immer als kräftigendes Mittel der
allerersten Güte bekannt. Das Durchhalte-
vermögen in Sport und Beruf wird gestärkt.
In Lebenskrisen oder dem so genannten toten
Punkt im Leben kann Ysop in Minutenschnelle
wieder Lebensenergie geben.

◆

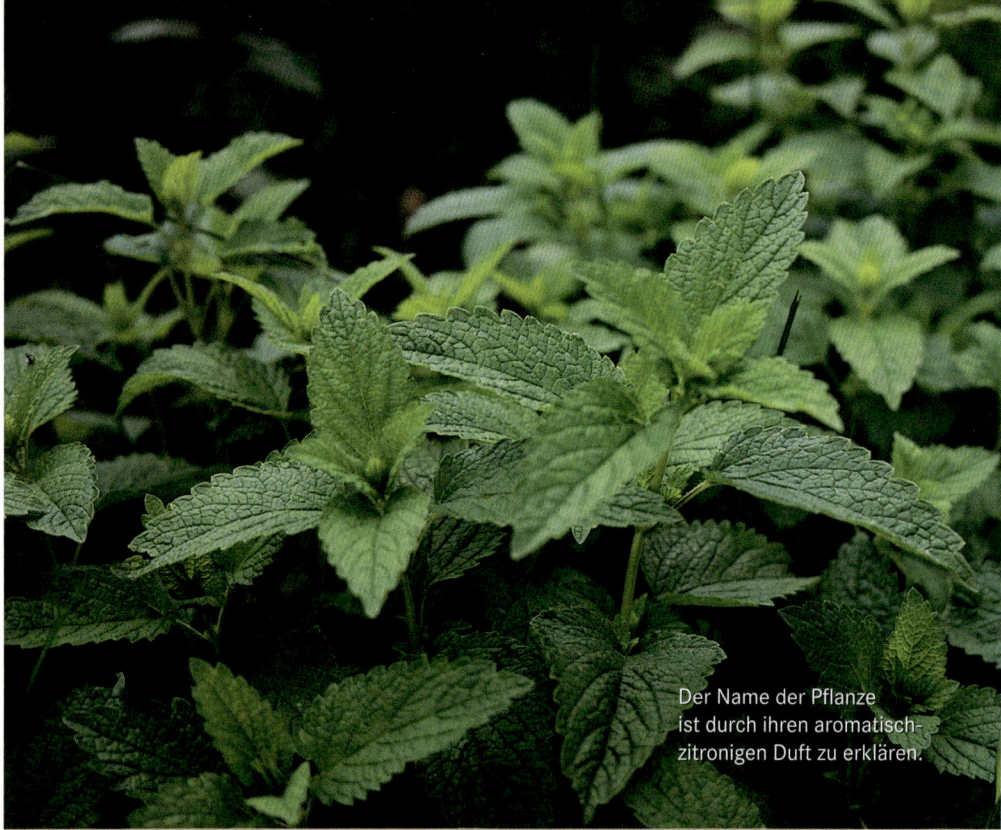

Der Name der Pflanze
ist durch ihren aromatisch-
zitronigen Duft zu erklären.

◆ Zitronenmelisse *(Melissa officinalis)*

Am wichtigsten erscheint mir bei der Zitronenmelisse der praktische Hinweis, dass die Blätter beim Trocknen nicht schwarz werden dürfen. Man sollte sie am besten möglichst luftig trocknen. Bekannt und beliebt ist die Zitronenmelisse vor allem für den Gebrauch als Tee oder in der Küche wegen ihres guten Geschmacks. Darüber hinaus ist sie jedoch zur Förderung der Gesundheit vielfältig einsetzbar. Sehr berühmt ist der Melissengeist, für den du hier ein Rezept findest.

Andere Namen Frauenkraut, Herztrost, Zitronella, Balsam Melisse, Bienenfutter, Wanzenkraut, Immenblatt, Mutterkraut, Zitronenkraut

Wo findet man sie? Eigentlich nur im Garten oder Anbau, in der Wildnis kommt Zitronenmelisse praktisch nicht vor.

Wie erkennt man sie?
Familie: Lippenblütler, mehrjährig
Stängel: aufrecht, kantig, meist unverzweigt
Blätter: gegenständig, eiförmig, zum Teil gestielt und schwach behaart
Blüten: blau-weiß bis rosafarben, duften nach Zitrone
Höhe: 30 bis 90 cm

Was wird gesammelt?
Die Blätter vor der Blüte.

Blütezeit Juni bis August

Gesundheit

Beruhigt und löst Krämpfe, fördert den Schlaf, wirkt nerven- und magenstärkend sowie schweißtreibend. Man verwendet die Zitronenmelisse bei Krankheiten von Leber und Galle. Nach Erkältungskrankheiten wirkt sie aufbauend. Als Creme hilft sie gegen Lippenbläschen (Herpes).

Tee 3 Teelöffel Blätter mit 1/4 Liter kochendem Wasser übergießen, zugedeckt 5 bis 10 Minuten ziehen lassen und täglich 3 Tassen trinken. Beim Einsatz als Schlaftee genügt es oft, eine Tasse vor dem Zubettgehen zu sich zu nehmen. 3 Teelöffel erscheint zwar etwas überdosiert, aber den sedativen (beruhigenden) Effekt erreicht man nur so. Mit Honig gesüßt schmeckt der Tee sehr gut, durch die Süße wird die Wirkung verstärkt.

Tinktur 1/3 Melissenblätter mit 2/3 Alkohol (45%ig) übergießen, 14 Tage stehen lassen. Bei Bedarf bis zu 3× täglich 15 Tropfen einnehmen.

Eine Art Melissengeist 20 g Engelwurz, 1 Hand voll Melissenblätter, ausgepressten Saft von 2 (natürlich unbehandelten) Zitronen, 8 g geriebene Muskatnuss, 10 g Koriandersamen, 5 g Gewürznelken und 5 g Zimt mit Alkohol (50%ig) ansetzen. Gut 3 Wochen stehen lassen, abseihen und stamperlweise verwenden. Der Melissengeist leistet im täglichen Leben wertvolle Dienste.

Öl 1 Liter Olivenöl mit einem halb vollen Glas Melissenblätter anreichern, 2 Wochen stehen lassen. Nun kann es als Melissenöl verwendet werden. Um daraus Badeöl herzustellen, fügt man Honig als Emulgator hinzu, reichert es mit ätherischen Ölen wie Rose, Rosmarin usw. an und gibt es esslöffelweise ins Badewasser. Dieses verfeinerte Öl ist auch zum Einreiben von Gesicht und Körper geeignet.

Badezusatz 2 Hand voll Blätter mit 1 Liter Wasser zum Sieden bringen, 10 Minuten ziehen lassen. Für ein Vollbad in die Badewanne geben.

Wirkungen bei Tieren Den Kühen gab man das zerriebene Kraut als milchtreibendes Mittel ins Futter. Zitronenmelisse wurde schon immer als Bereicherung auf Bienenweiden geschätzt.

Homöopathie *Melissa Dil.* D1. 3× täglich 10 bis 15 Tropfen bei Beschwerden wie Migräne und Koliken.

Küche

Melissenblätter in Salat, Soßen, Gemüse, Suppen, Getränke, Reis oder Eintopf mischen. Sie erweisen sich auch in Weichkäse und Topfen als besonders schmackhaft.

Sirup 4 bis 5 Hand voll Melissenblätter mit 2 Liter kochendem Wasser übergießen, 1/2 Stunde stehen lassen, abseihen und nochmals 4 bis 5 Hand voll Melissenblätter dazu. Wiederum 1/2 Stunde stehen lassen und danach abfiltern. Pro 500 ml Flüssigkeit ca. 1 kg Zucker hinzufügen und langsam erhitzen. Schließlich abfüllen.

Likör 4 Hand voll Melissenblätter mit 1 Liter Alkohol (60%ig) ansetzen, ca. 2 Wochen stehen lassen. Danach 1 1/2 kg Zucker mit 1 Liter Wasser aufkochen und abkühlen lassen. Mit Alkohol-Melisse auffüllen, abfiltern und in Flaschen füllen. Einige Wochen reifen lassen.

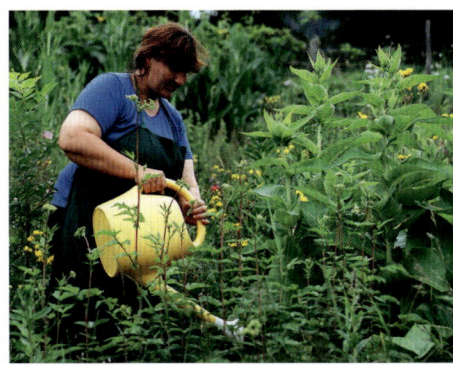

Nur Jungpflanzen werden gegossen, den Rest erledigt die Natur.

Alte Weisheiten
und Anwendungen

In so manchen langen Wintermonaten war das Melissenöl, das man im Sommer oder erst im Herbst zubereitet hatte, ein echtes Labsal. Zum Erhellen des Gemütes und bei allen Aufregungen des täglichen Lebens wurde es zur Beruhigung auf die Schläfe oder auf den Nacken gerieben. So sollten die Lebensfreude und die Harmonie in den Körper zurückkehren. Diese Anwendung empfiehlt sich auch heute, da so manchem Mitmenschen diese schöne Freude fehlt. Depressionen werden abgeschwächt und die Gefühle normalisiert. Hebammen wussten, dass man Wasser und Wein mit Melissenkraut aufkochen und bei Krämpfen der werdenden Mutter warm auf den Bauch (Gegend der Gebärmutter) auflegen sollte. Das Pulver aus Melissenblättern, mit Honig eingenommen, soll schließlich gut bei Kurzatmigkeit sein.

Es diente als Bienenkraut und wird auch heute noch unter Imkern geschätzt, da Melisse blüht, wenn auf den Wiesen durch das Mähen sonst nichts mehr zu finden ist.

Melisse wurde nachgesagt, dass es die Einstellung zum Geld verändern kann. Es ist auch als Geldzauber bekannt gewesen. Daher stammt der Spruch: „Hast' kein Geld, Melisse ins Sackerl verändert die Welt."

◆

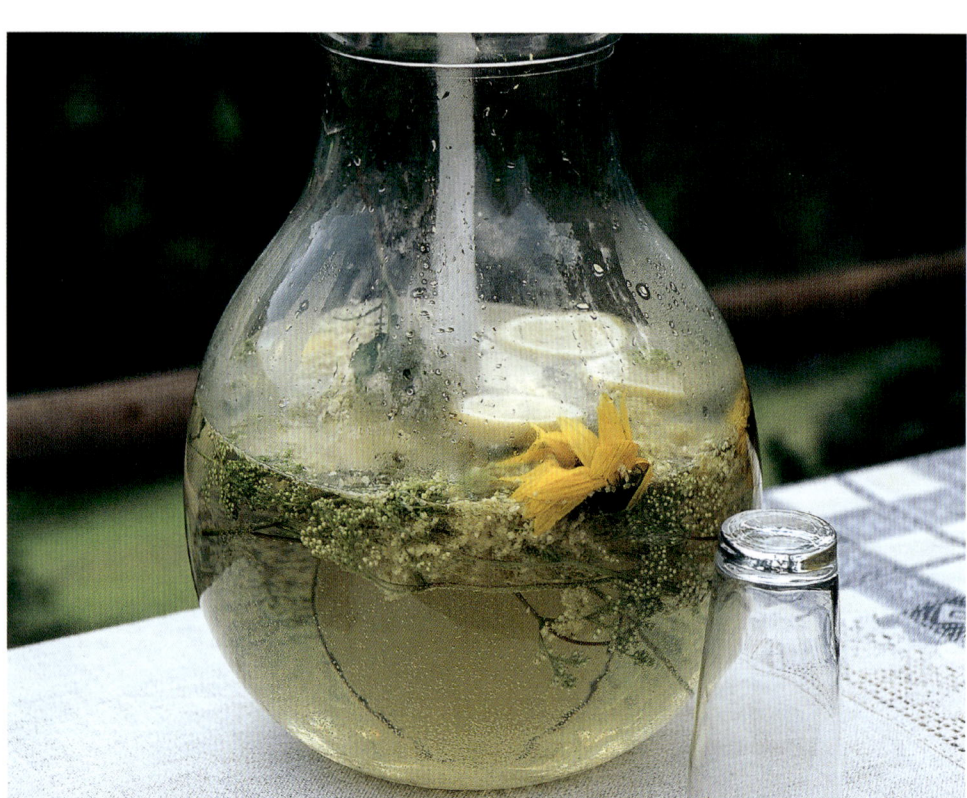

Saft von Mädesüß hilft bei Kopfschmerzen.

Persönliche Anmerkungen

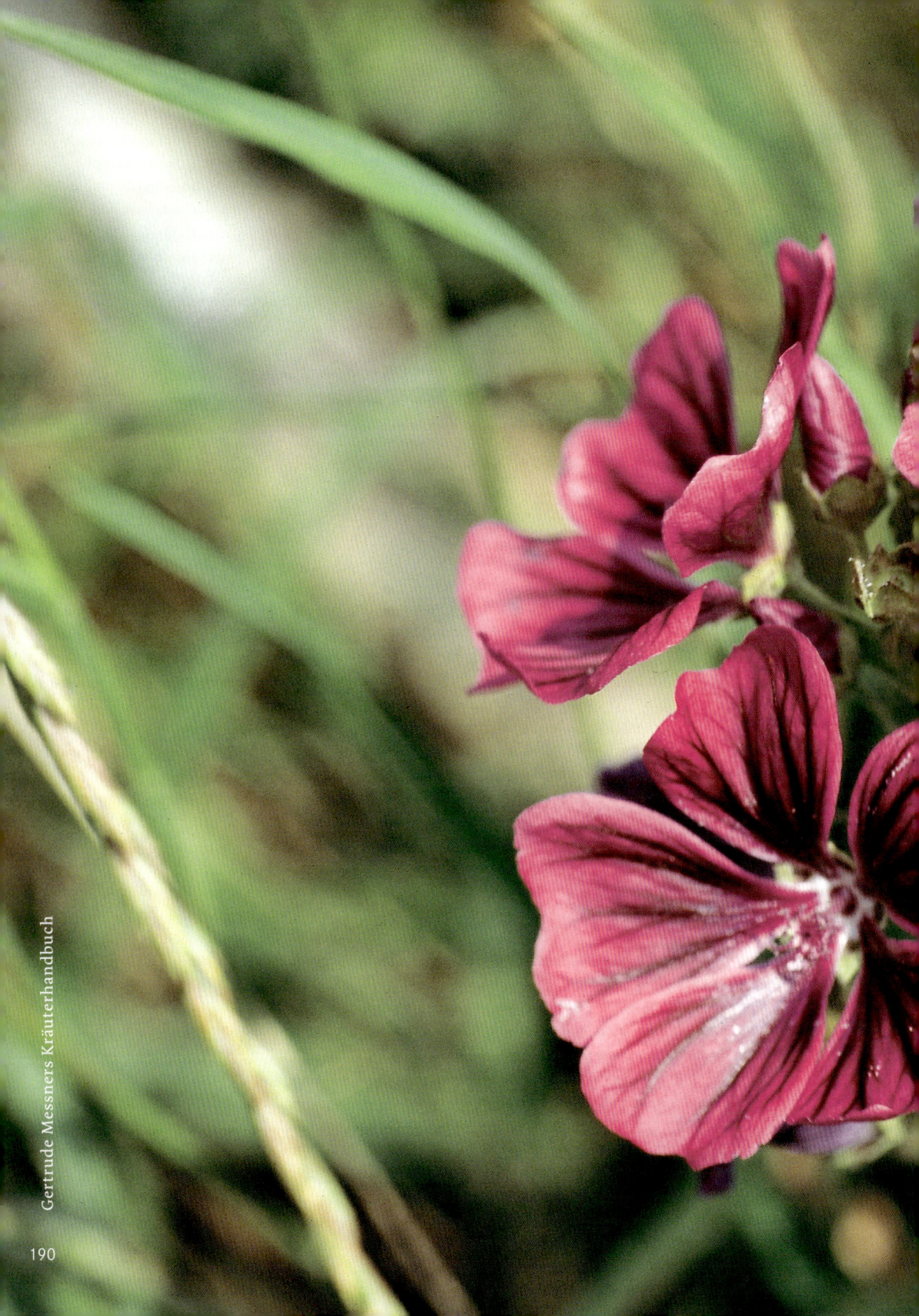

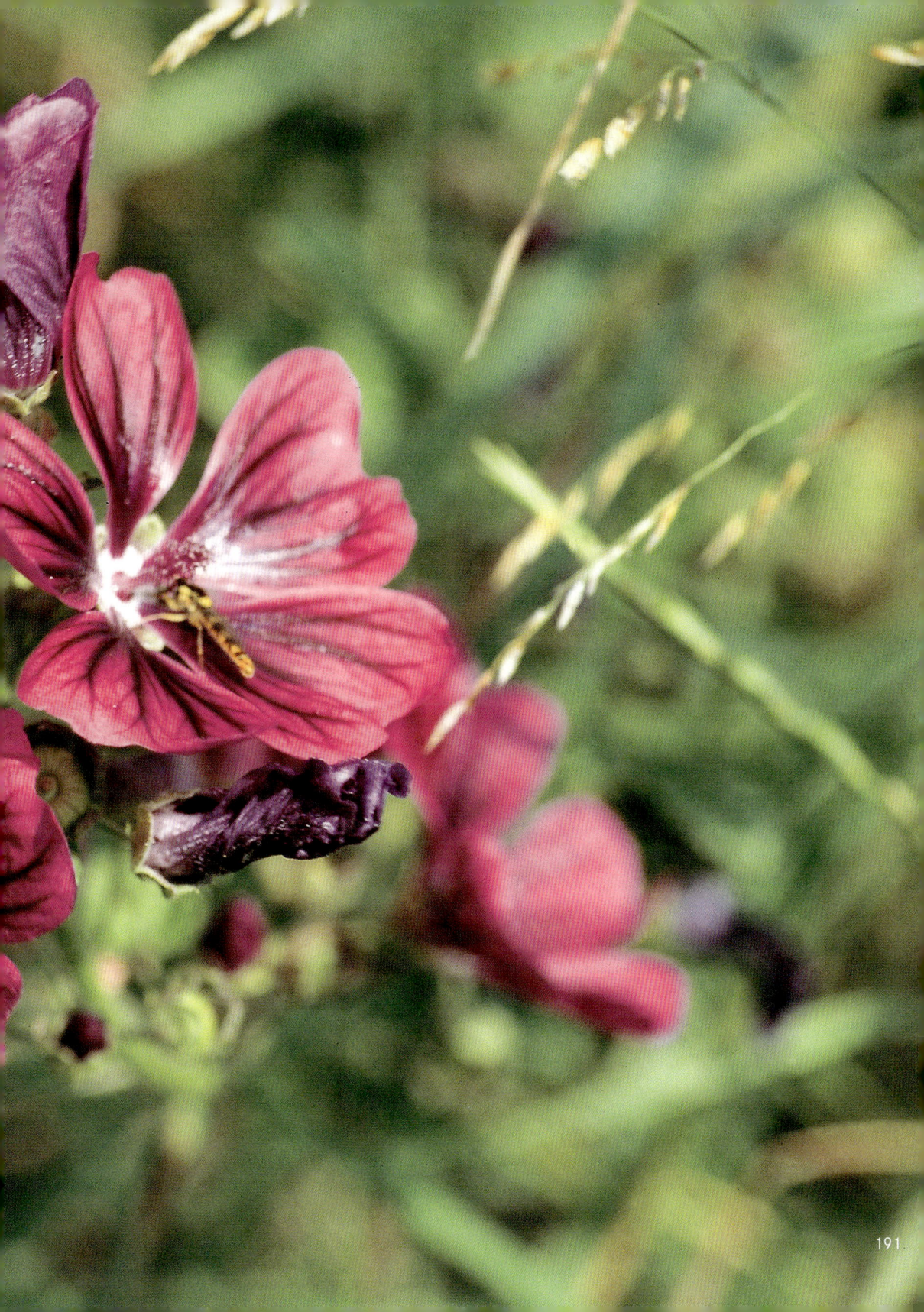

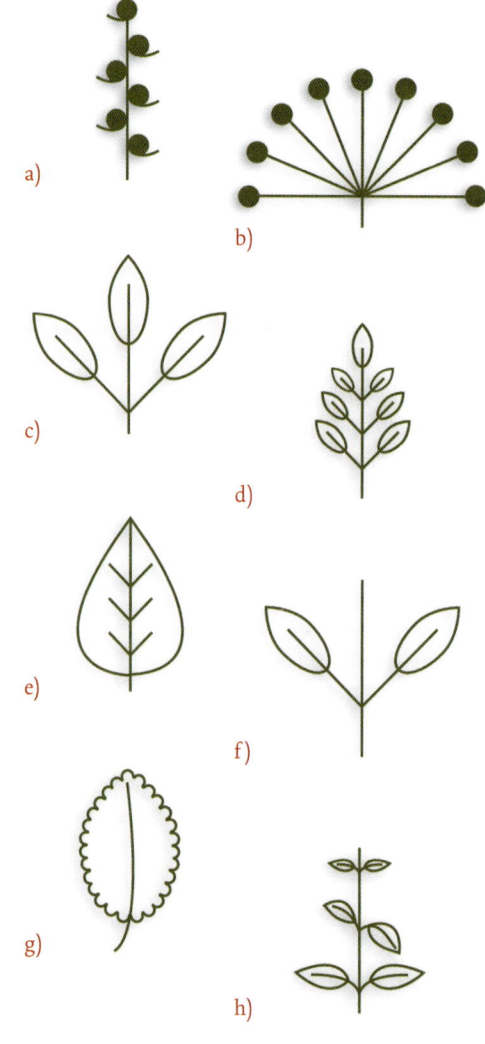

a)

b)

c)

d)

e)

f)

g)

h)

Ähre: Blütenstandform (a)

ästig: Stängel verzweigt

aufsteigend: Stängel aufstrebend, sich von der Basis allmählich bogig oder knickig aufrichtend

ausdauernd: mehrere bis viele Jahre lebend, die Winter überdauernd, jedes Jahr blühend und fruchtend

Blattachsel: der obere der beiden Winkel, den ein Blatt mit der Achse (z.B. Stängel) bildet, an der es sich befindet

Dolde: Blütenstandform (b)

dreilappig: bezieht sich auf die Anzahl und Art der Einschnitte in den Blütenblättern; sie sind auf 2/3 bis 3/4 miteinander verwachsen, die Einschnitte reichen also bis zu 1/3 der Blütenblattlänge

dreizählig: Blattanordnungsart (c)

einjährig: ein vollständiger Entwicklungszyklus der Pflanze dauert etwa ein Jahr, eine Vegetationsperiode oder weniger

Fahne: bei Schmetterlingsblütlern das oberste Kronblatt

Fiedern: Fiederblättchen, Blättchen eines Fiederblatts (d)

fiederspaltig: Blattform, nicht allzu tiefe Einschnitte laufen paarweise aufeinander zu (z.B. Spitzahorn)

fünfzählig: Zahl der Blütenblätter

ganzrandig: Blattrand (e)

gefiedert: Blattform

gegenständig: Blattstellungsart (f)

gekerbt: Blattrand (g)

gekreuzt gegenständig: Blattstellungsart (h)

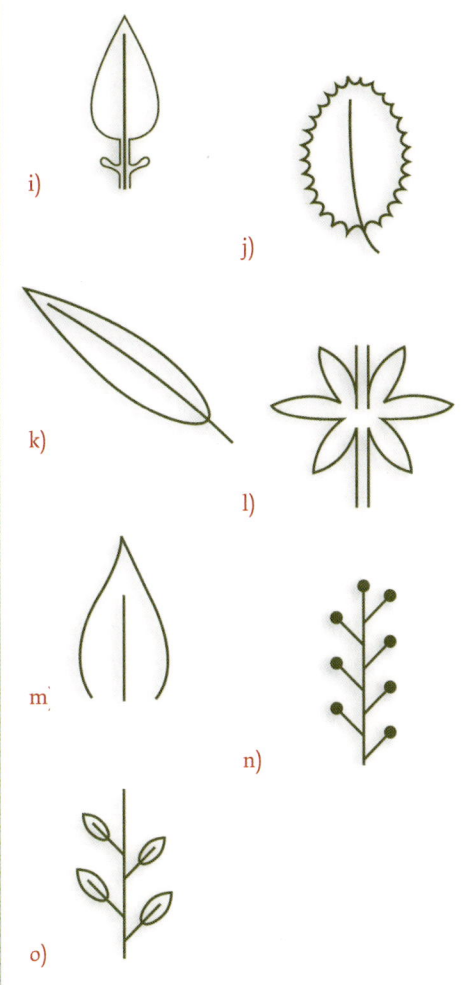

gestielt: Blattansatz (i)

gezähnt: Blattrand (j)

grundständig: Blätter schließen an der Basis des Stängels an, also unmittelbar über dem Boden

lanzettlich: Blattform (k)

mehrjährig: ein vollständiger Entwicklungszyklus der Pflanze dauert zwei oder mehr Jahre

niederliegend: Stängel liegend, in ganzer Länge dem Boden aufliegend, aber nicht wurzelnd

quirlständig, quirlig: Blattstellungsart (l)

Rachenblüte: Blütenform

Rispe: Hauptachse mit mehrfach verzweigten Seitenachsen, deren Verzweigungsgrad und Zahl der Seitenzweige von unten nach oben abnimmt

Röhrenblüte: Blütenform

sitzend: Blattansatz ungestielt

spitz: Blattform (m)

stachelspitzig: Spitze des Blattes mit sehr kurzer, steifer Endborste

Traube: Blütenstandform (n)

ungeteilt: Blatt ohne tiefere Einschnitte, aber evtl. gesägt oder gezähnt, also nicht ganzrandig

vierkantig: Stängel mit viereckigem Querschnitt

wechselständig: Blattstellungsart (o)

Zungenblüte: Blütenform

Literaturverzeichnis

► **Wolfgang Adler (Bearb.),
Manfed A. Fischer (Hrsg.):**
*Exkursionsflora von Österreich.
Bestimmungsbuch für alle in Österreich
wildwachsenden sowie die wichtigsten
kultivierten Gefäßpflanzen (Farnpflanzen
und Samenpflanzen) mit Angaben über
ihre Ökologie und Verbreitung.* Stuttgart,
Wien: Ulmer 1994.

► **Pfarrer Johann Künzle:** *Chrut und
Uchrut. Praktisches Heilkräuterbüchlein.*
Minusio: o.V. 1972.

► **Bruno P. Kremer:** *Heilpflanzen.
Sicher bestimmen mit Foto und Zeichnung.*
2. Aufl. Stuttgart: Franckh-Kosmos 2003.
(= Kosmos Naturführer)

► **Karl Stauffer:** *Klinische homöopathische
Arzneimittellehre.* Bearb. von Martin
Schlegel. 11., unveränd. Aufl. Stuttgart:
Sonntag 1993.

► **Maria Thun, Matthias K. Thun und
Christina Schmidt-Rüdt:** *Aussaattage.*
Biedenkopf/Lahn: M.Thun-Verlag.
Erscheint jährlich.

► **Maria Treben:** *Gesundheit aus der
Apotheke Gottes. Ratschläge und Erfahrungen
mit Heilkräutern.* 84. Aufl. Steyr: Ennsthaler
Verlag 2002.

► **Hermann-Josef Weidinger:** *Hing'schaut
und g'sund g'lebt.* 1. Aufl. Karlstein/Thaya:
Freunde der Heilkräuter 1995.

► **Harald Ziegler:** *Handlexikon der Heilpflanzen.* Hamburg: Germa-Press 1989.

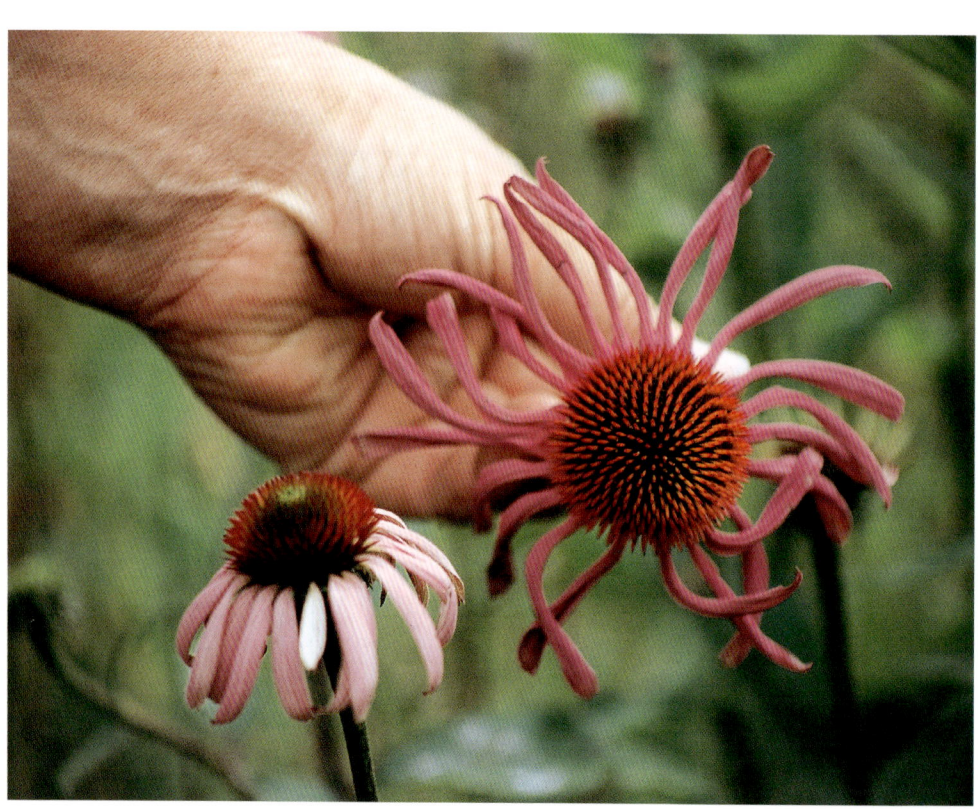

Register der Wirkungsweisen von Pflanzen

Anm.: Hier sind sämtliche Krankheiten angeführt, mit denen die in diesem Buch genannten Kräuter in Beziehung gesetzt wurden. Keinesfalls darf man dieses Register so verstehen, dass man beim Auftreten einer Krankheit einfach nachsieht, welches Kraut sich für sie eignet, und ausschließlich dieses Kraut zur Behandlung verwendet. Die Anwendung von Kräutern kann sich günstig auswirken, muss es aber nicht. Insbesondere bei ernsten Krankheiten ist mit einer vollständigen Heilung nur aufgrund von Kräutern nicht zu rechnen! Ich kann nur immer wieder betonen, dass die Hinweise in diesem Buch als Unterstützung, nicht als Ersatz für eine schulmedizinische Behandlung gedacht sind.

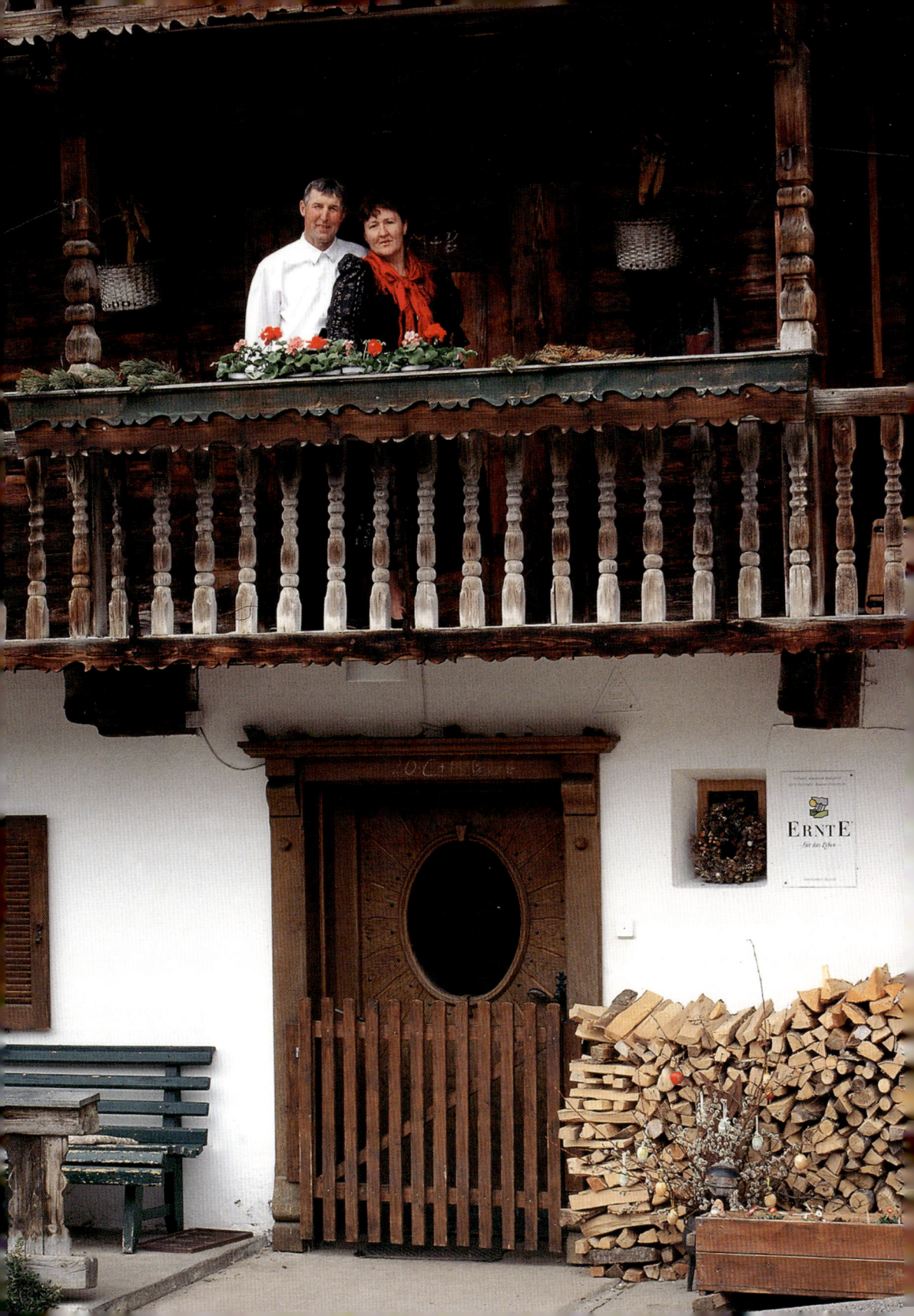

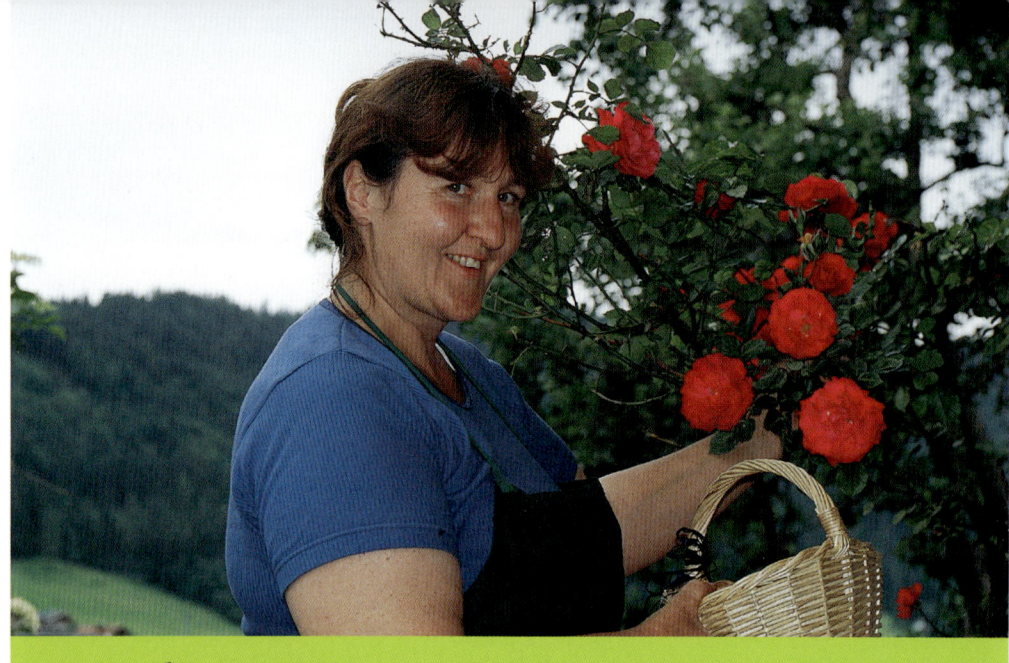

„Vergelt's Gott"

Meiner Familie

Vor allem möchte ich meinem Mann, dem Landwirtschaftsmeister *Walter Messner*, dafür danken, dass er mich auf unserem Weg so liebevoll und fürsorglich begleitet und meine Ideen immer wichtig genommen hat. Er war mir im Leben stets eine große Stütze. Danke auch all *meinen 6 Kindern*, auf die ich sehr stolz bin und die so rührend und ehrlich in ihren Meinungen diesen meinen Lebensabschnitt mitgegangen sind. Mögen auch meine Signale euch helfen, euch im Leben zurechtzufinden und euer Leben so zu gestalten, wie es euch wichtig ist.

Auf unserem Weg zur biologischen Landwirtschaft trafen wir viele Menschen, die uns unterstützten und die mir den Weg zum Kräutergarten öffneten. Diesen Menschen möchte ich hiermit danken. Zunächst ist meine Großmutter *Eva Hauser* zu nennen, der ich sehr viel verdanke. Sie machte mir das schönste Vermächtnis, als sie mir Kaspappelpflanzen zum Ansetzen gab. Auf diese Weise bin ich ihr heute noch auf Schritt und Tritt nahe.

Ich danke auch meinem Vater *Josef Sappl*, der mir durch sein positives Wesen im Leben die Kraft der Freude vermittelt hat und dadurch die Kleinigkeiten im Leben wichtig nahm. Und meiner Mutter *Eva Sappl*, die mir mit dem großen Gemüsegarten einen weiteren wertvollen Weg zur Gesundheit öffnete und die mich lehrte, das große Geschenk eines eigenen Gartens zu schätzen, und das übrigens zu einer Zeit, als schon viele Menschen und auch Bauern – meistens wegen der Arbeitsüberlastung – der Überzeugung waren, alles im Geschäft kaufen zu können. Mag sein, aber mit welcher Qualität?

Danke an alle, die an mich geglaubt haben: *meinen sieben Geschwistern*, besonders meiner Schwester *Elisabeth Hörl*, die viele Fotos für dieses Buch gemacht hat; meiner Schwiegermutter *Barbara Messner*, die mich an ihren Erfahrungen teilhaben ließ; den *Geschwistern meines Mannes* sowie seiner Tante *Gretl Messner*, die mir einige lehrreiche Geschichten aus ihrem Leben erzählt hat.

Den Fachleuten

Ich danke auch Herrn *Ing. Josef Willi*, der mir als Vorreiter der Biologischen Landwirtschaft in Tirol und mit den ausgezeichneten, von ihm organisierten Bioschulungen vorbildlich den Weg öffnete; ähnlich wie Frau *Uta Lübcke*, die mir den Kräuteranbau schmackhaft machte. Ich bedanke mich für die Hilfe in anbautechnischen Fragen bei *Ing. Helmut Pelzmann* (Landwirtschaftliches Versuchszentrum Steiermark), dem ich den Anbau von Jungpflanzen verdanke. Außerdem Herrn *Ing. Heinrich Abraham* (Land- und Forstwirtschaftliche Versuchsanstalt Laimburg) und Herrn *Großhaupt*, einem Kräuterbauern, der mir gleich am Anfang mit seinem Wissen über Anbau und Vermarktung eine große Hilfe war. Diese Personen stellten mir ihr Fachwissen immer großzügig zur Verfügung.

Heilkundigen Menschen

In heilkundlichen Fragen standen mir folgende Personen mit Rat und Tat zur Seite:

Mein lieber Freund und persönlicher Ratgeber *Alois Stiegelbauer* vom „Verein natürlichen Lebens". Von ihm bekam ich über mehrere Jahre hinweg die umfangreichsten Informationen im Kräuterbereich und viel Unterstützung. Seinem Allround-Wissen verdanke ich zahlreiche Rezepturen und vieles mehr.

Danke auch dem *VNL* (Verein Natürlichen Lebens) mit dem Präsidenten *Dr. Fritz Roithinger* und seinen tollen Mitarbeiterinnen, die mir auch sehr tatkräftig im Verein zur Seite standen.

Vielen Dank auch meinen lieben Freunden *Dr. Max Amann* und seiner leider verstorbenen Frau *Hertha* sowie ihrem Sohn *Julian*, die mich freundschaftlich aufnahmen und meinem Wissen in der traditionellen alpenländischen Heilkunde sehr weiterhalfen. Mit der Prüfung zur Phytotherapeutin durfte ich das Wissen von *Max Amann* weitertragen.

Danke auch für die Zurverfügungstellung von Kräuterfotos, fotografiert von *Hertha Amann*.

Weiters möchte ich mich bei *Inge Kogler* und *Ignaz Schlifni* vom Verein „Freunde naturgemäßer Lebensweise" bedanken. Dieser Verein hat sich ganz besonders der Ausbildung von Kräuterkundigen verschrieben; hier konnte ich an der Kräuterfachmannausbildung teilnehmen und liebe gleichgesinnte Menschen kennen lernen.

Außerdem ein Dankeschön an den Buchautor *Dipl.Ing. Dr. Michael Machatschek*, der mir besonders im Erlernen von Traditionen der Landwirtschaft eine große Unterstützung war. Ich denke da gerade an die Schneitl-Wirtschaft (das bedeutet, die Eschenbäume einzukürzen, die Eschenblätter zu sammeln und den Tieren zu fressen zu geben; diese Blätter wurden auch zur Behandlung von Durchfall verwendet).

Nicht zu vergessen

In meinem Leben habe ich auch noch viele weitere für meine persönliche Entwicklung sehr wichtige Menschen kennen gelernt, wie den vor kurzem leider verstorbenen Kräuterpfarrer *Hermann Josef Weidinger*, der mir noch aus vielen Vorträgen in guter Erinnerung ist. Er strahlte eine wohltuende Einfachheit aus, und sein gerader Weg zur Natur pur vor dem Haus, die Wertschätzung von einfachen Dingen und wie Menschen sie umsetzen beeindruckten mich sehr.

Mit Frau *Alberta Haas* hatte ich nur kurz Kontakt, sie imponierte mir aber sehr. Sie war nie überheblich, immer geradlinig und begeisterte mich mit ihren einfachen, klaren Aussagen zum Thema Wildpflanzen. Auch Herrn *Mag. Vagörr* möchte ich danken.

Schließlich ein großes Dankeschön an alle, die mich gefördert und unterstützt haben, die ich aber nicht namentlich genannt habe. Danke schön oder, wie es in Tirol heißt, **„VERGELT'S GOTT"**!

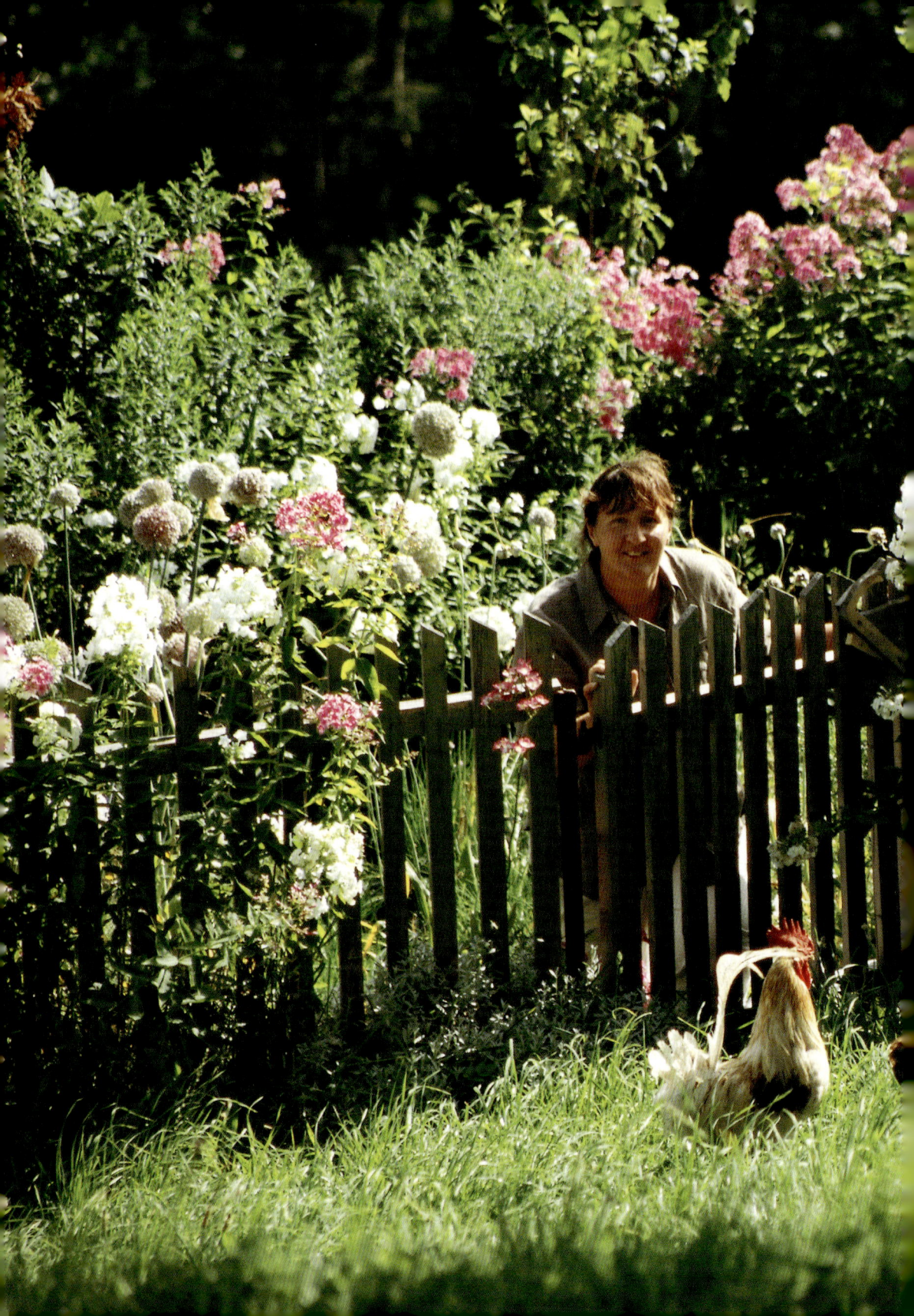